穴位艾灸

全真圖解

李志剛 主編

本書原出版者為福建科學技術出版社。繁體字版經授權由香港天地圖書有限公司在香港和澳門地區獨家出版發行。

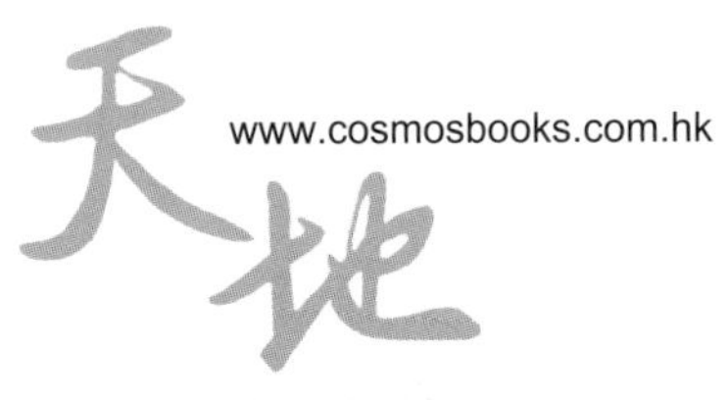

書　　名　穴位艾灸全真圖解

主　　編　李志剛

責任編輯　王穎嫻

封面設計　郭志民

出　　版　天地圖書有限公司
香港皇后大道東109-115號
智群商業中心15字樓（總寫字樓）
電話：2528 3671 傳真：2865 2609

香港灣仔莊士敦道30號地庫／1樓（門市部）
電話：2865 0708 傳真：2861 1541

印　　刷　美雅印刷製本有限公司
香港九龍官塘榮業街 6 號海濱工業大廈4字樓A室
電話：2342 0109　傳真：2790 3614

發　　行　香港聯合書刊物流有限公司
香港新界大埔汀麗路36號中華商務印刷大廈3字樓
電話：2150 2100 傳真：2407 3062

出版日期　2019年11月 初版 ・香港

ISBN : 978-988-8548-26-2

體質與身體狀況因人而異，本書提及之方藥及治療方法，並不一定適合每一個人。
讀者如有疑問，宜諮詢註冊中醫師。

前言

瞬息萬變的現代生活，讓緊張生活中的人們身心皆處於亞健康狀態而不自知。當腰痠背痛、頸肩痠痛、四肢無力、渾身沒勁等毛病找上門來，現代醫學卻無法給出一個具體可行的解決辦法時，我們渴望能有一種方法來拯救我們。艾灸——正是很好的選擇，給我們的健康多一重保障。

艾灸是用燃燒的艾草熏烤身體的某個部位。它是以有「長壽之草」之稱的艾草為主要原料，通過對人體穴位施灸，產生溫熱刺激作用，從而達到防病治病的目的。艾灸是我國傳統中醫源遠流長的寶貴遺產，屬於自然醫療保健療法，千百年來廣泛流傳於民間，俗語有云：「家有三年艾，郎中不用來。」

艾灸作為一種古老的防病治病方法，對很多疾病都具有很好的療效。《黃帝內經・靈樞・官能》中說：「針所不為，灸之所宜。」

本書用通俗易懂的語言講解了艾灸的醫學理論，教給您簡便實用又有效的防病、保健及治療方法。本書圖文並茂，每個步驟均配有真人取穴圖和操作圖，讓你學會扶正人體陽氣，驅除體內寒邪、瘀滯的艾灸法。無論有無醫學基礎的讀者都可以輕鬆入門，為自己、為家人解急時之需、療身體之疾，讓它成為您最實用的防病治病「參考書」。

目錄

第 1 章

祖先留給我們的養生祛病秘方——艾灸

第 2 章

艾灸祛病保健康

第3章

艾灸養生，未病先防

第1章

祖先留給我們的養生祛病秘方——艾灸

李時珍在《本草綱目》中記載：「艾葉可以取太陽真火，灸之則透諸經，而治百種病邪，起沉痾之人為康泰。」本章將分別從艾灸的功效、操作手法、注意細節、禁忌證、適應證等方面詳細介紹艾灸的基礎知識，讓你輕鬆入門，簡單艾灸。

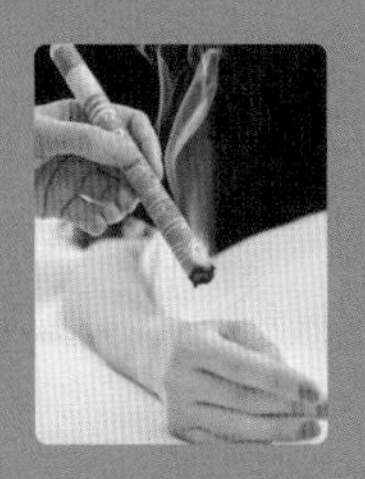

艾灸穴位能夠有效祛病保健康

艾灸療法又名灸療，是用艾草或艾絨燒灼或溫熨體表穴位或疼痛處的一種療法。借助艾火的溫和熱力及藥物作用，通過經絡的傳導作用，艾灸穴位可以溫通經脈、扶正祛邪，達到防病保健、養生美容之功效。由於其安全性高、無毒副作用、簡單易操作，因此深受大眾喜愛。艾灸療法的主要作用歸結為以下幾方面。

◎溫經散寒

人體的正常生命活動有賴於氣血的作用，氣行則血行，氣止則血止，血氣在經脈中流行，完全是由於「氣」的推送。灸法是應用其溫熱刺激，起到溫經通痹的作用。通過熱灸對經絡穴位的溫熱性刺激，可以溫經散寒，加強機體氣血運行，達到臨床治療的目的。所以灸法可用於血氣運行不暢，留滯凝澀引起的痹證、腹瀉等疾病，效果甚為顯著。

◎調和氣血

正常的機體，氣血在經絡中周流不息，循序運行，如果由於外因的侵襲，人體或局部氣血凝滯，經絡受阻，即會出現腫脹疼痛等症狀和一系列功能障礙。此時，灸治一定的穴位，可以起到調和氣血、疏通經絡、平衡機能的作用。臨床上可用於瘡瘍癤腫、凍傷、癃閉、不孕症、扭挫傷等，尤以外科、骨傷科應用較多。

◎扶陽固脫

凡出現嘔吐、下痢、手足厥冷、脈弱等陽氣虛脫的危重患者，用大艾炷重灸關元、神闕等穴，往往可以起到扶陽固脫、回陽救逆、挽救垂危之疾的作用。在臨床上常用於中風脫症、急性腹痛吐瀉、痢疾等急症的救治。

◎升陽舉陷

由於陽氣虛弱不固等原因可致上虛下實，氣虛下陷，出現脱肛、陰挺、久洩久痢、崩漏、滑胎等，灸療不僅可以起到益氣溫陽、升陽舉陷、安胎固經等作用，對衛陽不固、腠理疏鬆者，亦有效果，如脱肛、陰挺、久洩等病，可灸百會穴來升陽舉陷。

◎拔毒洩熱

古代文獻中有「熱可用灸」的記載，歷代醫籍均將灸法作為瘡瘍腫脹的一個重要治法。灸法能以熱引熱，使熱外出。灸能散寒，又能清熱，表明對機體原來的功能狀態起雙向調節作用。

◎防病保健

我國古代醫家中早就認識到預防疾病的重要性，並提出了「防病於未然」「治未病」的學術思想。艾灸除了有治療作用外，還有預防疾病和保健的作用，是防病保健的方法之一。艾灸穴位可使人胃氣盛，陽氣足，精血充，從而加強了身體抵抗力，病邪難犯，達到防病保健之功。

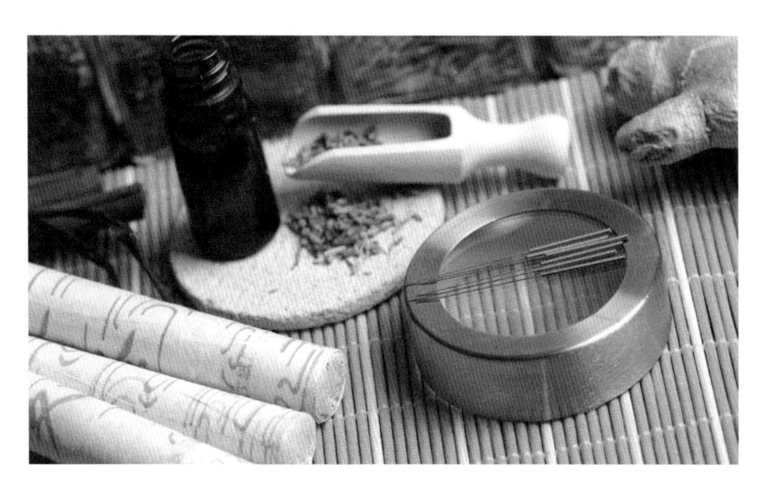

簡便取穴法，教您輕鬆找到穴位

使用艾灸療法，如果找對了穴位，再加上適當的灸法，便可以益壽延年，防治身體的各類疾病。但如果在一竅不通或是一知半解的情況下胡亂擺弄，則往往會弄巧成拙。所以，在進行自我艾灸之前，要先學會如何找準穴位。

◎手指同身寸度量法

手指同身寸度量取穴法是指以患者本人的手指為標準度量取穴，是臨床取穴定位常用的方法之一。這裏所說的「寸」，與一般尺制度量單位的「寸」是有區別的，是用被取穴者的手指作尺子測量的。由於人有高矮胖瘦之分，不同的人用手指測量到的一寸也不等長。因此，測量穴位時要用被測量者的手指作為參照物，才能準確地找到穴位。

(1) 拇指同身寸：拇指指間關節的橫向寬度為 1 寸。

(2) 中指同身寸：中指中節屈曲，內側兩端紋頭之間作為 1 寸。

(3) 橫指同身寸：又稱「一夫法」，指的是食指、中指、無名指、小指併攏，以中指近端指間關節橫紋為準，四指橫向寬度為 3 寸。

另外，食指和中指二指指腹橫寬（又稱「二橫指」）為 1.5 寸。食指、中指和無名指三指指腹橫寬（又稱「三橫指」） 為 2 寸。

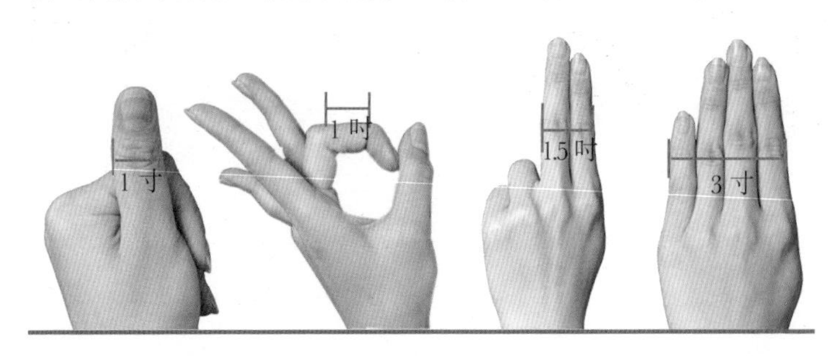

◎簡便定位法

簡便定位法是臨床中一種簡便易行的腧穴定位方法。如立正姿勢，手臂自然下垂，其中指端在下肢所觸及處為風市穴；兩手虎口自然平直交叉，一手指壓在另一手腕後高骨的上方，其食指盡端到達處取列缺穴；握拳屈指時中指尖處為勞宮穴；兩耳尖連線的中點處為百會穴等。此法是一種輔助取穴方法。

◎標誌參照法

固定標誌：常見判別穴位的標誌有眉毛、乳頭、指甲、腳踝等。如神闕穴位於腹部臍中央，天突穴位於胸骨上窩中央。

動作標誌：需要作出相應的動作姿勢才能顯現的標誌，如張口取耳屏前凹陷處即為聽宮穴。

◎骨度分寸法

此法始見於《黃帝內經·靈樞·骨度》篇，它是對人體的各部位分別規定其折算長度，作為量取腧穴的標準。如前後髮際間為 12 寸；兩乳頭之間為 8 寸；胸骨體下緣至臍中為 8 寸；臍孔至恥骨聯合上緣為 5 寸；肩胛骨內緣至背正中線為 3 寸；腋前（後）橫紋至肘橫紋為 9 寸；肘橫紋至腕橫紋為 12 寸；股骨大粗隆（大轉子）至膝中為 19 寸；膝中至外踝尖為 16 寸；脛骨內側髁下緣至內踝尖為 13 寸。

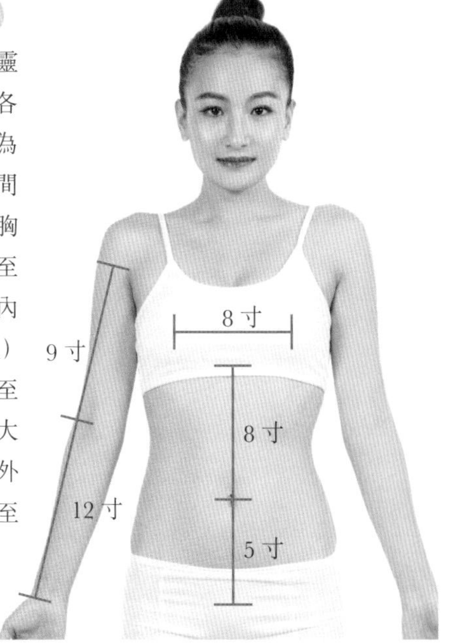

常用的艾灸基礎手法

如今人們早已意識到健康的重要性，保健、養生、未病先防的理念已經深入人心。在保健養生的過程中，總有一些部位是藥物無法到達，針也不能企及的。艾灸療法的溫熱作用可以深度滲透體內，對人體的穴位和病患部位進行持續的溫熱刺激，調節機體自身功能和陰陽平衡。以下就為大家詳細介紹一些常用的艾灸手法。

01 艾炷灸——艾葉苦辛，能回垂絕之陽

艾炷灸是將艾炷直接或間接置於穴位上施灸的方法。製作艾炷時，先將艾絨置於手心，用拇指搓緊，再放到平面桌上，以拇、食、中指捻轉成上尖下圓底平的圓錐狀。麥粒大者為小炷，黃豆大者為中炷，蠶豆大者為大炷。

在施灸時，每燃完一個艾炷，稱之為「一壯」。施灸時的壯數多少、艾炷大小，可根據疾病的性質、病情的輕重、體質的強弱而定。根據不同的操作方式，艾炷灸可分為直接灸（着膚灸）和間接灸（隔物灸）兩大類。一般而言，用於直接灸時，艾炷要小些；用於間接灸時，艾炷可大些。下面，我們為大家分別詳細介紹。

◇**直接灸：**施灸時多用中、小艾炷。可在施灸穴位的皮膚上塗少許石蠟油或其他油劑，使艾炷易於固定，然後將艾炷直接放在穴位上，用火點燃尖端。當患者皮膚不能耐受灼熱感時，用鑷子將艾炷夾去，繼而更換新艾炷施灸。此法適用於虛寒證及眩暈、皮膚病等。

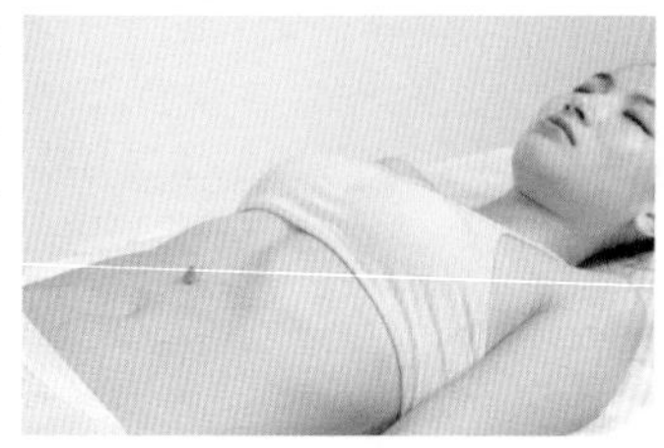

◇**間接灸：**在艾炷與皮膚之間墊上某種藥物而施灸，具有艾灸與藥物的雙重作用，加之本法火力溫和，患者易於接受，故廣泛應用於內、外、婦、兒、五官科疾病。間接灸根據其襯隔物品的不同，可分為以下三種灸法。

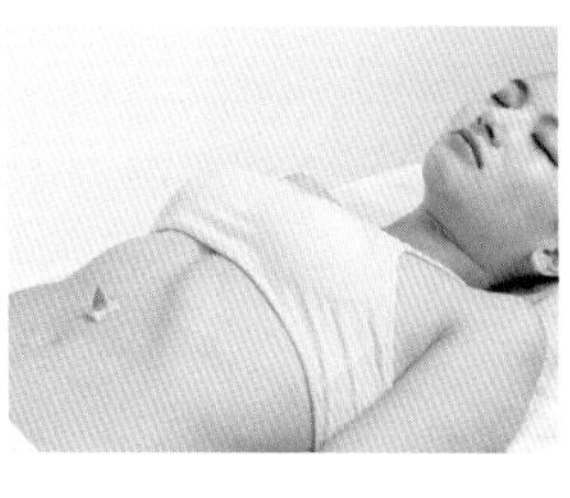

（1）**隔薑灸：**用厚約 0.3 厘米的生薑一片，在中心處用針穿刺數孔，上置艾炷放在穴位上施灸，待患者有局部灼痛感時，略略提起薑片，或更換艾炷再灸。一般每次灸 5 ～ 10 壯，以局部潮紅為度。此法簡便，易於掌握，一般不會引起燙傷，可以根據病情反覆施灸，對虛寒病症，如腹痛、洩瀉、痛經、關節疼痛等，均有療效。

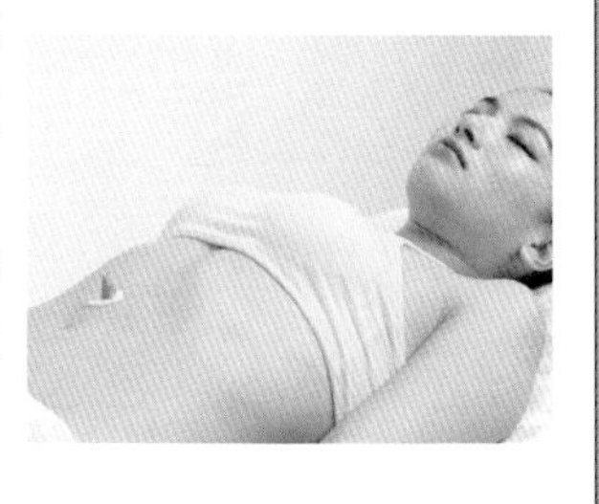

（2）**隔蒜灸：**取厚約 0.3 厘米的蒜片，用細針於中間穿刺數孔，上置艾炷放在穴位上施灸。艾炷如黃豆大，每灸 4 ～ 5 壯更換蒜片。也可將大蒜搗成泥狀，敷於穴上或患處，上置艾炷施灸。本法適用於治療癰、疽、瘡、癤等外傷疾患。

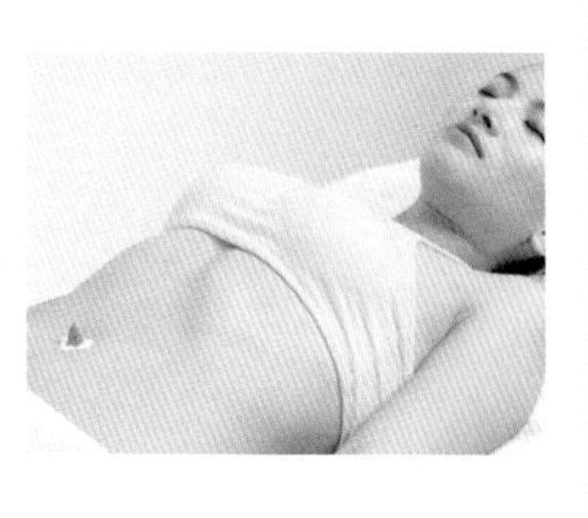

（3）**隔鹽灸：**用於臍中（神闕穴）施灸。操作時用食鹽填平臍孔，再放上薑片和艾炷施灸。若患者臍部凸起，可用水調麵粉，搓成條狀圍在臍周，再將食鹽放入麵圈內隔薑施灸。本法對急性腹痛吐瀉、痢疾和四肢厥冷等，具有回陽救逆之功。

02 艾條灸——調整人體機能，提高身體抵抗力

艾條灸是目前人們最常用的灸法，因其方便、安全、操作簡單，較適於進行家庭自我保健和治療。將艾條點燃後在穴位或病變部位進行熏灸的方法，又稱艾卷灸法。根據艾條灸的操作方法，分為溫和灸、雀啄灸和迴旋灸三種。

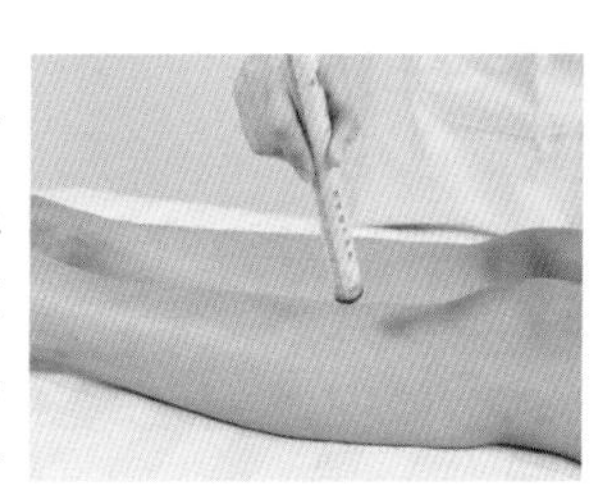

◇**溫和灸：**施灸者手持點燃的艾條，對準施灸部位，在距皮膚 3 厘米左右的高度進行固定熏灸，使施灸部位溫熱而不灼痛，一般每處需灸 5 分鐘左右。對神志不清、局部知覺減退的患者或小兒施灸時，術者可將另一隻手的食、中兩指分置於施灸部位兩側，通過術者的手指感覺局部皮膚的受熱程度，調節艾灸距離，防止燙傷。

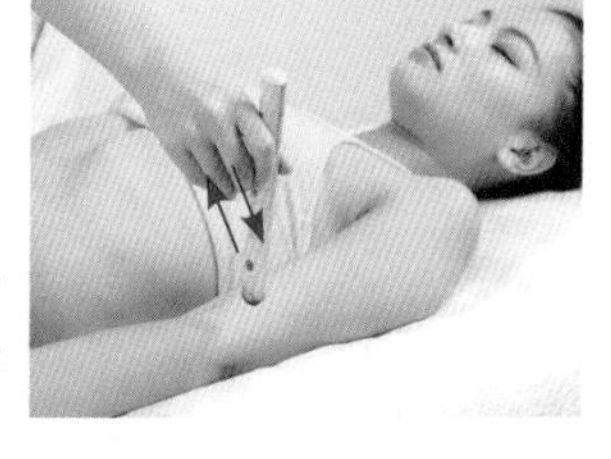

◇**雀啄灸：**施灸者手持點燃的艾條，在施灸穴位皮膚的上方約 3 厘米處，如鳥雀啄食一樣做一起一落、忽近忽遠的手法施灸。一般每處熏灸 3 ～ 5 分鐘。注意向下活動時，不可使艾條觸及皮膚，且應及時撣除燒完的灰燼，以防燙傷。

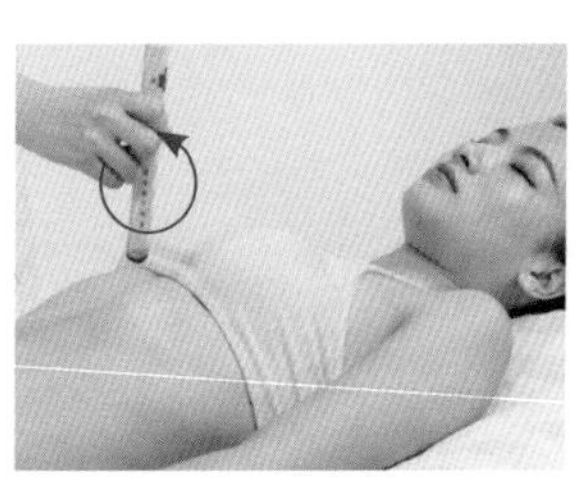

◇**迴旋灸：**施灸者手持燃着的艾條，在施灸部位的上方約 3 厘米高度，根據病變部位的形狀做速度適宜的上下、左右反覆移動或反覆旋轉熏灸。此法能使較大範圍內的皮膚溫熱而不灼痛。

03 天灸——灸除「內毒」，一身輕鬆

天灸，近來稱之為藥物發皰灸，是用一些對皮膚有刺激性、能引起發皰的藥物敷貼於穴位或患處的一種無熱源灸法。敷藥後能使局部皮膚潮紅、充血，甚至引起皰如火燎，故稱天灸。天灸所用藥物大多是單味中藥，但也有用複方的。常用的有毛莨、大蒜、白芥子、巴豆、細辛、吳萸、甘遂、天南星、蓖麻子等數十種。下面為大家簡單介紹一些常用的天灸方法。

◇**白芥子灸：**取白芥子末5～10克，用水或醋調為糊狀，敷貼穴位上，再以油紙覆蓋，膠布固定；或取白芥子末1克，置於直徑3厘米的圓形膠布中央，直接貼在穴位上。敷灸2～4小時，以局部充血、潮紅或皮膚起皰為度。可用於治療關節痹痛、肺結核、口眼歪斜等。臨床常用複方白芥子敷灸（冬病夏治哮喘膏）治療支氣管哮喘和支氣管炎。取白芥子、延胡索各21克，甘遂、細辛各12克，共研細末（為1人3次用量）。在夏季伏天施灸時，每次取藥末1/3量用生薑汁調如糊膏狀，並加麝香少許，分攤於6塊直徑3厘米的油紙上，分別敷於肺俞、心俞、膈俞處，用膠布固定，每次敷灸4～6小時。從初伏開始，每伏（10日）各敷灸1次，每年敷灸3次，連續治療3年。

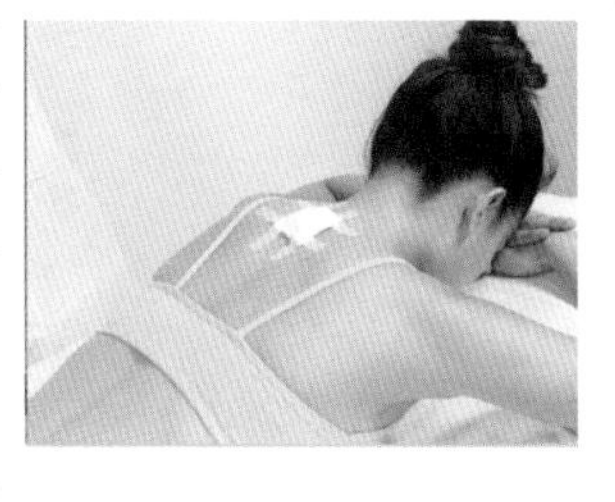

◇**蒜泥灸：**取紫皮大蒜適量，搗爛敷湧泉穴治療咯血、吐血；敷合谷穴治療扁桃體炎；敷魚際穴治療喉痹。一般敷灸1～3小時，以局部皮膚發癢、潮紅或起皰為度。

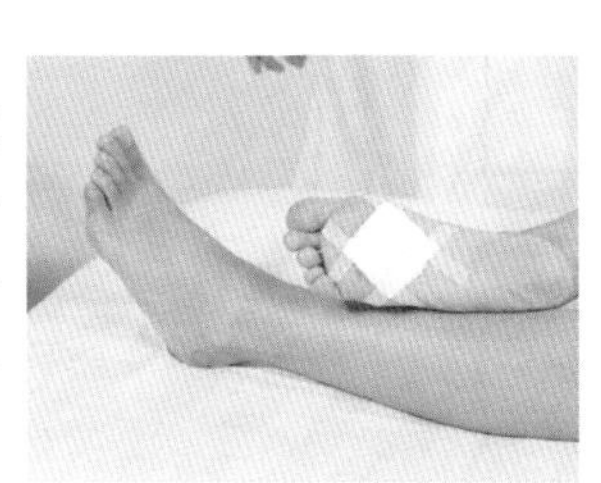

艾灸的適應證和禁忌證

艾灸通過刺激穴位激發經絡的功能，從而起到調節陰陽平衡、促使機體功能活動恢復正常的作用。因此，灸法的適應證十分廣泛，不論寒熱虛實、表裏陰陽，都可以通過艾灸達到機體的動態平衡。但是為了更安全有效地運用艾灸，我們需要詳細了解艾灸的適應證和禁忌證。

◎適應證

艾灸，作為中醫保健治病第一法，基本上可以治療臨床上所見到的病症。

(1) 寒邪內伏：凡受寒、飲冷而致脘腹脹滿、消化不良者，均宜灸之，可起溫中散寒，調整脾胃的功效。

(2) 氣虛下陷：凡氣虛下陷之症，如胃下垂、子宮下垂、脫肛等，均可施行灸法，可起溫陽起陷，行氣活血之效。

(3) 寒熱虛實：從臨床實驗證明，灸療法不但對陰證、寒證、虛證有效，而且對陽證、熱證、實證也有效。如疔瘡、癤腫、甲溝炎、痔瘡等疾患，於初起時灸之，輒獲良效。

(4) 厥逆吐瀉：《傷寒論》說「少陰病吐利，手足不逆冷，反發熱者不死，脈不至者，灸少陰七壯」。說明灸療對厥逆吐瀉，脈微細弱者，頗有回陽救逆，鎮吐止瀉之效。

(5) 暴病急症：《醫學入門》裏描述「凡病藥之不及，針之不到，必須灸之」。例如霍亂吐瀉，四肢厥冷，脈微欲絕者，可取鹽填臍中灸之，便可溫中回陽；又如中風脫症，鼾呼痰鳴，臉色蒼白，多汗，目合，口張，脈細而弱者，宜急取氣海、關元、神闕，用大艾炷灸之，即可回陽固脫；小兒驚風灸印堂；婦女崩漏，灸隱白；鼻出血灸上星；等等。

(6) 諸虛百損：灸法不但能治療急症，還能治療許多慢性疾患，例如子宮下垂灸關元、氣海、歸來、提托諸穴；脫肛灸長強、上仙（十七椎下）、百會諸穴；腎虛洩瀉灸天樞、十字灸穴（水分、神闕、氣海）、四隅（梁門、大巨）、大腸俞諸穴等。

◎禁忌證

由於艾灸以火熏灸，施灸不注意有可能引起局部皮膚的燙傷，另一方面，施灸的過程中要耗傷一些精血，所以有些部位或有些人是不能施灸的，這些就是施灸的禁忌。古代施灸法，禁忌較多，雖然有些可以打破，但有些情況確實是應禁忌的。

(1) 凡暴露在外的部位，如顏面，不要直接灸，以防形成瘢痕，影響美觀。

(2) 皮薄、肌少、筋肉結聚處，妊娠期婦女的腰骶部、下腹部，男女的乳頭、陰部、睾丸等不要施灸。另外，關節部位不要直接灸。此外，大血管處、心臟部位不要灸，眼球屬顏面部，也不要灸。

(3) 極度疲勞、過飢、過飽、醉酒、大汗淋漓、情緒不穩定時，不可施灸。

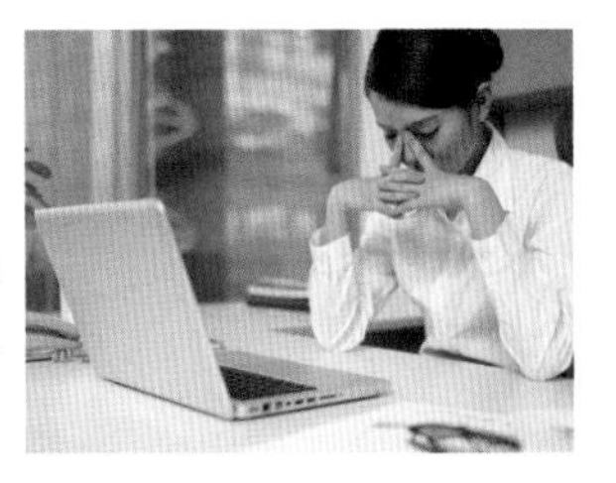

(4) 某些傳染病、高熱、昏迷、抽風期間，或身體極度衰竭、形瘦骨立者等忌灸。

(5) 無自制能力的人如精神病患者等忌灸。

艾灸時應注意的事項

艾灸療法既可治療虛證、寒證，又可治療實證、熱證，對治療內科、外科、婦科、兒科、耳鼻喉科、皮膚科以及在預防疾病、延年益壽等方面，都有顯著療效。

艾灸療法的治療範圍非常廣泛，但在艾灸療法的具體操作中，還應注意以下事項。

（1）術者在施灸時要聚精會神，以免燒燙傷受灸者的皮膚或損壞病人的衣物。

（2）對昏迷的病人、肢體麻木及感覺遲鈍的受灸者和小兒，在施灸過程中灸量不宜過大。

（3）如果受灸者的情緒不穩，或在過飢、過飽、醉酒、勞累、陰虛內熱等狀態下，要盡量避免使用艾灸療法。

（4）受灸者在艾灸前後都應喝一杯溫水，水的溫度略高於體溫（60℃左右）為宜。

（5）施灸的過程中如果出現發熱、口渴、紅疹、皮膚瘙癢等異常症狀時，一般不要驚慌，繼續採用艾灸療法灸治下去，這些症狀就會消失。

（6）施灸的時間長短應該是循序漸進的，施灸的穴位也應該由少至多，熱度也是逐漸增加的。

（7）受灸者在採用艾灸療法治療疾病的過程中，盡量不要吃生冷的食物（如喝冷水、吃涼飯等），否則會不利於疾病的治療。

（8）受灸者的心臟、大血管及黏膜附近少灸或不灸，發炎部位禁止採用艾灸的方法進行治療，孕婦的腹部及腰骶部屬於禁灸部位。

艾灸後疾病好轉的徵象

艾灸是中醫學中的一種防病治病、養生延壽的簡便易行又切實有效的方法。使用艾灸治療疾病的人很多，但每個用過的人感覺都不一樣。有的人感覺很明顯，見效很快，有的人見效就很慢。灸感的強弱一般代表了經絡的阻塞程度。有灸感、灸感強，說明自身的經絡通暢，作用立竿見影；沒有灸感也不是沒有效果，而是表示經絡中邪氣瘀積嚴重，需要一些時間開瘀散阻，作用就會慢一些。艾灸後身體都有哪些反應呢？哪些徵象又是表示疾病正在好轉呢？下面為大家詳細介紹。

（1）灸時全身或半身出汗，此多虛多寒，屬邪毒外排的現象，一般施灸 2 ～ 5 次後可緩解。

（2）灸時癢，多為風、為虛、為濕。

（3）灸時身體抖動，多為肝經問題，屬經絡不暢達的原因。

（4）灸時腿、肩頸、腳等冒風或冒涼氣，多為寒氣或風氣外排的原因。

（5）灸時熱量可達腹內或下肢，多為虛寒體質，為好轉的表現。

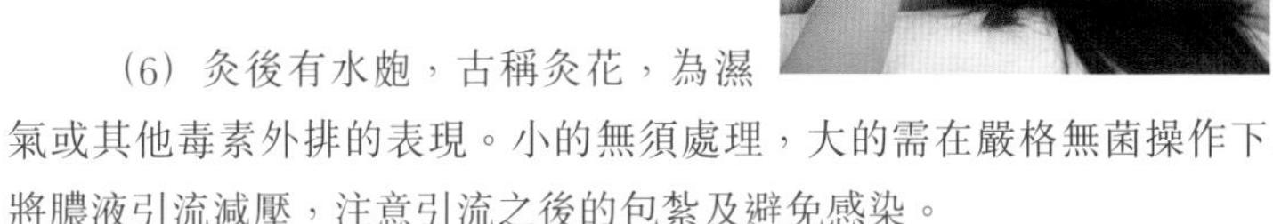

（6）灸後有水皰，古稱灸花，為濕氣或其他毒素外排的表現。小的無須處理，大的需在嚴格無菌操作下將膿液引流減壓，注意引流之後的包紮及避免感染。

（7）灸後局部起紅疹，多在灸完 2 ～ 3 天後出現，多屬濕氣外排的好轉反應。

（8）灸後傷口處發癢、發紅、發腫、化膿，屬傷口處有濕熱（或寒濕）外排現象，屬好轉反應。

(9）灸後膝蓋處有向外冒風感或發麻感，屬風邪外排（或濕氣）外排現象。

(10）灸後不熱，沒有感覺，多為身體經絡瘀阻不通，或身體非常好的表現。

(11）灸後腹瀉，並無氣虛的表現，屬於排毒的反應。

(12）灸後便秘，多為氣血虛或體內有熱，可在灸後多喝溫開水緩解。

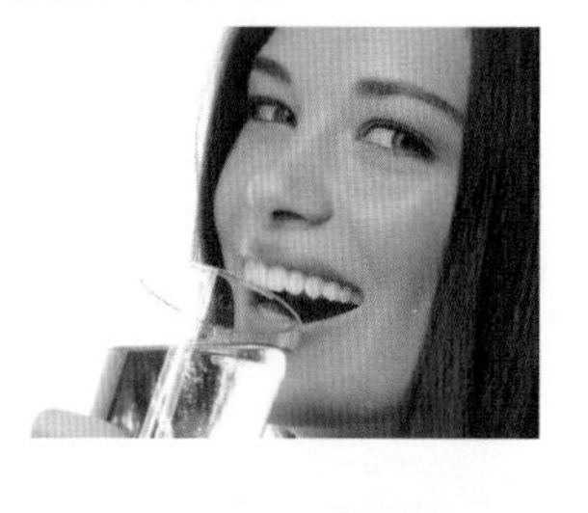

(13）灸後腰痠、腰痛，屬於「氣衝病灶」的反應。氣血打通鬱結點，本來沒有感覺，現在反而有了感覺，多為身體有陳舊性損傷。

(14）灸後頭暈、失眠，多為氣血充足，上衝於頭部的反應。

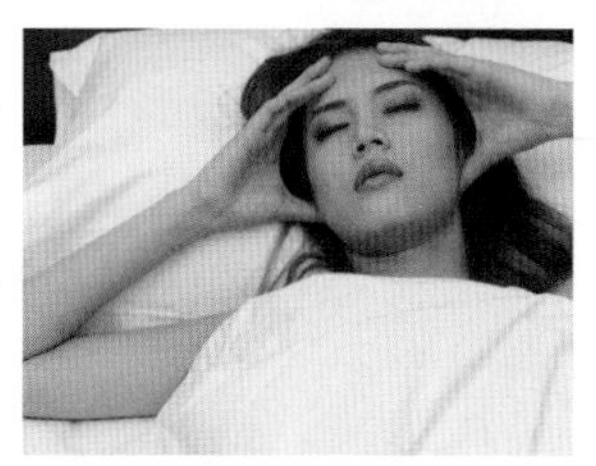

(15）灸後月經延遲或提前，屬經絡調整的過程，屬好轉反應，不影響下個月經週期。

(16）乳腺增生灸療時部份會有疼痛和蟻行感。疼痛屬化瘀散結的過程，蟻行感為氣血運行邪毒外排的過程。

(17）灸後上火，艾灸後會出現口乾舌燥的現象，這表明體內的陰陽正在調整，陰不勝陽，這時應注意多喝溫開水。有時候還會出現西醫所診斷的各種炎症，這是因為病邪逐漸外發，出現炎症的地方正是病邪被驅趕外排的地方，此時應該繼續艾灸，直到病邪完全被排除體外。

第2章

艾灸祛病保健康

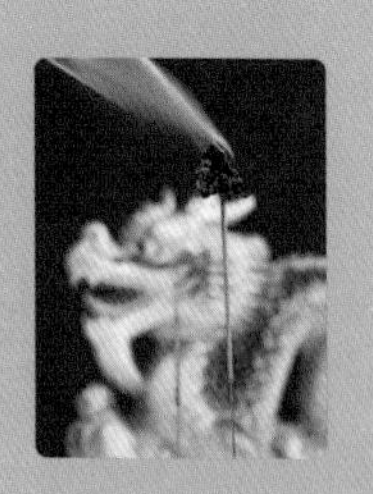

《本草從新》云：「艾葉苦辛，純陽之性，能回垂絕之陽，通十二經，走三陰，理氣血，逐寒濕，暖子宮，以之灸火，能透諸經而治百病。」艾灸功效顯著，自古以來多用於防病治病。本章通過圖文全解，詳細介紹各系統疾病的艾灸療法。

呼吸系統疾病

感冒

感冒，中醫稱「傷風」，是一種由多種病毒引起的呼吸道常見病。感冒一般分為風寒感冒和風熱感冒。風寒感冒起病急、發熱輕、惡寒重、頭痛、周身痠痛、無汗、流清涕、咳嗽吐清痰等。風熱感冒主要症狀為發熱重、惡寒輕、流黃涕、咳吐黃痰、口渴、咽痛、大便乾、小便黃、扁桃體腫大等。

特效穴位 **1. 風池　2. 列缺　3. 足三里**
另外再加上灸治風府（見 193 頁）、合谷（見 131 頁）效果會更佳。

風池 疏風袪邪、清熱解表

定位▸ 在項部，當枕骨之下，與風府相平，胸鎖乳突肌與斜方肌上端之間的凹陷處。

艾灸▸ 用艾條迴旋灸法來回灸治風池穴，以患者感覺溫熱舒適為宜。對側以同樣的方法操作。

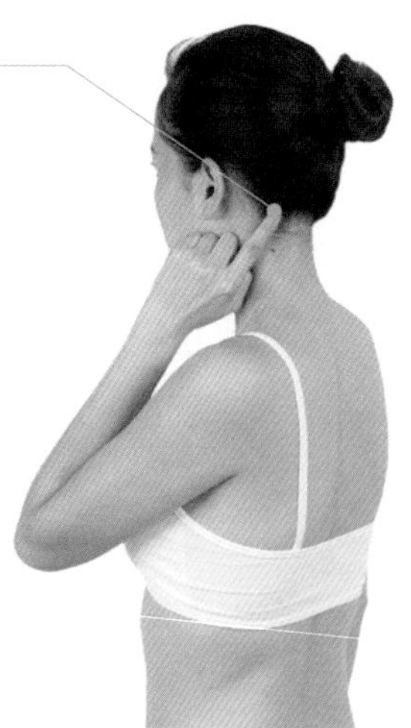

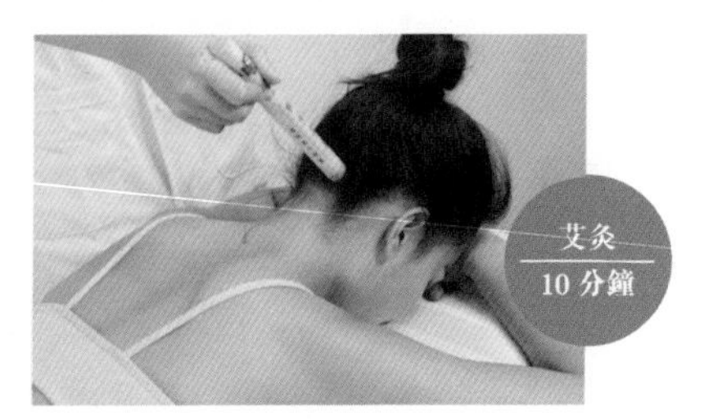

列缺 宣肺理氣、止咳化痰

定位▸ 在前臂橈側緣，橈骨莖突上方，腕橫紋上 1.5 寸。當肱橈肌與拇長展肌腱之間。

艾灸▸ 用艾條溫和灸法灸治列缺穴，以皮膚有溫熱感但無疼痛感為宜。對側以同樣的方法操作。

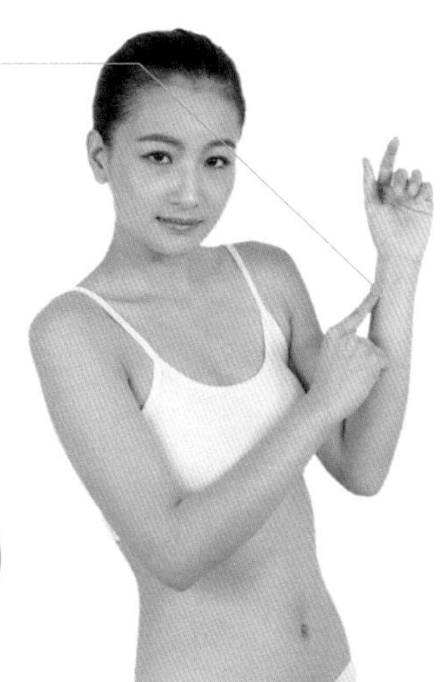

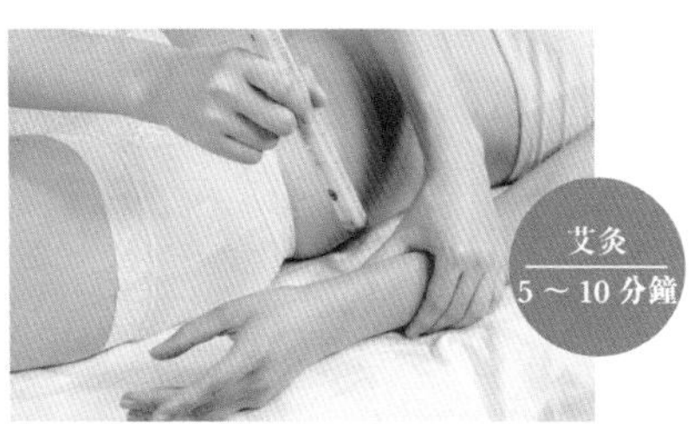

足三里 扶正培元、補中益氣

定位▸ 在小腿前外側，當犢鼻下 3 寸，距脛骨前緣一橫指（中指）。

艾灸▸ 用艾條溫和灸法灸治足三里穴，以出現明顯的循經感傳現象為佳。對側以同樣的方法操作。

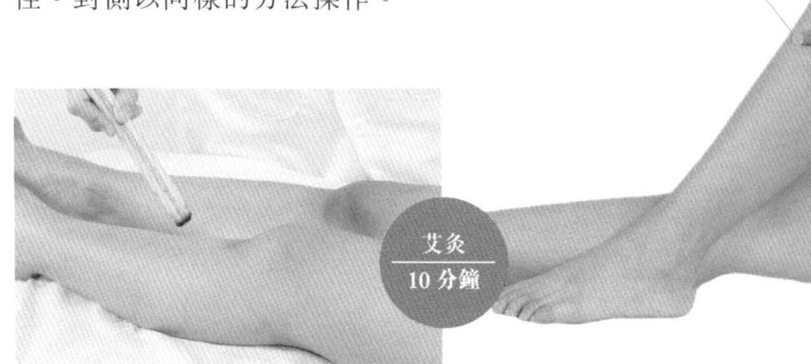

發熱

發熱是指體溫高出正常標準。中醫認為，發熱分外感發熱和內傷發熱。外感發熱見於感冒、傷寒、瘟疫等病症。內傷發熱有陰虛發熱、陽虛發熱、血虛發熱、氣虛發熱等。西醫認為常見的發熱激活物有來自體外的外致熱原，如細菌、病毒、真菌、瘧原蟲等。因此感冒、炎症、癌症等均可引起發熱。

特效穴位 **1. 曲池　2. 足三里　3. 大椎**
另外再加上灸治風門（見 022 頁）、肺俞（見 023 頁）效果會更佳。

曲池 宣肺解表、清熱瀉火

定位▸ 在肘橫紋外側端，屈肘，當尺澤與肱骨外上髁連線中點。

艾灸▸ 用艾條溫和灸法灸治曲池穴，以皮膚有溫熱感但無疼痛感為宜。對側以同樣的方法操作。

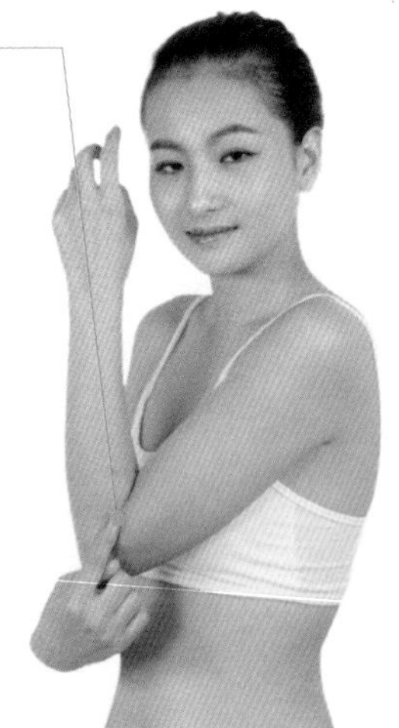

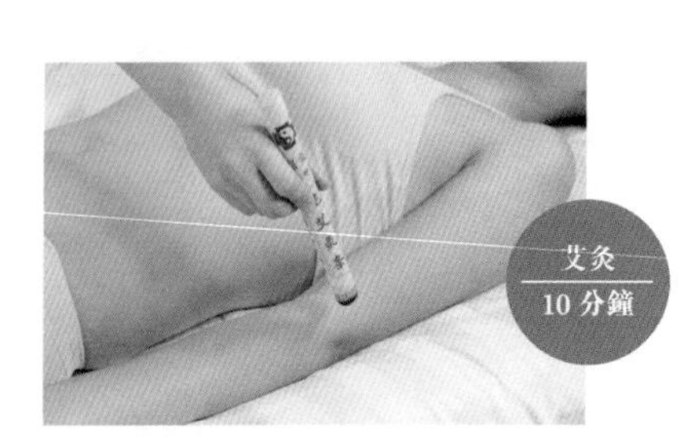

足三里 補虛瀉熱、通經活絡

定位▸ 在小腿前外側，當犢鼻下 3 寸，距脛骨前緣一橫指（中指）。

艾灸▸ 用艾條溫和灸法灸治足三里穴，以受灸者能忍受的最大熱度為佳。對側以同樣的方法操作。

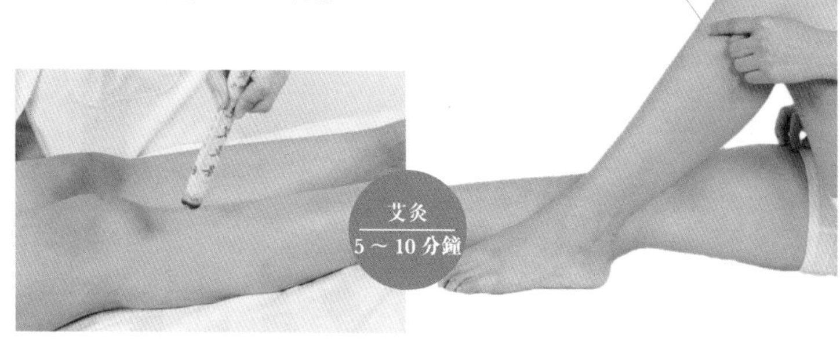

大椎 清熱解表、補虛寧神

定位▸ 在後正中線上，第七頸椎棘突下凹陷中。

艾灸▸ 用艾條溫和灸法灸治大椎穴，以感到舒適無灼痛感、皮膚潮紅為度，注意施灸溫度的調節。

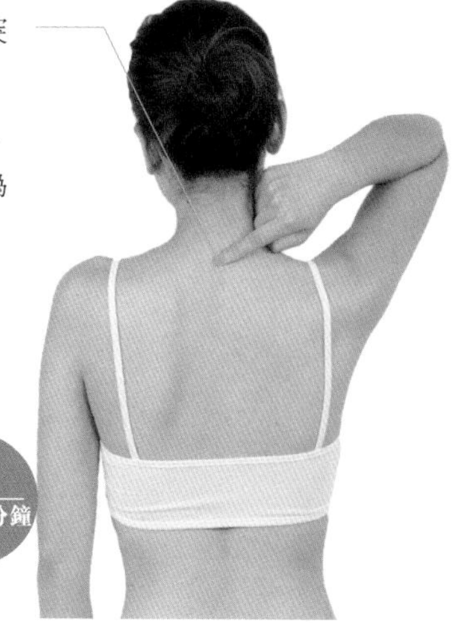

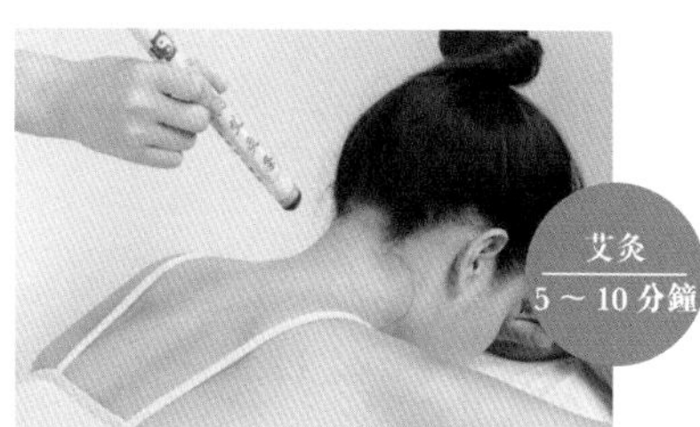

咳嗽

咳嗽是呼吸系統疾病的主要症狀，中醫認為咳嗽是因外感六淫，影響於肺所致的有聲有痰之症。咳嗽的原因有上呼吸道感染、支氣管炎、肺炎、喉炎等。咳嗽的主要症狀：痰多色稀白或痰色黃稠，量少，喉間有痰聲，似水笛哮鳴聲音，易咳出，喉癢欲咳等。在治療的同時，通過刺激穴位也可以緩解或治療咳嗽。

特效穴位 **1. 肺俞　2. 大椎　3. 豐隆**
另外再加上灸治列缺（見017頁）、天突（見028頁）效果會更佳。

肺俞　調理肺臟、宣肺化痰

定位▸ 在背部，當第三胸椎棘突下，旁開1.5寸。

艾灸▸ 將燃着的艾灸盒放於肺俞穴上灸治，以皮膚有溫熱感但無疼痛感為宜，至局部皮膚潮紅為度。

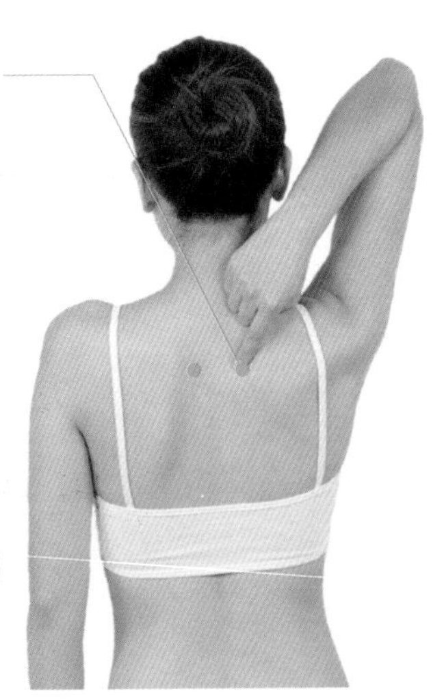

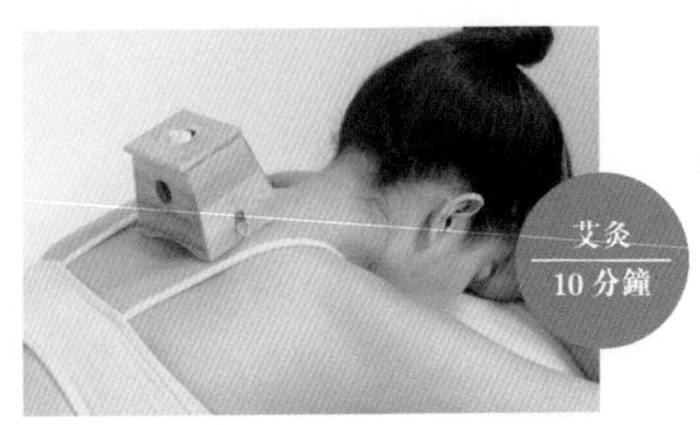

大椎 清熱解表、補虛寧神

定位▸ 在後正中線上，第七頸椎棘突下凹陷中。

艾灸▸ 用艾條溫和灸法灸治大椎穴，以出現明顯的循經感傳現象為佳，注意不可灼傷皮膚。

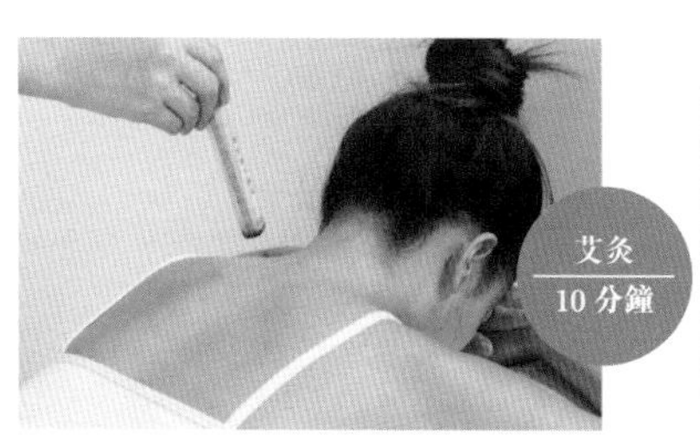

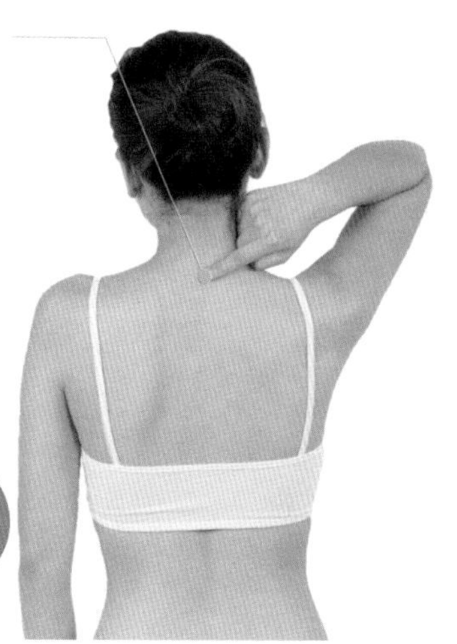

豐隆 化痰、祛濕、止咳

定位▸ 在小腿前外側，當外踝尖上8寸，條口外，距脛骨前緣二橫指（中指）。

艾灸▸ 用艾條溫和灸法灸治豐隆穴，以受灸者能忍受的最大熱度為佳。對側以同樣的方法操作。

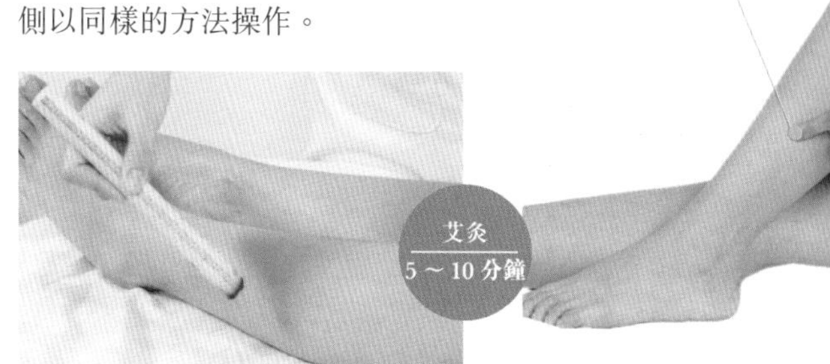

肺炎

肺炎是指終末氣道、肺泡和肺間質等組織病變所發生的炎症。主要臨床表現為寒戰、高熱、咳嗽、咳痰，深呼吸和咳嗽時，有小量痰或大量的痰，部份患者可伴胸痛或呼吸困難，病情嚴重者可併發肺水腫、敗血症、感染性休克、支氣管擴張等疾病。本病起病急，自然病程是 7 ～ 10 天。

特效穴位 **1. 風門　2. 中府　3. 肺俞**
另外再加上灸治大椎（見 019 頁）、列缺（見 017 頁）效果會更佳。

風門　清熱祛風、宣通肺氣

定位▸ 在背部，當第二胸椎棘突下，旁開 1.5 寸。

艾灸▸ 將點燃的艾灸盒放於風門穴上灸治，以皮膚有溫熱感但無疼痛感為宜，至局部皮膚潮紅為度。

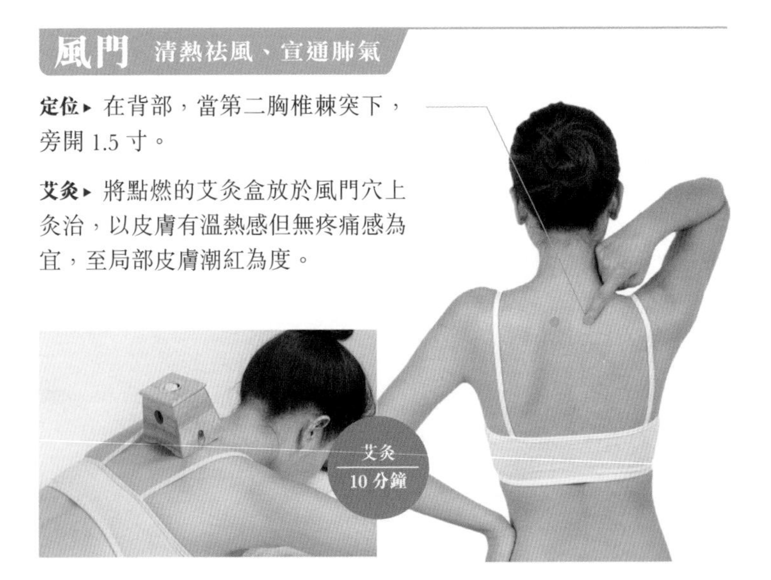

中府 清瀉肺熱、止咳化痰

定位▸ 在胸前壁的外上方，雲門下1寸，平第一肋間隙，距前正中線6寸。

艾灸▸ 用艾條溫和灸法灸治中府穴，以皮膚有溫熱感但無疼痛感為宜。對側以同樣的方法操作。

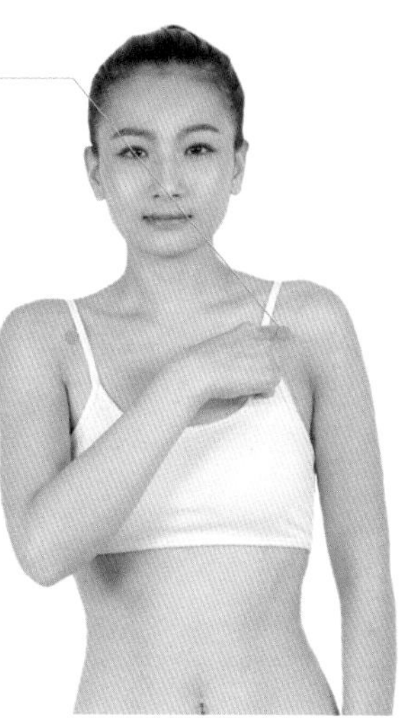

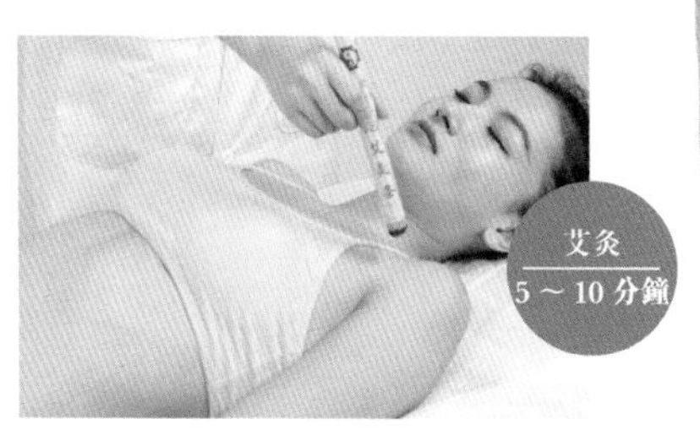

肺俞 解表宣肺、清熱理氣

定位▸ 在背部，當第三胸椎棘突下，旁開1.5寸。

艾灸▸ 將燃着的艾灸盒放於肺俞穴上灸治，至患者感覺局部溫熱舒適而不灼燙為宜。

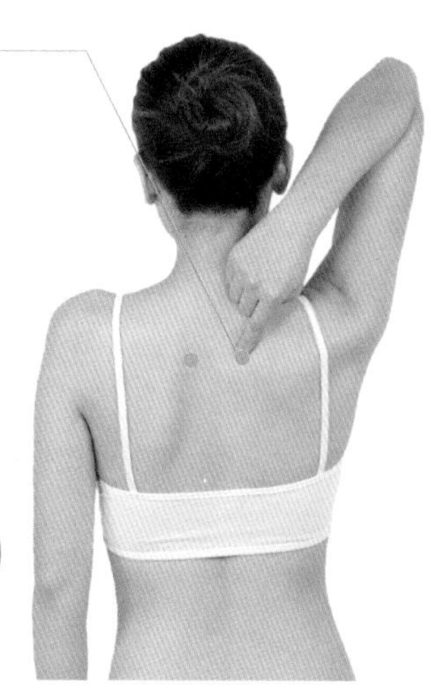

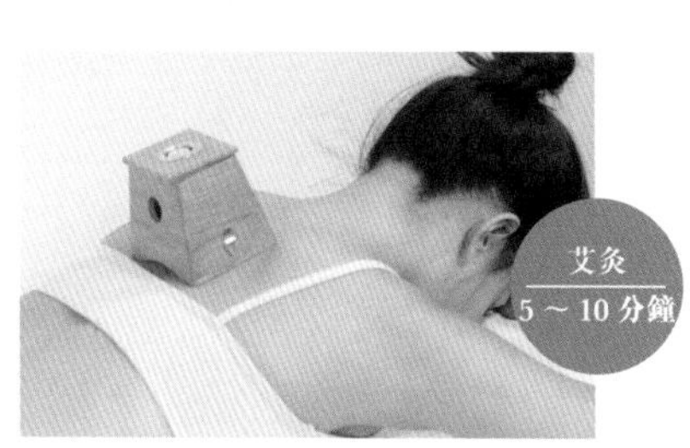

肺結核

結核病是由結核分枝桿菌引起的肺部慢性感染性疾病，以肺部結核感染最為常見。其主要臨床特徵為低熱（午後為著）、咳嗽、咳痰、胸痛、咯血、消瘦、盜汗、四肢乏力及不同程度胸悶或呼吸困難，女性月經失調等症狀。排菌者為其重要的傳染源。在臨床上本病多呈慢性過程，應對症治療，如止咳袪痰治療，加強營養。

特效穴位 **1. 身柱　2. 命門　3. 關元**
另外再加上灸治肺俞（見 023 頁）、足三里（見 017 頁）效果會更佳。

身柱 宣肺清熱、寧神鎮咳

定位▸ 在背部，當後正中線上，第三胸椎棘突下凹陷中。

艾灸▸ 將點燃的艾灸盒放於身柱穴上灸治，以皮膚有溫熱感但無疼痛感為宜，至局部皮膚潮紅為度。

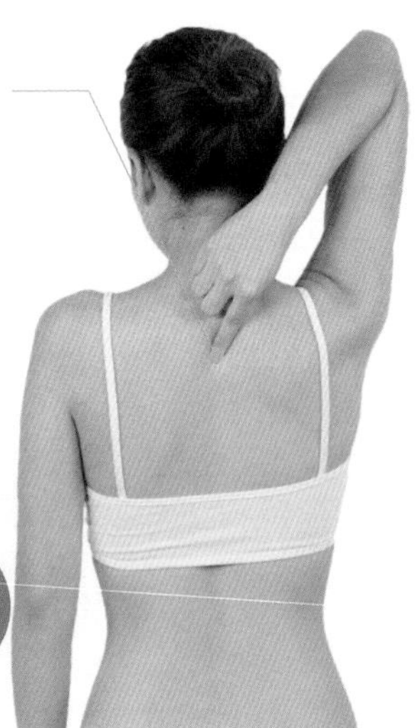

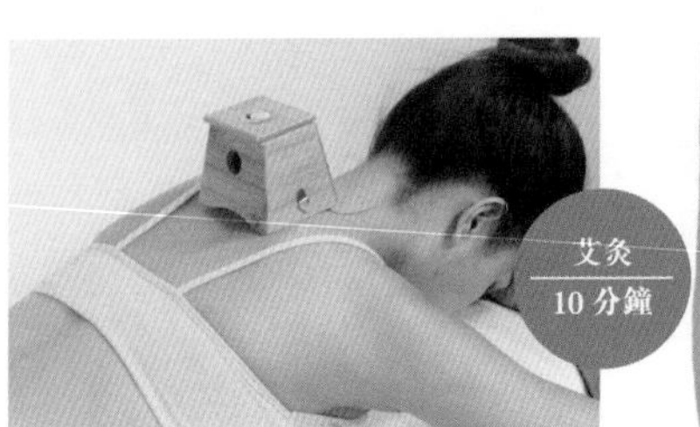

命門　補腎壯陽、培補元陽

定位▸ 在腰部，當後正中線上，第二腰椎棘突下凹陷中。

艾灸▸ 將點燃的艾灸盒放於命門穴上灸治，以患者感到溫熱舒適無灼痛感、皮膚潮紅為度。

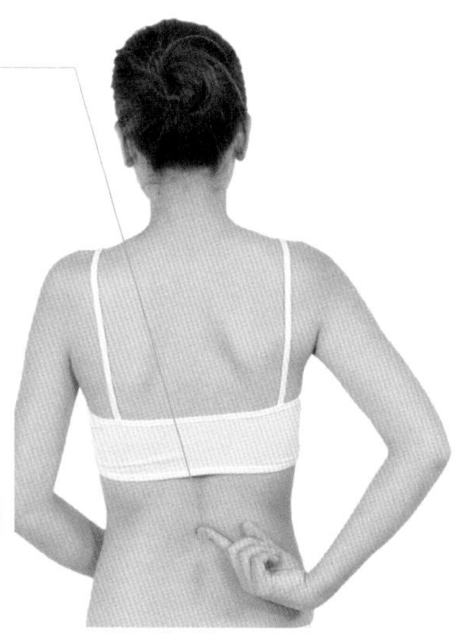

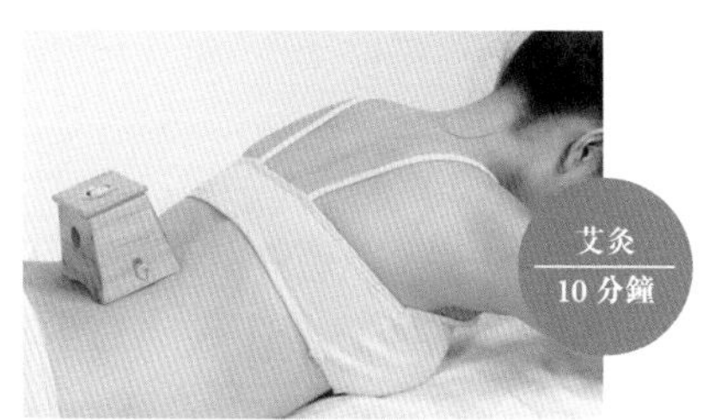

關元　培腎固本、補氣回陽

定位▸ 在下腹部，前正中線上，當臍中下 3 寸。

艾灸▸ 將點燃的艾灸盒放於關元穴上灸治，以出現明顯的循經感傳現象為佳，有溫熱感為度。

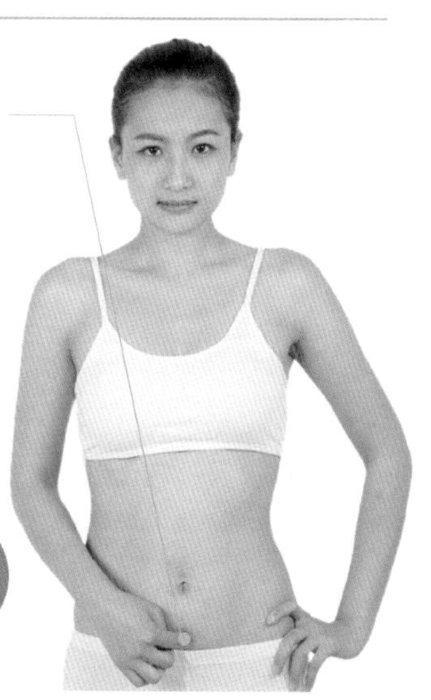

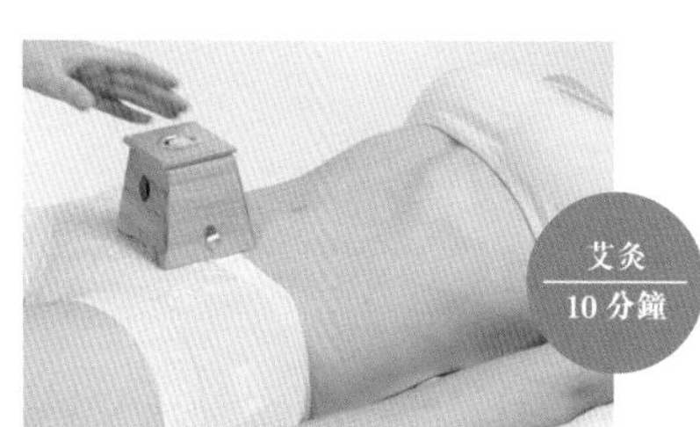

胸悶

胸悶，可輕可重，是一種自覺胸部悶脹及呼吸不暢的主觀感覺。輕者可能是神經官能性的，即心臟、肺的功能失去調節引起的，經西醫診斷無明顯的器質性病變。嚴重者為心肺二臟的疾患引起，可由冠心病、心肌供血不足或慢性支氣管炎、肺氣腫、肺源性心臟病等導致，經西醫診斷有明顯的器質性病變。

特效穴位 **1. 大陵　2. 內關　3. 中脘**
另外再加上灸治膻中（見 032 頁）、膈俞（見 043 頁）效果會更佳。

大陵　清心寧神、和胃寬胸

定位▸ 在腕掌橫紋的中點處，當掌長肌腱與橈側腕屈肌腱之間。

艾灸▸ 用艾條迴旋灸法灸治大陵穴，以皮膚有溫熱感但無疼痛感為宜。對側以同樣的方法操作。

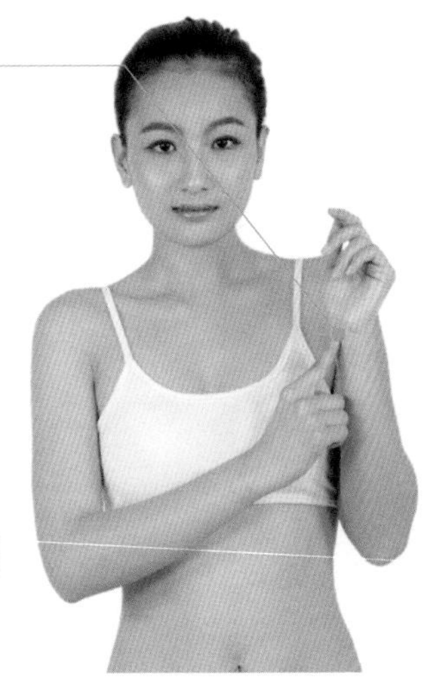

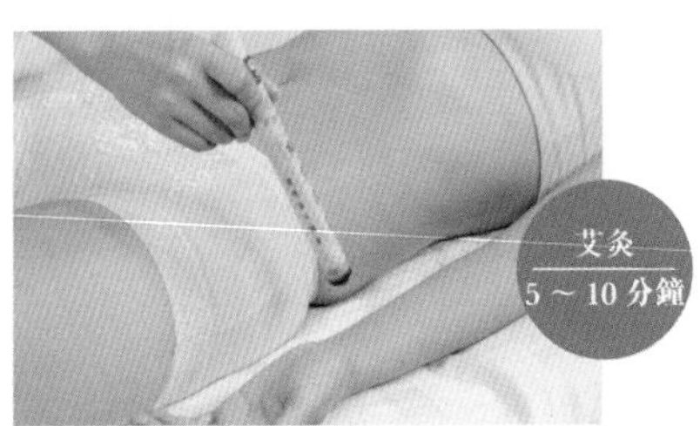

內關　寧心安神、理氣寬胸

定位▸ 在前臂掌側，當曲澤與大陵的連線上，腕橫紋上 2 寸，掌長肌腱與橈側腕屈肌腱之間。

艾灸▸ 用艾條迴旋灸法灸治內關穴，熱力要能夠深入體內，直達病所。對側以同樣的方法操作。

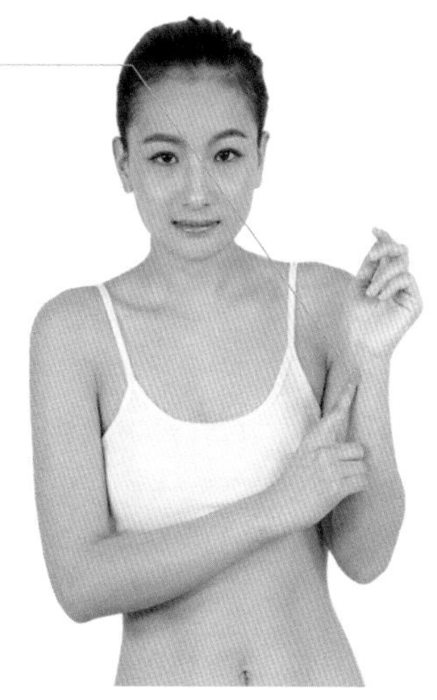

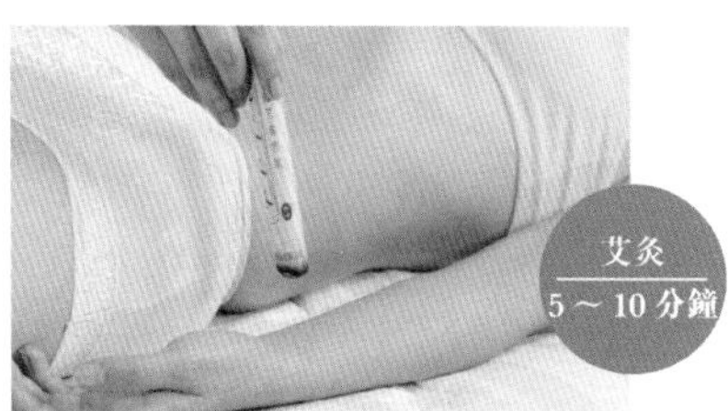

中脘　和胃健脾、降逆除悶

定位▸ 在上腹部，前正中線上，當臍中上 4 寸。

艾灸▸ 將點燃的艾灸盒放於中脘穴上灸治，至患者感覺局部溫熱舒適而不灼燙為宜，注意不可灼傷皮膚。

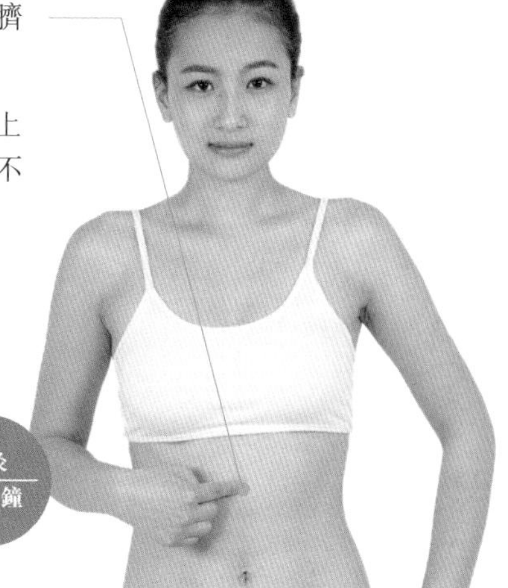

支氣管炎

支氣管炎是指氣管、支氣管黏膜及其周圍組織的慢性非特異性炎症，臨床上以長期咳嗽、咳痰、喘息以及反覆呼吸道感染為特徵。部份患者起病之前先有急性上呼吸道感染，如急性咽喉炎、感冒等。當合併呼吸道感染時，細支氣管黏膜充血水腫，痰液阻塞及支氣管管腔狹窄，可產生氣喘（喘息）的症狀。

特效穴位 1. 天突　2. 關元　3. 膏肓
另外再加上灸治膻中（見 032 頁）、足三里（見 017 頁）效果會更佳。

天突　理氣化痰、宣肺止咳

定位▸ 在頸部，當前正中線上，胸骨上窩中央。

艾灸▸ 用艾條懸灸法灸治天突穴，以出現明顯的循經感傳現象為佳，有溫熱感為度。

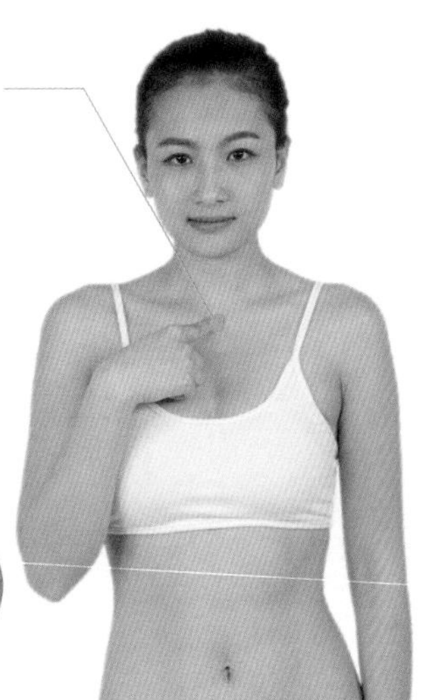

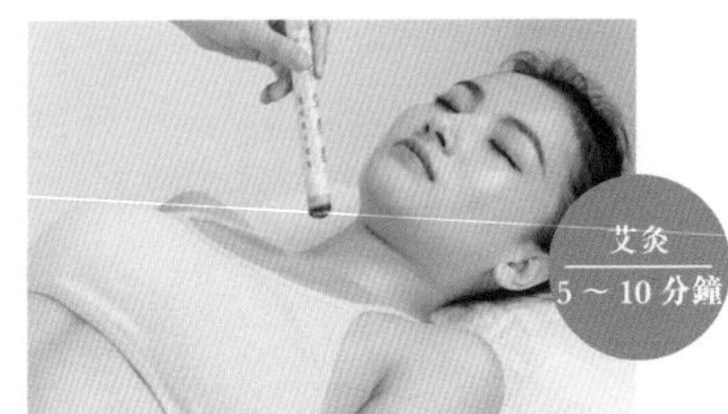

關元 培腎固本、補氣回陽

定位▸ 在下腹部，前正中線上，當臍中下 3 寸。

艾灸▸ 將點燃的艾灸盒放於關元穴上灸治，以皮膚有溫熱感但無疼痛感為宜，至局部潮紅透熱為度。

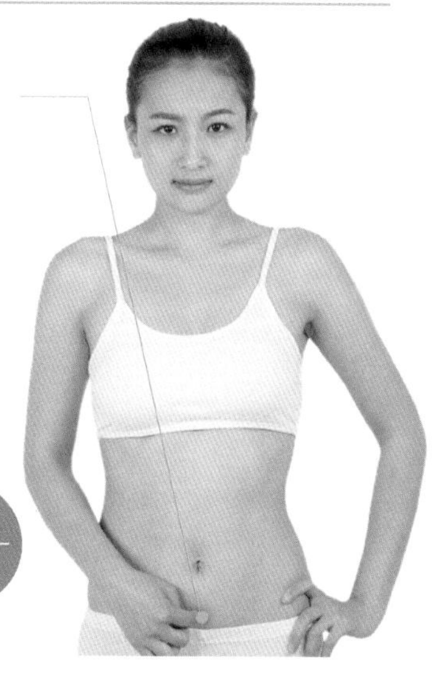

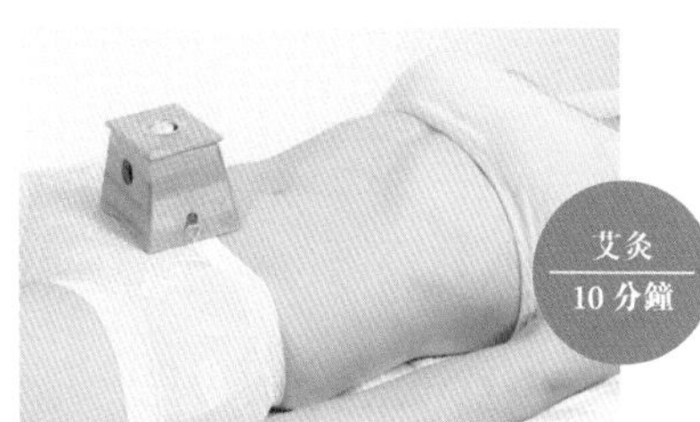

膏肓 補虛益損、調理肺氣

定位▸ 在背部，當第四胸椎棘突下，旁開 3 寸。

艾灸▸ 將點燃的艾灸盒放於膏肓穴上灸治，熱力要能夠深入體內，直達病所，以穴位皮膚潮紅為度。

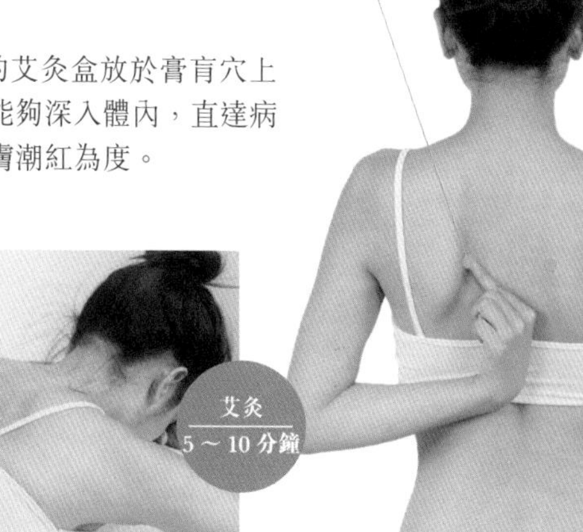

哮喘

哮喘是指喘息、氣促、咳嗽、胸悶等症狀突然發生，或原有症狀急劇加重，常伴有呼吸困難，以呼氣量降低為其發病特徵。這些症狀經常在患者接觸煙霧、香水、油漆、灰塵、寵物、花粉等刺激性氣體或變應原之後發作，夜間和（或）清晨症狀也容易發生或加劇，由接觸刺激物或呼吸道感染所誘發。

特效穴位 **1. 中府　2. 神闕　3. 定喘**
另外再加上灸治膻中（見 032 頁）、關元（見 025 頁）效果會更佳。

中府　宣通肺氣、止咳平喘

定位▸ 在胸前壁的外上方，雲門下 1 寸，平第一肋間隙，距前正中線 6 寸。

艾灸▸ 用艾條溫和灸法灸治中府穴，以皮膚有溫熱感但無疼痛感為宜。對側以同樣的方法操作。

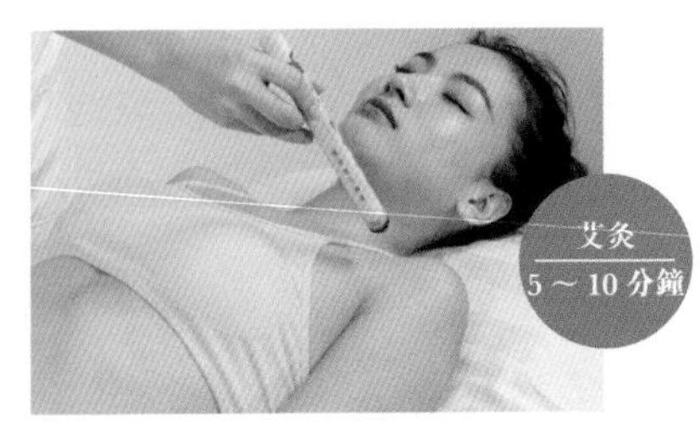

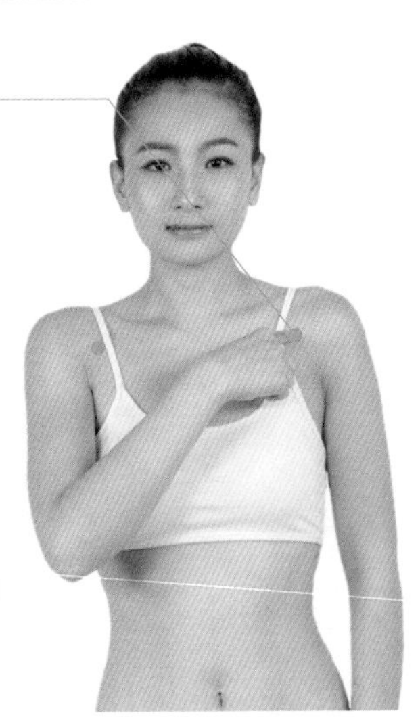

神闕 補益心氣、振奮元陽

定位▸ 在腹中部，臍中央。

艾灸▸ 將點燃的艾灸盒放於神闕穴上灸治，以皮膚有溫熱感但無疼痛感為宜，至局部皮膚潮紅透熱為度，注意不可灼傷皮膚。

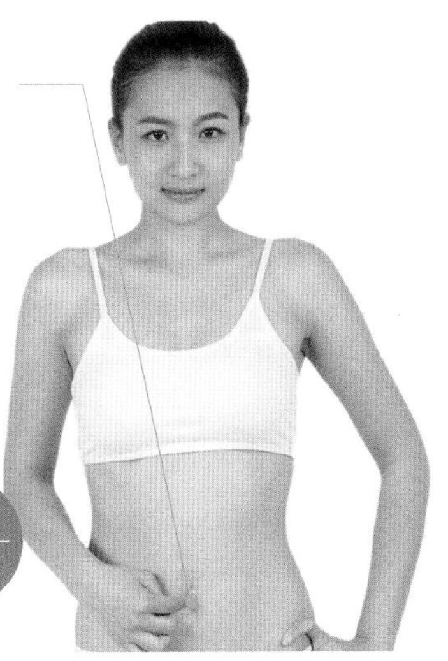

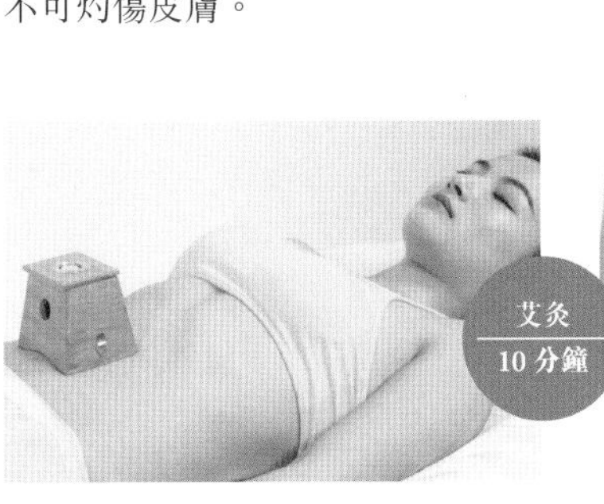

定喘 止咳平喘經驗穴

定位▸ 在背部，當第七頸椎棘突下，旁開 0.5 寸。

艾灸▸ 將點燃的艾灸盒放於定喘穴上灸治，熱力要能夠深入體內，直達病所，注意施灸溫度的調節。

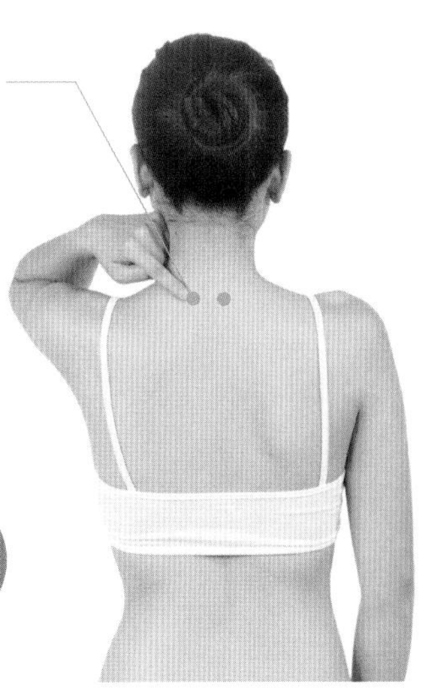

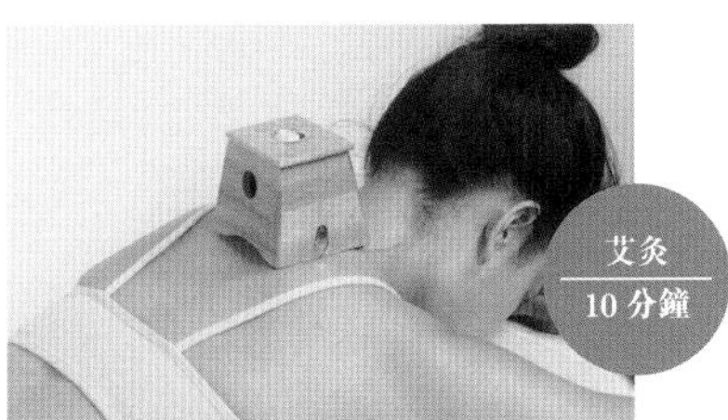

胸膜炎

胸膜炎又稱「肋膜炎」，主要臨床表現為胸痛、胸悶、咳嗽、氣急，甚則呼吸困難。感染性胸膜炎或胸腔積液繼發感染時，可有惡寒、發熱。胸膜炎由不同病因所致，伴有各疾病的臨床表現。胸痛伴有劇烈咳嗽可實施熱濕敷緩解疼痛；胸痛伴咯血時可用冷濕敷。因胸痛而影響呼吸者，可用繃帶固定，限制胸廓活動度。

特效穴位 1. 膻中　2. 章門　3. 俠溪
另外再加上灸治膈俞（見 043 頁）效果會更佳。

膻中　理氣寬胸、清肺化痰

定位▸ 在胸部，當前正中線上，平第四肋間，兩乳頭連線的中點。

艾灸▸ 用艾條溫和灸法灸治膻中穴，熱力要能夠深入體內，直達病所，以穴位皮膚潮紅為度。

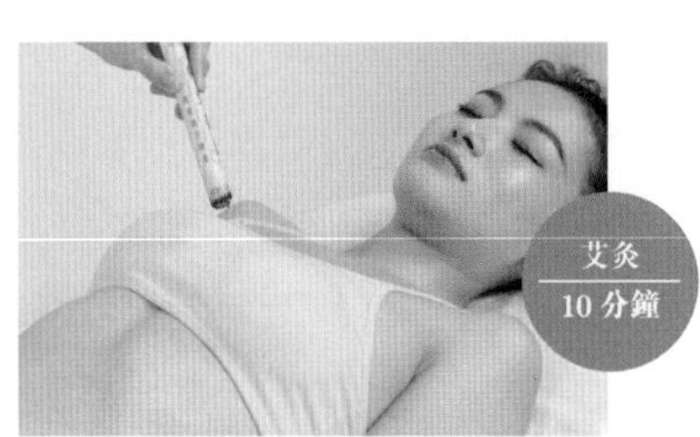

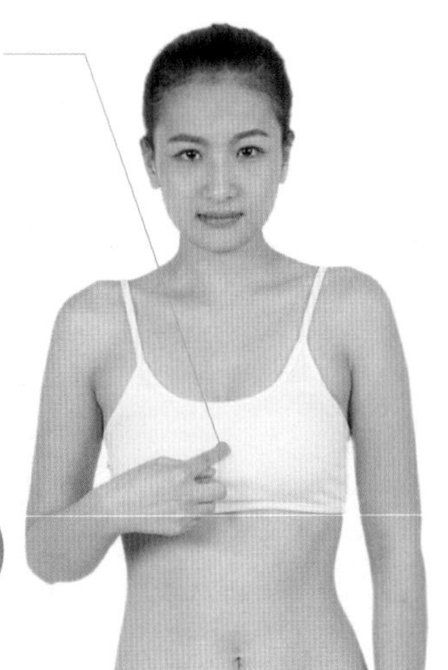

章門 理氣散結、清利濕熱

定位▸ 在側腹部，當第十一肋游離端的下方。

艾灸▸ 用艾條溫和灸法灸治章門穴，以皮膚有溫熱感但無疼痛感為宜。對側以同樣的方法操作。

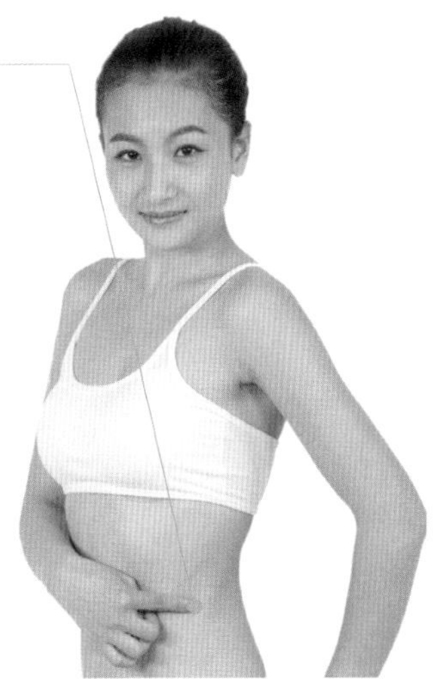

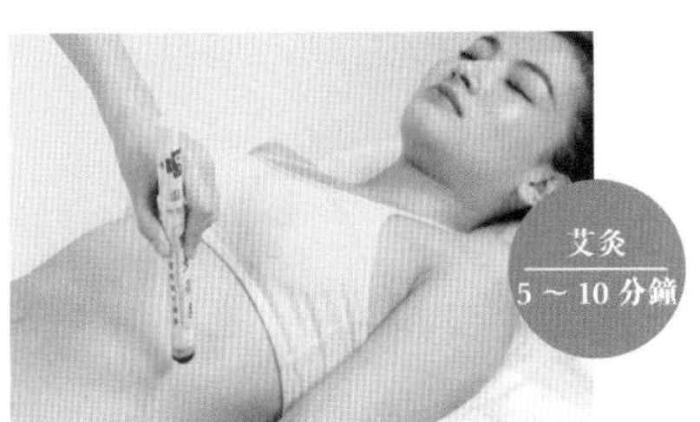

俠溪 清熱熄風、消腫止痛

定位▸ 在足背外側，當第四、第五趾間，趾蹼緣後方赤白肉際處。

艾灸▸ 用艾條溫和灸法灸治俠溪穴，施灸時以局部皮膚紅潤並有灼熱感、不燙傷皮膚為度。

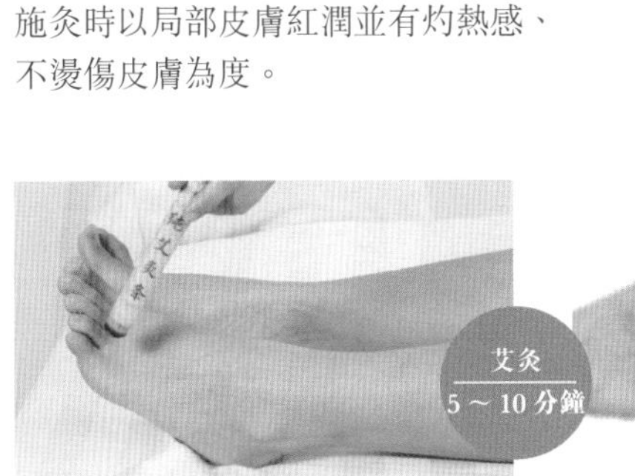

空調病

空調病又稱「空調綜合徵」，指長時間在空調環境下工作學習的人，因空氣不流通，環境不佳，出現鼻塞、頭昏、打噴嚏、乏力、記憶力減退等症狀，一般表現為疲乏無力、四肢肌肉關節痠痛、頭痛、腰痛，嚴重者可引起口眼歪斜。老人及兒童的身體抵抗力低下，空調冷氣最容易攻破他們的呼吸道防線。

特效穴位 **1. 太陽　2. 膻中　3. 肺俞**
另外再加上灸治陽陵泉（見 098 頁）、足三里（見 017 頁）效果會更佳。

太陽 清肝通絡、緩解疲乏

定位▸ 在顳部，當眉梢與目外眥之間，向後約一橫指的凹陷處。

艾灸▸ 用艾條迴旋灸法灸治太陽穴，熱力要能夠深入體內，直達病所。對側以同樣的方法操作。

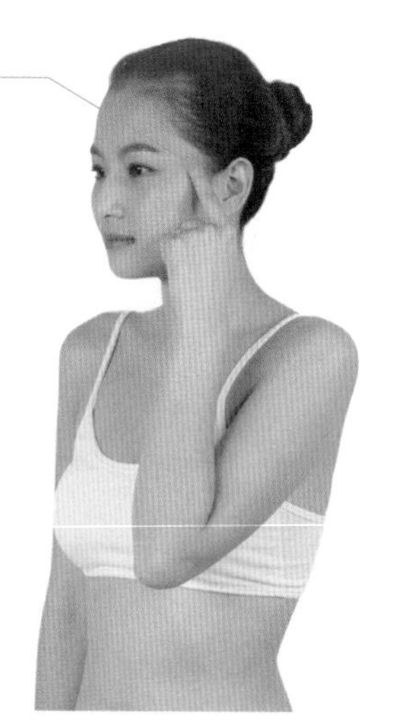

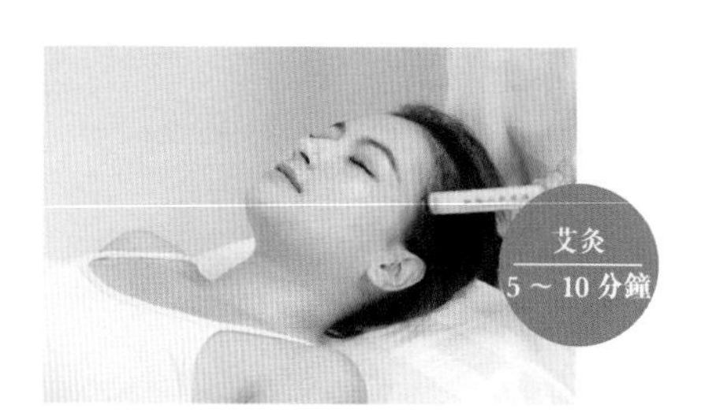

膻中 寬胸理氣、活血化瘀

定位▸ 在胸部，當前正中線上，平第四肋間，兩乳頭連線的中點。

艾灸▸ 用艾條懸灸法灸治膻中穴，以皮膚有溫熱感但無疼痛感為宜，以局部潮紅透熱為度。

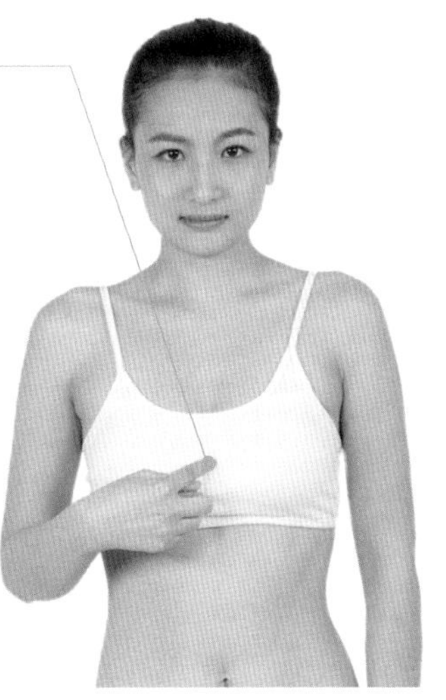

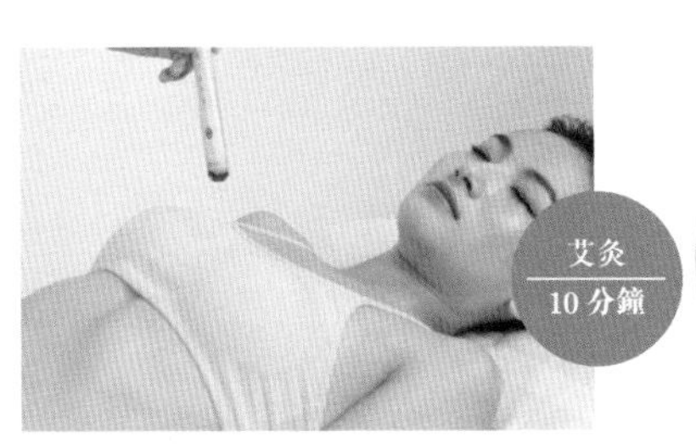

肺俞 解表宣肺、清熱理氣

定位▸ 在背部，當第三胸椎棘突下，旁開 1.5 寸。

艾灸▸ 將燃着的艾灸盒放於肺俞穴上灸治，至患者感覺局部溫熱舒適而不灼燙為宜。

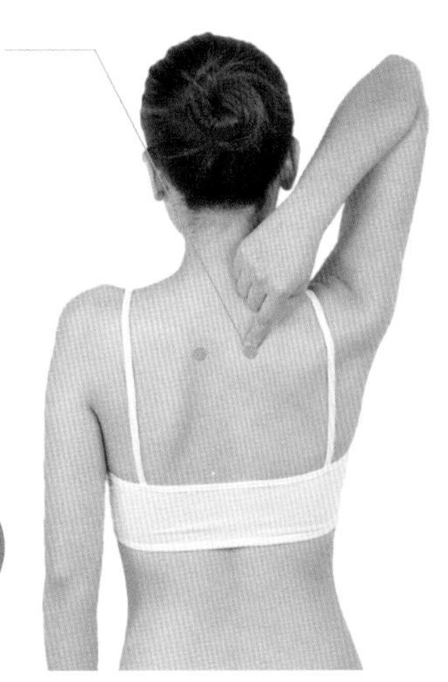

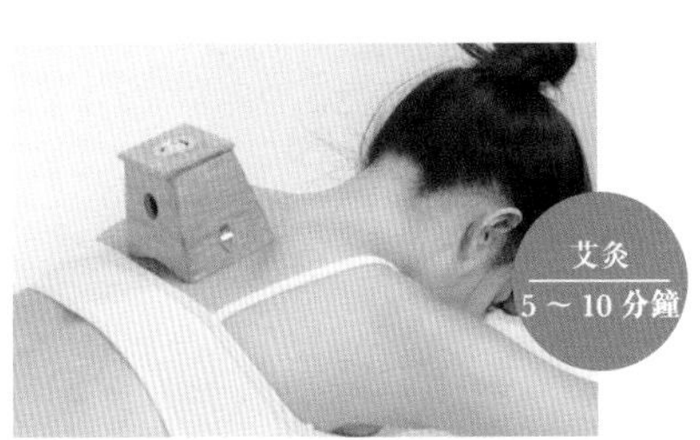

頭痛

頭痛是臨床常見的病症。痛感有輕有重，疼痛時間有長有短，形式也多種多樣。常見的症狀有脹痛、悶痛、撕裂樣痛、針刺樣痛，部份伴有血管搏動感及頭部緊箍感，以及發熱、惡心、嘔吐、頭暈、食慾不振、肢體困重等症狀。頭痛的發病原因繁多，如神經痛、顱內病變、腦血管疾病、五官疾病等均可導致頭痛。

特效穴位 1. 太陽　2. 率谷　3. 天柱
另外再加上灸治風池（見039頁）、合谷（見131頁）效果會更佳。

太陽　清肝明目、通絡止痛

定位▸ 在顳部，當眉梢與目外眥之間，向後約一橫指的凹陷處。

艾灸▸ 用艾條迴旋灸法灸治太陽穴，以皮膚有溫熱感但無疼痛感為宜。對側以同樣的方法操作。

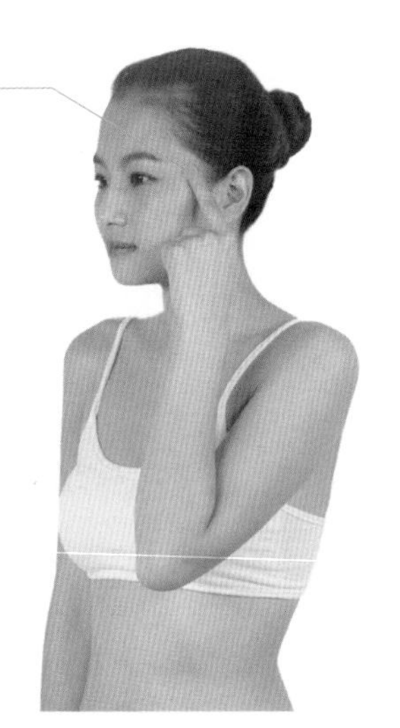

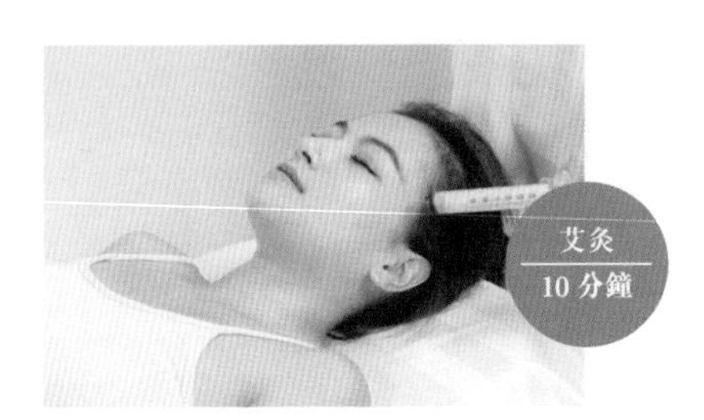

率谷 疏風活絡、鎮驚止痛

定位▸ 在頭部，當耳尖直上入髮際 1.5 寸，角孫直上方。

艾灸▸ 用艾條迴旋灸法灸治率谷穴，熱力要能夠深入體內，直達病所。對側以同樣的方法操作。

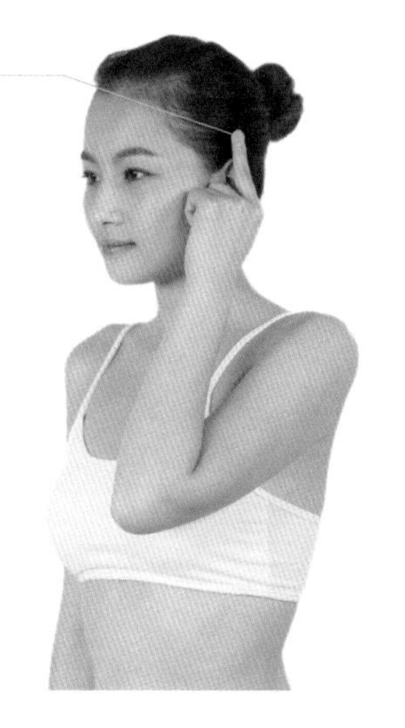

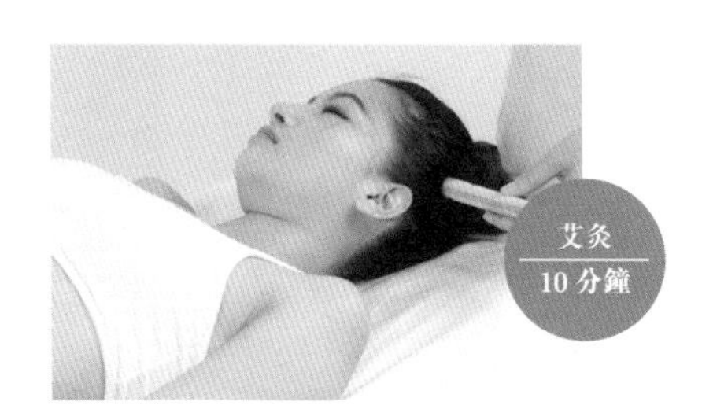

天柱 清頭明目、祛風解表

定位▸ 在項部大筋（斜方肌）外緣之後髮際凹陷中，約當後髮際正中旁開 1.3 寸。

艾灸▸ 用艾條迴旋灸法灸治天柱穴，以施灸部位出現紅暈為度。對側以同樣的方法操作。

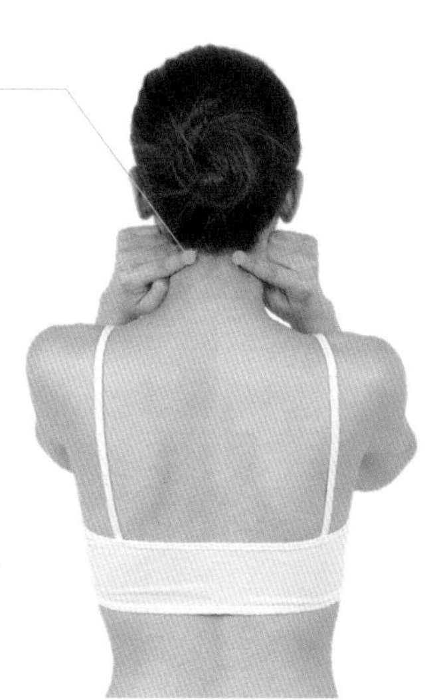

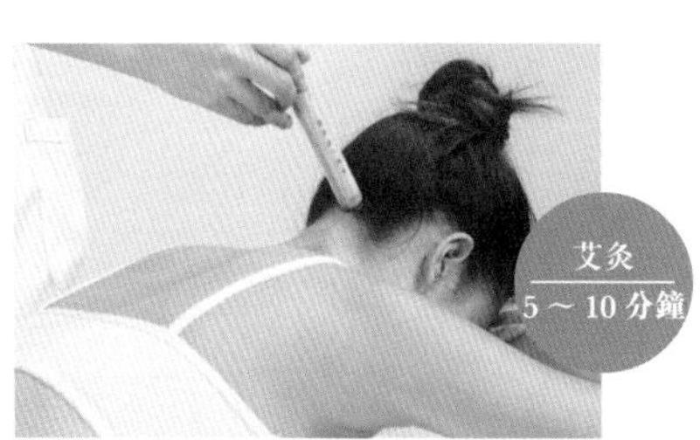

偏頭痛

偏頭痛是臨床最常見的原發性頭痛類型，是一種常見的慢性神經血管性疾患，臨床以發作性中重度搏動樣頭痛為主要表現，頭痛多為偏側，可伴有惡心、嘔吐等症狀，多起病於兒童和青春期，中青年期達發病高峰，常有遺傳背景。另外一些環境和精神因素如緊張、過勞、情緒激動、睡眠過度均可導致偏頭痛。

特效穴位 1. 頭維　2. 風池　3. 至陽
另外再加上灸治肝俞（見 055 頁）效果會更佳。

頭維　活血通絡、祛風止痛

定位▸ 在頭側部，當額角髮際上 0.5 寸，頭正中線旁 4.5 寸。

艾灸▸ 用艾條迴旋灸法來回灸治頭維穴，以皮膚有溫熱感但無疼痛感為宜。對側以同樣的方法操作。

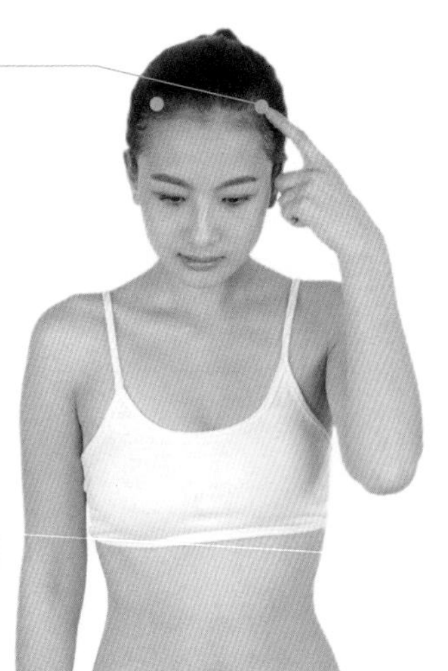

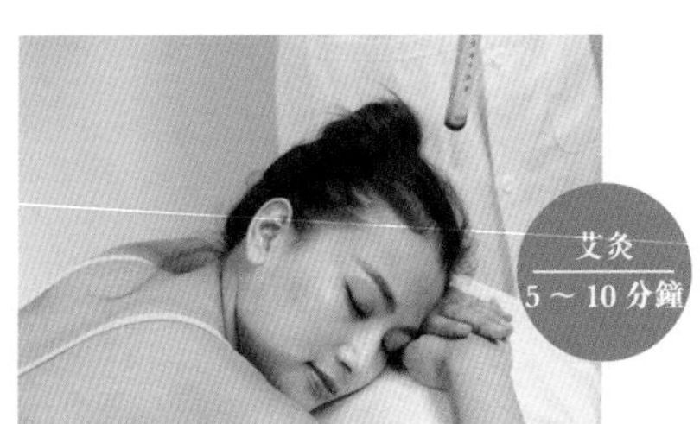

風池 疏風清熱、醒腦開竅

定位▸ 在後頸部，後頭骨下，與耳垂齊平，胸鎖乳突肌與斜方肌上端之間的凹陷處。

艾灸▸ 用艾條迴旋灸法來回灸治風池穴，熱力要能夠深入體內，直達病所。對側以同樣的方法操作。

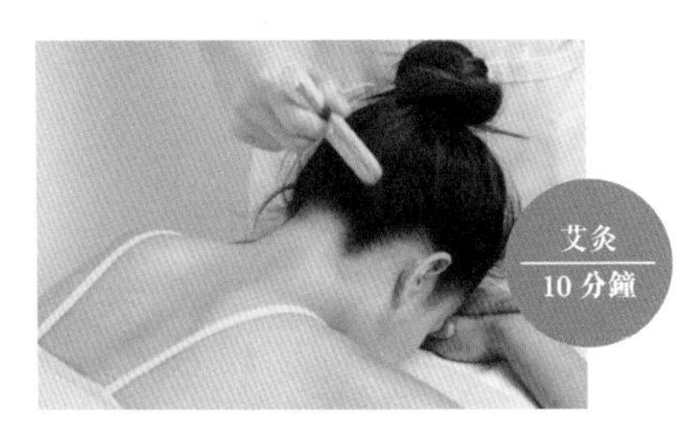

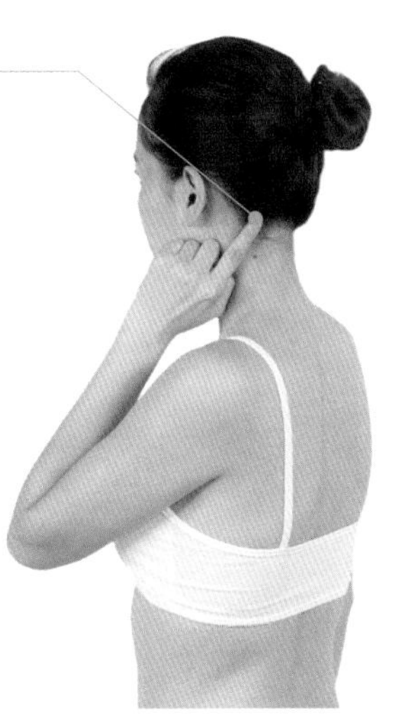

至陽 益氣養血、補虛止痛

定位▸ 在背部，當後正中線上，第七胸椎棘突下凹陷中。

艾灸▸ 將點燃的艾灸盒放於至陽穴上灸治，以受灸者能忍受的最大熱度為佳，注意施灸溫度的調節。

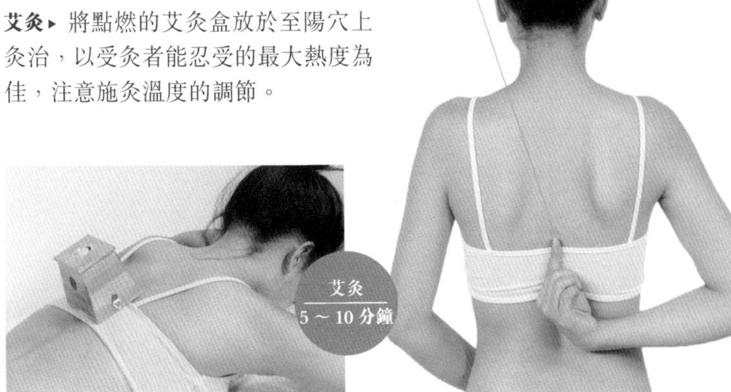

高血壓

高血壓病是一種以動脈血壓升高為主要臨床表現的慢性全身性血管性疾病，血壓高於 140/90 毫米汞柱（18.7/12 千帕）即可診斷為高血壓。本病早期無明顯症狀，部份患者會出現頭暈、頭痛、心悸、失眠、耳鳴、乏力、顏面潮紅或肢體麻木等不適症狀。中醫認為本病多因精神過度緊張、飲酒過度、嗜食肥甘厚味等所致。

特效穴位 **1. 湧泉　2. 太沖　3. 足三里**
另外再加上神闕（見 031 頁）、內關（見 027 頁）效果會更佳。

涌泉 滋陰潛陽、平降肝陽

定位▸ 在足底前部凹陷處，約當足底第二、第三趾趾縫紋頭端與足跟連線的前 1/3 處。

艾灸▸ 用艾條溫和灸法灸治湧泉穴，以皮膚有溫熱感但無疼痛感為宜。對側以同樣的方法操作。

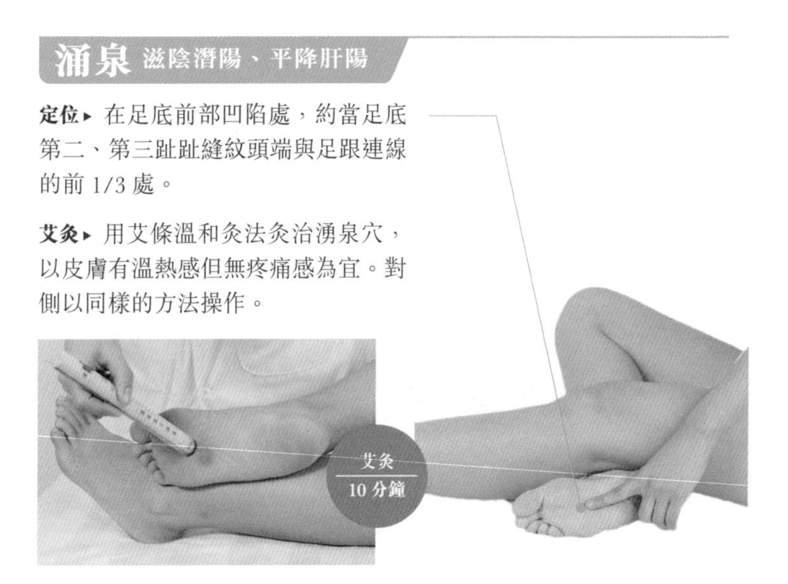

太沖 清肝瀉火、降低血壓

定位▸ 在足背側，當第一跖骨間隙的後方凹陷處。

艾灸▸ 用艾條溫和灸法灸治太沖穴，以出現明顯的循經感傳現象為佳。對側以同樣的方法操作。

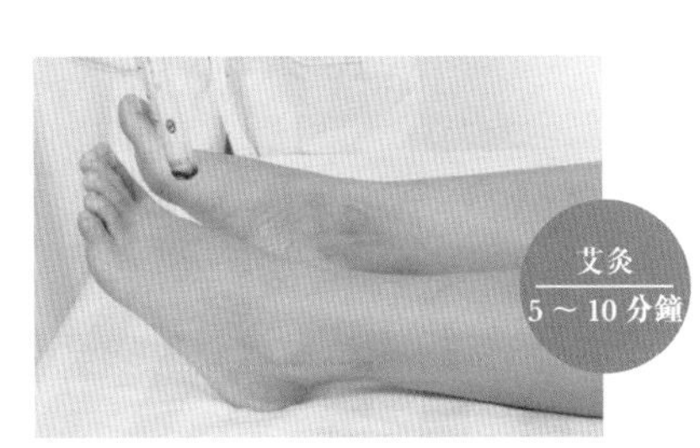

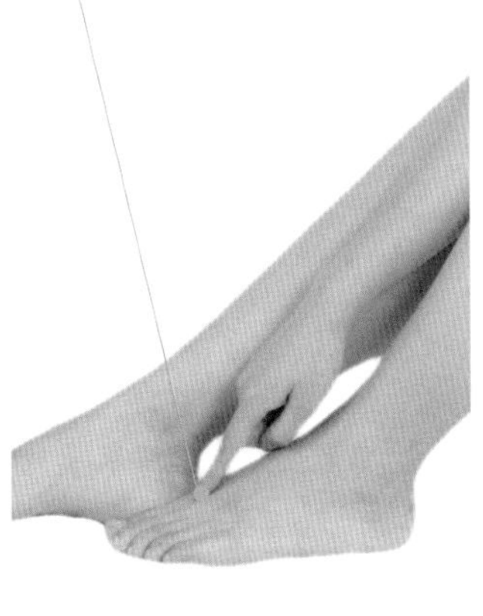

足三里 通經活絡、升降氣機

定位▸ 在小腿前外側，當犢鼻下3寸，距脛骨前緣一橫指（中指）。

艾灸▸ 用艾條懸灸法灸治足三里穴，以施灸部位出現紅暈為度。對側以同樣的方法操作。

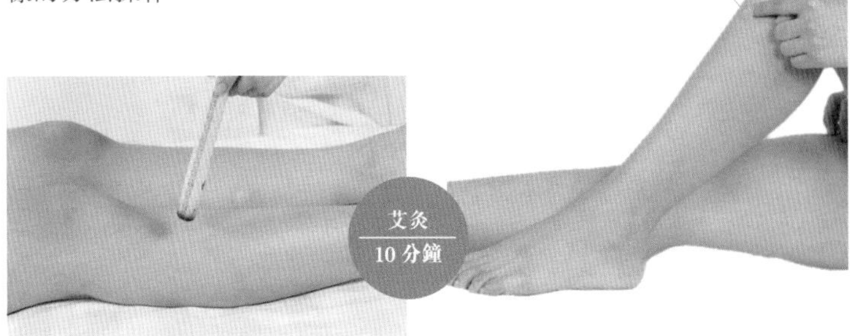

低血壓

低血壓指體循環動脈壓力低於正常狀態而引起的一系列臨床症狀，部份人群無明顯症狀。病情輕微者可有頭暈、頭痛、食慾不振、疲勞、臉色蒼白等；嚴重者會出現直立性眩暈、四肢冰涼、心律失常等症狀。這些症狀主要因血壓下降，血液循環緩慢，影響組織細胞氧氣和營養的供應引起的。西醫診斷低血壓的標準為：血壓值小於 90/60 毫米汞柱（12/8 千帕）。

特效穴位 **1. 氣海　2. 足三里　3. 膈俞**

另外再加上灸治腎俞（見 051 頁）效果會更佳。

氣海　益氣助陽、補氣理氣

定位▸ 在下腹部，前正中線上，當臍中下 1.5 寸。

艾灸▸ 將點燃的艾灸盒放於氣海穴上灸治，以皮膚有溫熱感但無疼痛感為宜，至局部皮膚潮紅透熱為度。

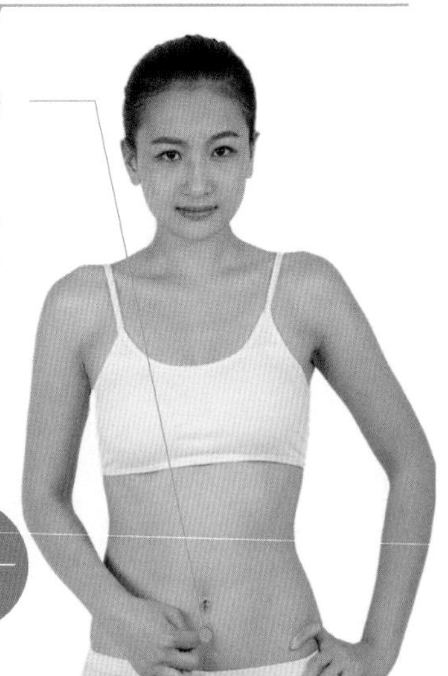

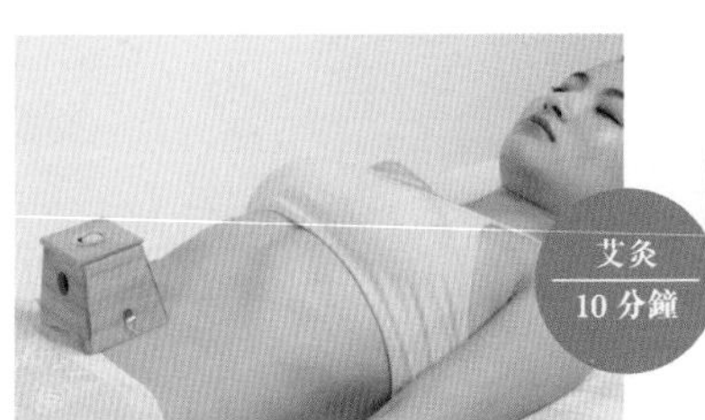

足三里 通經活絡、補中益氣

定位▸ 在小腿前外側，當犢鼻下 3 寸，距脛骨前緣一橫指（中指）。

艾灸▸ 用艾條懸灸法灸治足三里穴，以出現明顯的循經感傳現象為佳。對側以同樣的方法操作。

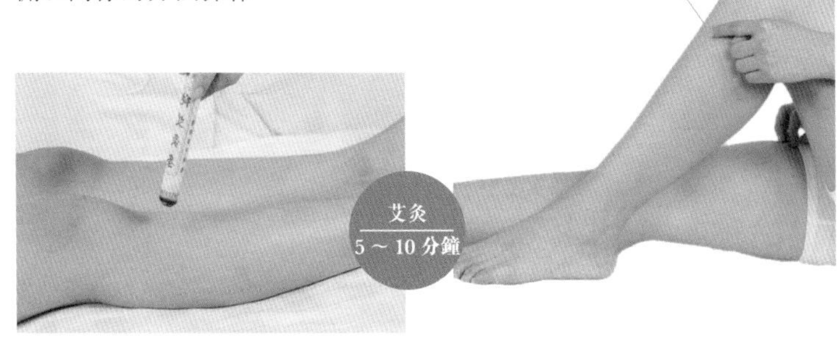

膈俞 養血和營、活血通脈

定位▸ 在背部，當第七胸椎棘突下，旁開 1.5 寸。

艾灸▸ 將點燃的艾灸盒放於膈俞穴上灸治，至患者感覺局部溫熱舒適而不灼燙為宜。

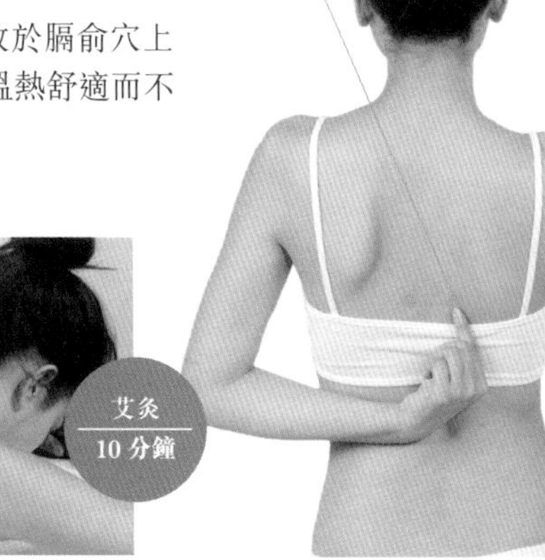

冠心病

冠心病是由冠狀動脈發生粥樣硬化，導致心肌缺血的疾病，是中老年人心血管疾病中最常見的一種。在臨床上冠心病主要特徵為心絞痛、心律不齊、心肌梗死及心力衰竭等，主要症狀有胸骨後疼痛，呈壓榨樣、燒灼樣疼痛等。中醫認為本病的發生主要是因氣滯血瘀所致，與心、肝、脾、腎諸臟功能失調有關。

特效穴位 **1. 通里　2. 膻中　3. 豐隆**
另外再加上灸治心俞（見 047 頁）效果會更佳。

通里 調理心氣、通經活絡

定位▸ 在前臂掌側，當尺側腕屈肌腱的橈側緣，腕橫紋上 1 寸。

艾灸▸ 用艾條迴旋灸法灸治通里穴，以皮膚有溫熱感但無疼痛感為宜。對側以同樣的方法操作。

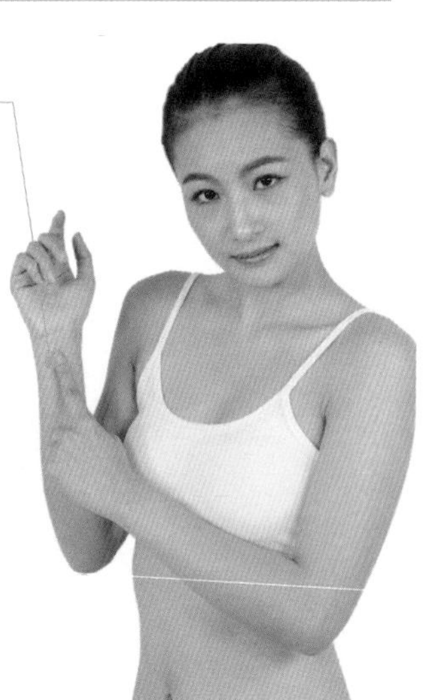

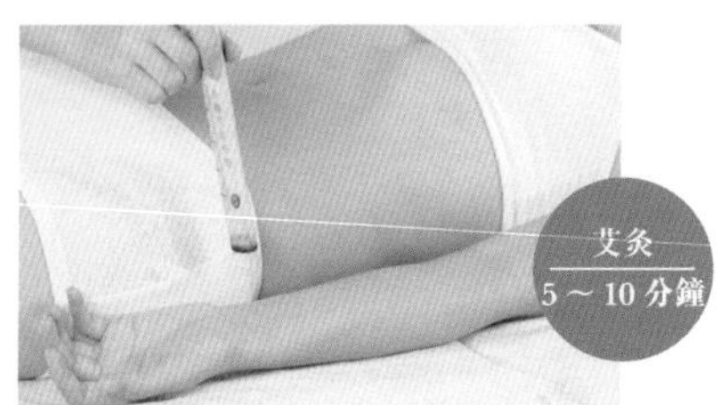

膻中 寬胸理氣、活血化瘀

定位▸ 在胸部，當前正中線上，平第四肋間，兩乳頭連線的中點。

艾灸▸ 用艾條懸灸法灸治膻中穴，以患者感到舒適無灼痛感、皮膚潮紅為度，注意施灸溫度的調節。

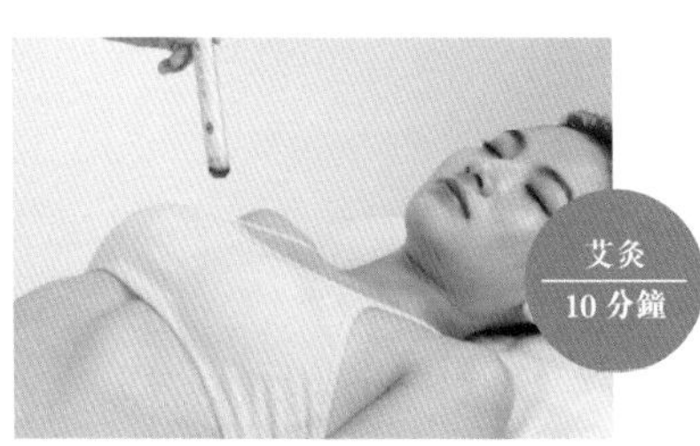

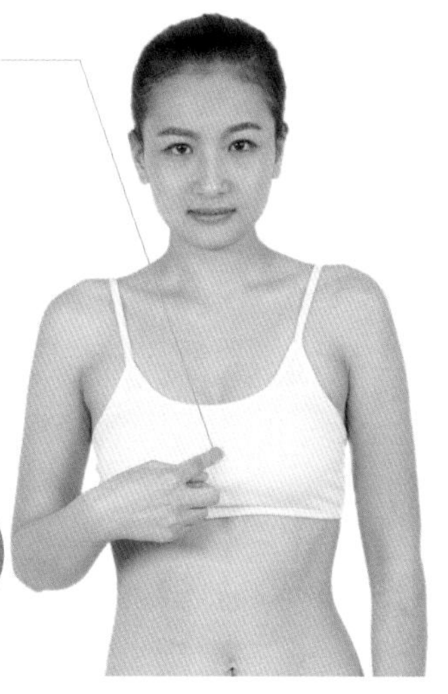

豐隆 健脾祛濕、化痰降逆

定位▸ 在小腿前外側，當外踝尖上 8 寸，條口外，距脛骨前緣二橫指（中指）。

艾灸▸ 用艾條溫和灸法灸治豐隆穴，以出現明顯的循經感傳現象為佳。對側以同樣的方法操作。

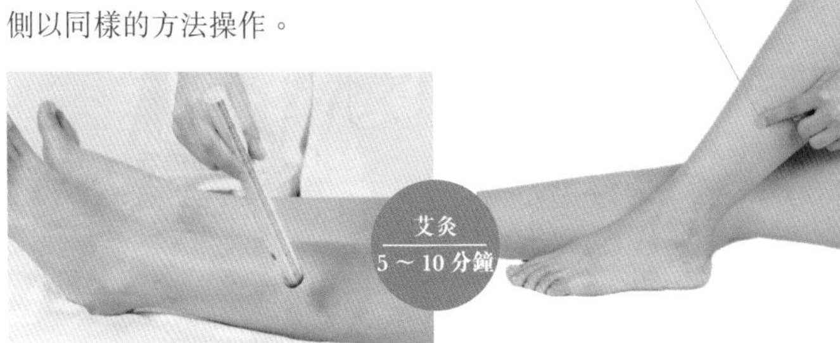

心律失常

心律失常在中醫裏屬於「心悸」的範疇。心悸發生時，患者自覺心跳快而強，並伴有胸痛、胸悶、喘息、頭暈及失眠等症狀。引起心律失常的生理性因素有：運動、情緒激動、吸煙、飲酒、冷熱刺激等，去除誘因後可自行緩解。此外冠心病、高血壓、高血脂、心肌炎等均可引起心律失常，因此要積極治療原發病。

特效穴位 **1. 內關　2. 公孫　3. 心俞**
另外再加上灸治膻中（見 032 頁）、三陰交（見 063 頁）效果會更佳。

內關　寧心安神、理氣鎮痛

定位▸ 在前臂掌側，當曲澤與大陵的連線上，腕橫紋上 2 寸，掌長肌腱與橈側腕屈肌腱之間。

艾灸▸ 用艾條懸灸法灸治內關穴，以皮膚有溫熱感但無疼痛感為宜。對側以同樣的方法操作。

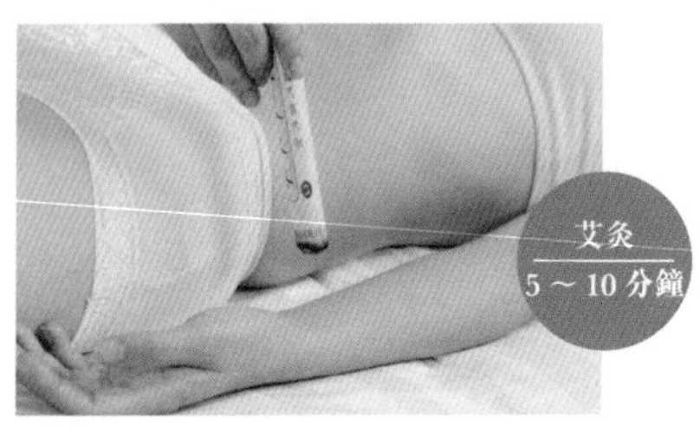

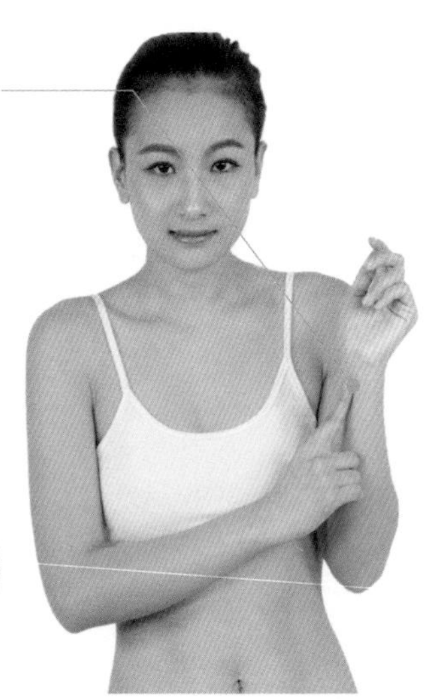

公孫 調沖任、清神志

定位▸ 在足內側緣，第一跖骨基底部的前下方，赤白肉際處。

艾灸▸ 用艾條懸灸法灸治公孫穴，以受灸者能忍受的最大熱度為佳。對側以同樣的方法操作。

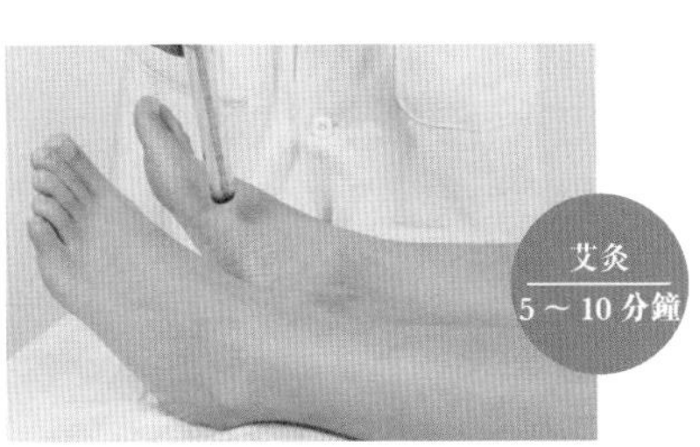

艾灸
5～10 分鐘

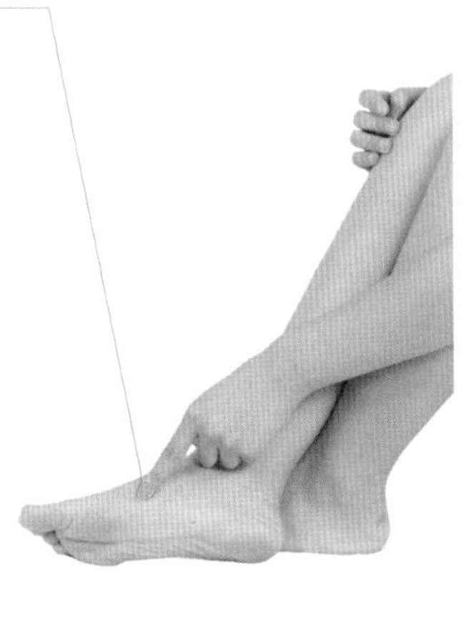

心俞 寧心安神、理氣調血

定位▸ 在背部，當第五胸椎棘突下，旁開 1.5 寸。

艾灸▸ 將點燃的艾灸盒放於心俞穴上灸治，熱力要能夠深入體內，直達病所，以穴位皮膚潮紅為度。

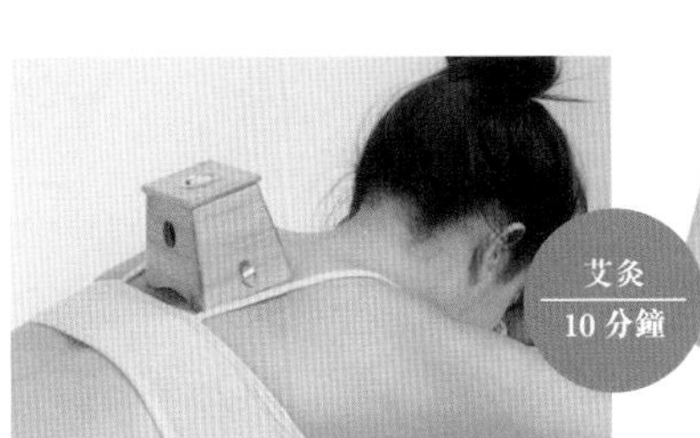

艾灸
10 分鐘

貧血

貧血是指人體外周血紅細胞容量減少，低於正常範圍下限的一種常見的臨床症狀。主要症狀表現為頭昏、耳鳴、失眠、記憶力減退、注意力不集中等，乃是貧血導致神經組織損害的常見症狀。成年男性血紅蛋白 <120 克 / 升，成年女性（非妊娠）血紅蛋白 <110 克 / 升，孕婦血紅蛋白 <100 克 / 升，均可診斷為貧血。

特效穴位　**1. 氣海　2. 血海　3. 足三里**
另外再加上灸治關元（見 025 頁）、三陰交（見 063 頁）效果會更佳。

氣海　益氣助陽、補氣理氣

定位▸ 在下腹部，前正中線上，當臍中下 1.5 寸。

艾灸▸ 將點燃的艾灸盒放於氣海穴上灸治，以皮膚有溫熱感但無疼痛感為宜，至局部皮膚潮紅透熱為度。

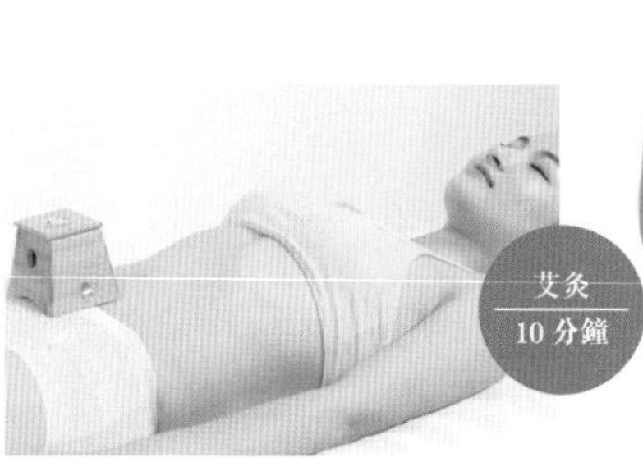

艾灸
10 分鐘

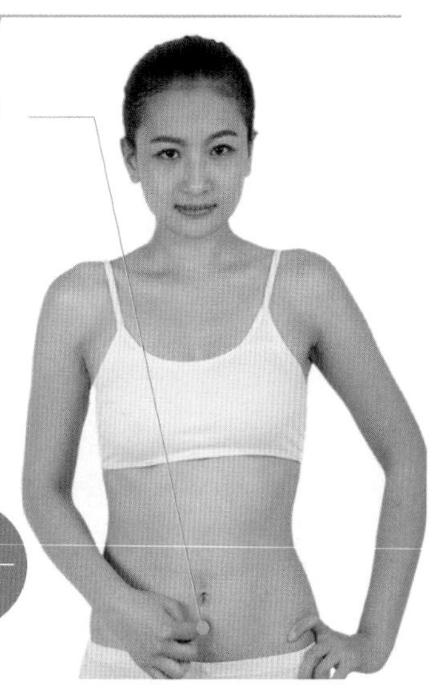

血海 調經統血、健脾化濕

定位▸ 屈膝，在大腿內側，髕底內側端上 2 寸，當股四頭肌內側頭的隆起處。

艾灸▸ 用艾條懸灸法灸治血海穴，以皮膚有溫熱感但無疼痛感為宜。對側以同樣的方法操作。

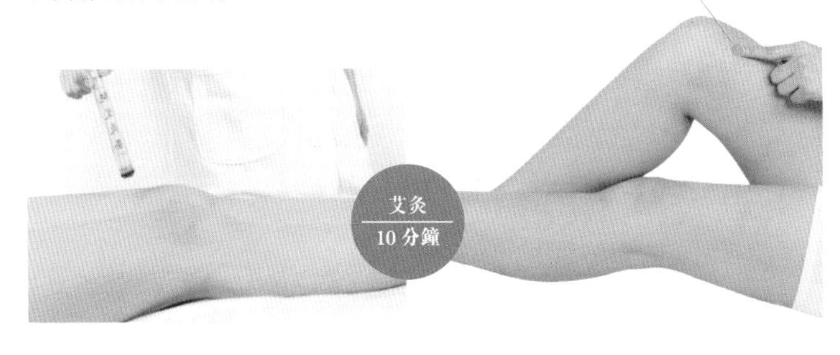

足三里 調氣血、補虛乏

定位▸ 在小腿前外側，當犢鼻下 3 寸，距脛骨前緣一橫指（中指）。

艾灸▸ 用艾條懸灸法灸治足三里穴，以出現明顯的循經感傳現象為佳。對側以同樣的方法操作。

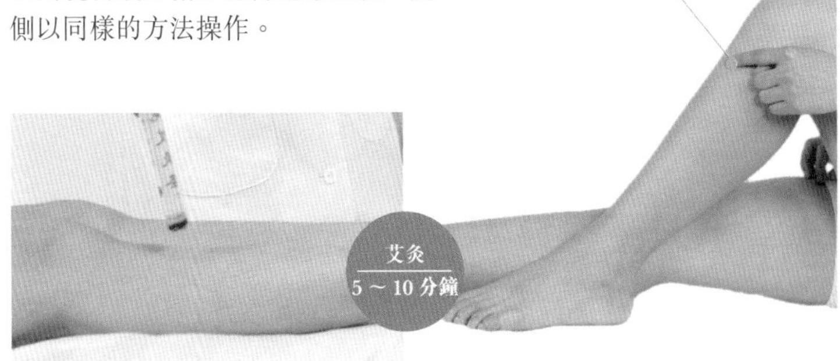

血栓閉塞性脈管炎

血栓閉塞性脈管炎是一種慢性、持續性、進行性的血管節段性炎症，是指血管炎症病變處形成血栓，導致血管腔閉塞的病症。病變主要累及於四肢遠端的中、小動脈及靜脈，以下肢病變最為常見，臨床表現為患肢缺血、皮膚點片狀、足趾麻木、有灼熱及針刺樣疼痛、小腿肌肉疼痛，嚴重者有肢端潰瘍和壞死。

特效穴位 **1. 沖陽 2. 八風 3. 腎俞**
另外再加上灸治關元（見 025 頁）、足三里（見 017 頁）效果會更佳。

沖陽 通行氣血、化瘀止痛

定位▸ 在足背最高處，當拇長伸肌腱與趾長伸肌腱之間，足背動脈搏動處。

艾灸▸ 用艾條迴旋灸法灸治沖陽穴，以皮膚有溫熱感但無疼痛感為宜。對側以同樣的方法操作。

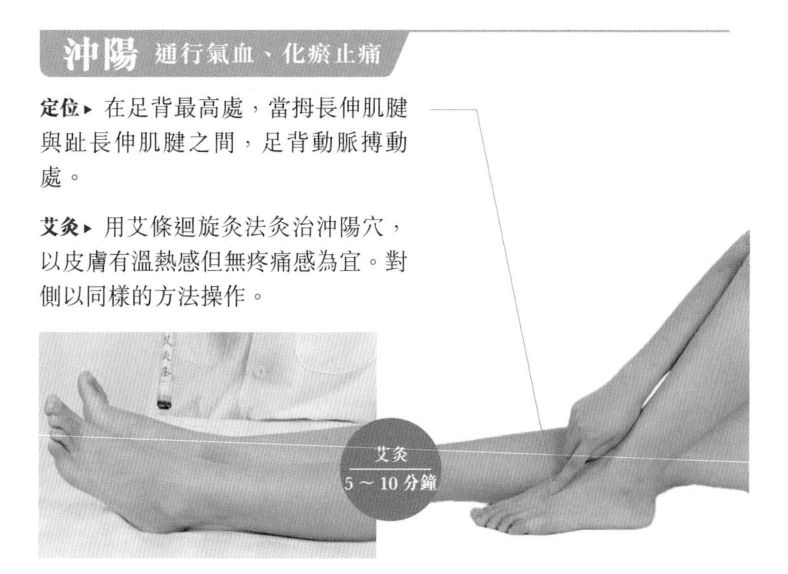

八風 活血通絡、清熱解毒

定位▸ 在足背側，第一至第五趾間，趾蹼緣後方赤白肉際處，一側四穴，左右共八穴。

艾灸▸ 用艾條迴旋灸法灸治八風穴，熱力要能夠深入體內，直達病所。對側以同樣的方法操作。

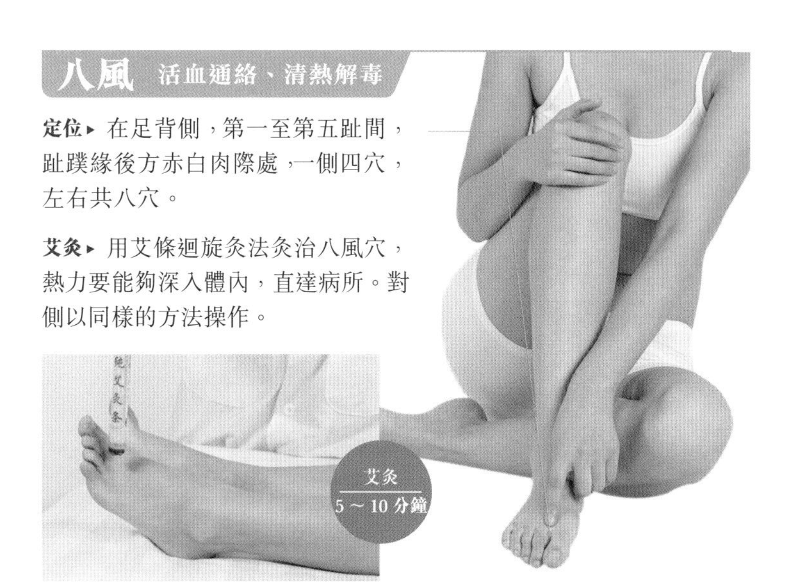

腎俞 益腎助陽、強腰利水

定位▸ 在腰部，當第二腰椎棘突下，旁開 1.5 寸。

艾灸▸ 將點燃的艾灸盒放於腎俞穴上灸治，以皮膚有溫熱感但無疼痛感為宜，至局部皮膚潮紅透熱為度。

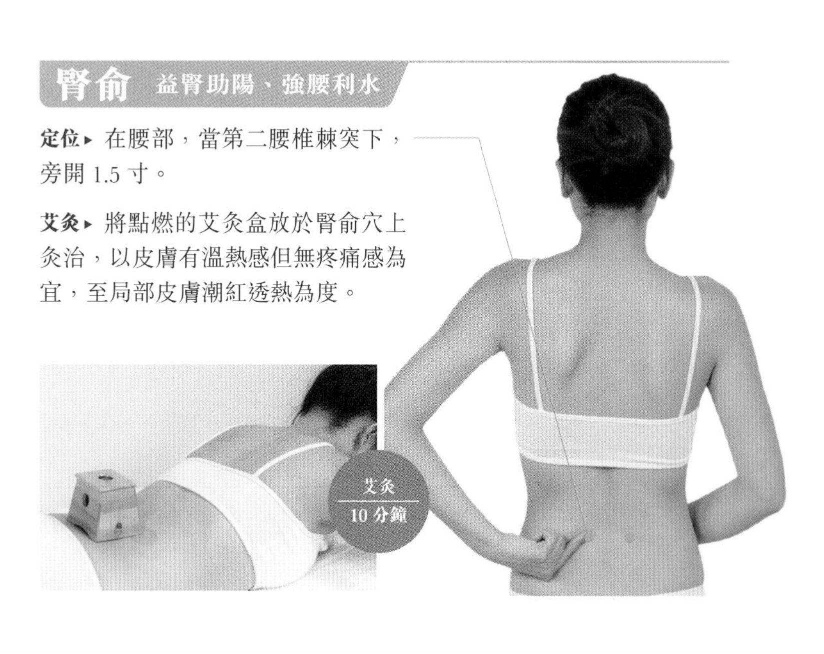

腦卒中後遺症

腦卒中（又稱中風）是以突然口眼歪斜、言語含糊不利、肢體出現運動障礙、半身不遂、不省人事為特徵的一類疾病。中醫認為本病多因平素氣血虛衰，在心、肝、腎三經陰陽失調的情況下，情志鬱結，起居失宜所致。臨床實踐證明：中醫經絡穴位療法對腦卒中後遺症患者有很好的療效，可有效改善口眼歪斜、偏癱等症狀。

特效穴位　**1. 神闕　2. 足三里　3. 風門**

另外再加上灸治關元（見025頁）、風池（見039頁）效果會更佳。

神闕　溫腎壯陽、回陽固脫

定位▸ 在腹中部，臍中央。

艾灸▸ 將點燃的艾灸盒放於神闕穴上灸治，以皮膚有溫熱感為宜，至局部皮膚潮紅透熱為度。

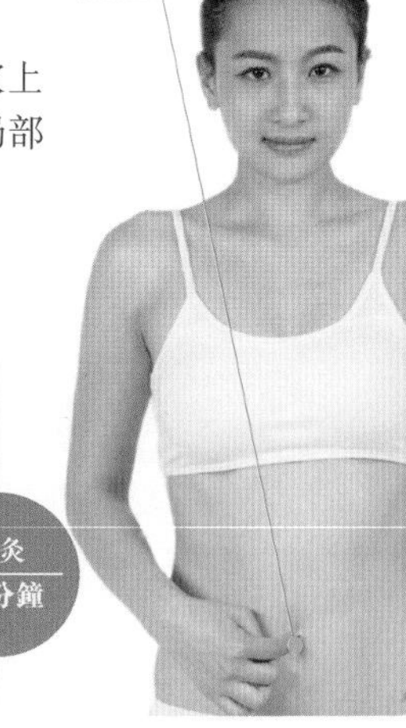

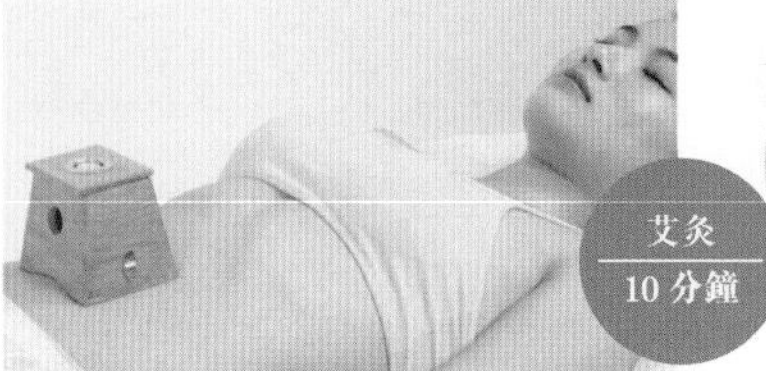

艾灸
10分鐘

足三里 扶正培元、通經活絡

定位▸ 在小腿前外側，當犢鼻下 3 寸，距脛骨前緣一橫指（中指）。

艾灸▸ 用艾條懸灸法灸治足三里穴，以出現明顯的循經感傳現象為佳。對側以同樣的方法操作。

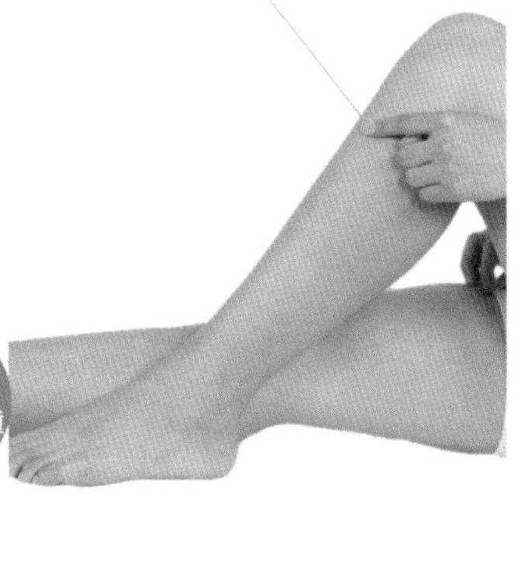

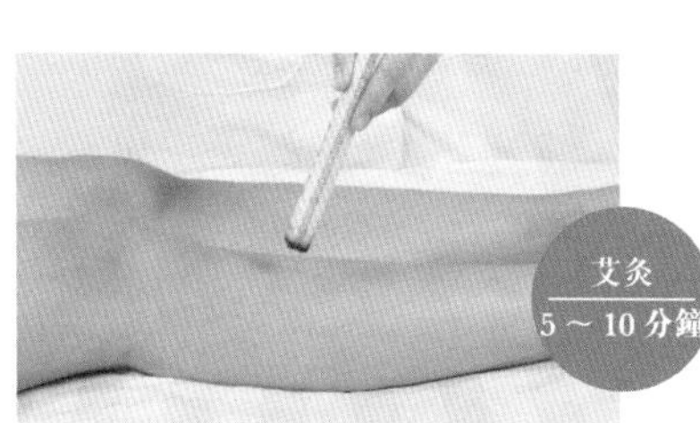

風門 宣通肺氣、調理氣機

定位▸ 在背部，當第二胸椎棘突下，旁開 1.5 寸。

艾灸▸ 將點燃的艾灸盒放於風門穴上灸治，以皮膚有溫熱感為宜，至局部皮膚潮紅透熱為度。

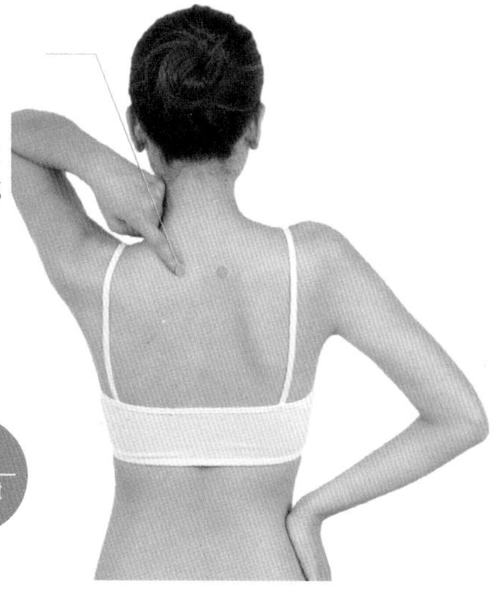

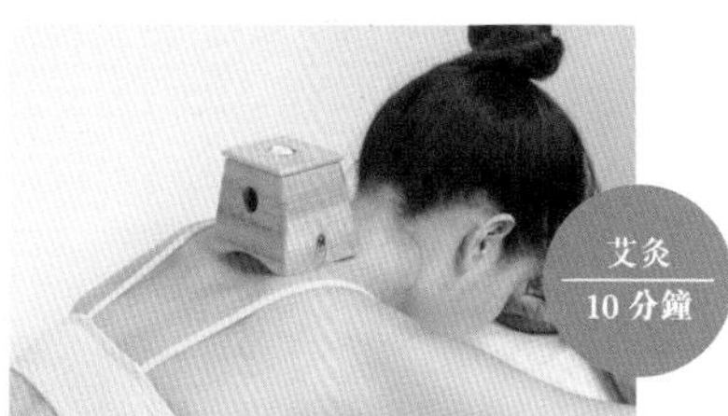

失眠

失眠是指無法入睡或無法保持睡眠狀態，即睡眠失常。失眠雖不屬於危重疾病，但影響人們的日常生活。睡眠不足會導致狀態不佳，生理節奏被打亂，繼之引起人的疲勞感，導致全身不適、無精打采、反應遲緩、頭痛、記憶力減退等。患有失眠最直接的影響是精神方面的，嚴重者會導致精神分裂。

特效穴位 1. 百會 2. 肝俞 3. 膽俞

另外再加上灸治脾俞（見 085 頁）、心俞（見 047 頁）效果會更佳。

百會 熄風醒腦、安神定志

定位▸ 在頭部，當前髮際正中直上 5 寸，或兩耳尖連線的中點處。

艾灸▸ 用艾條迴旋灸法灸治百會穴，以局部透熱為度，艾灸時可用手按住頭髮，以防艾火燒到頭髮。

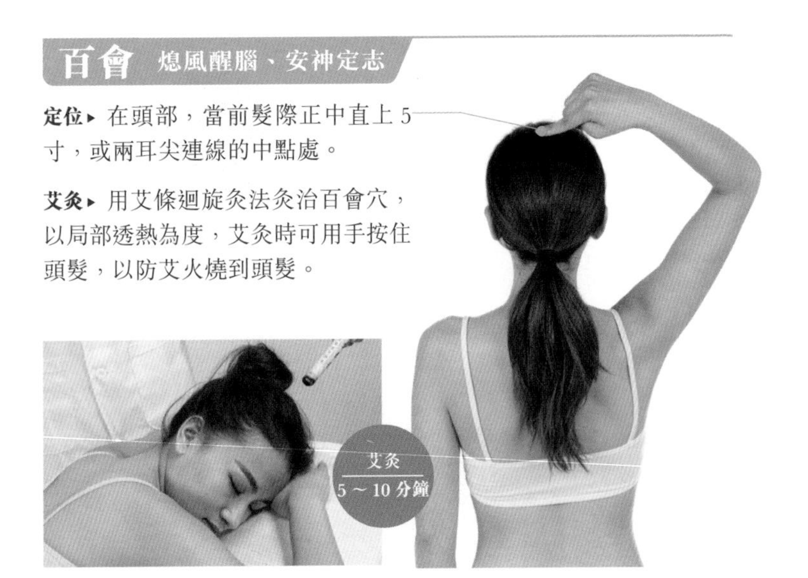

肝俞 平肝降火、解鬱安神

定位▸ 在背部，當第九胸椎棘突下，旁開 1.5 寸。

艾灸▸ 將點燃的艾灸盒放於肝俞穴上灸治，以皮膚有溫熱感為宜，至局部皮膚潮紅透熱為度。

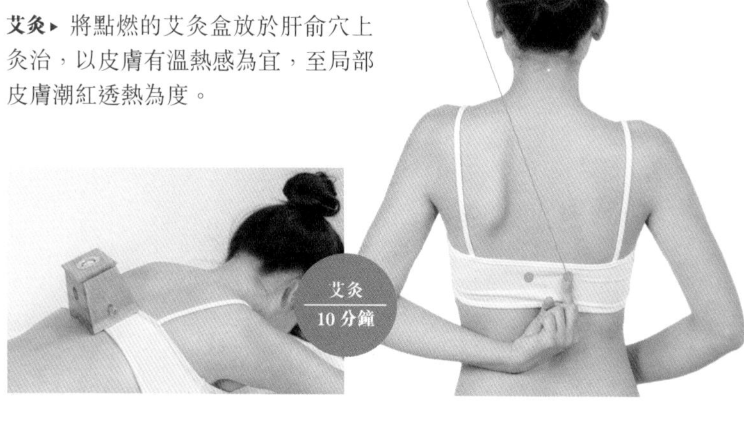

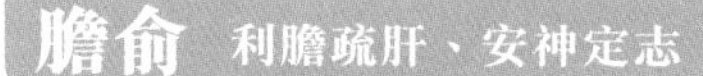

膽俞 利膽疏肝、安神定志

定位▸ 在背部，當第十胸椎棘突下，旁開 1.5 寸。

艾灸▸ 將點燃的艾灸盒放於膽俞穴上灸治，以受灸者能忍受的最大熱度為佳，注意不可灼傷皮膚。

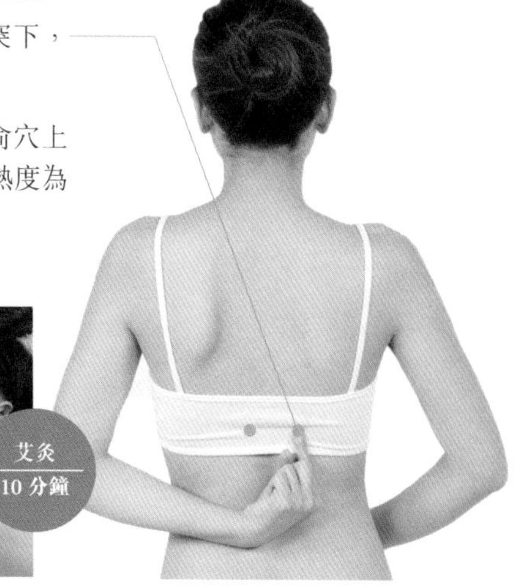

眩暈

眩暈與頭暈有所相似，但本質不同。眩暈分為周圍性眩暈和中樞性眩暈。中樞性眩暈是由腦組織、腦神經疾病引起，如高血壓、動脈硬化等腦血管疾病。周圍性眩暈發作時多伴有耳聾、耳鳴、惡心、嘔吐、出冷汗等植物神經系統症狀。如不及時治療容易引起癡呆、腦血栓、腦出血、腦卒中偏癱，甚至猝死等情況。

特效穴位 **1. 百會　2. 風池　3. 神闕**
另外再加上灸治足三里（見 017 頁）、豐隆（見 021 頁）效果會更佳。

百會　熄風醒腦、安神定志

定位▸ 在頭部，當前髮際正中直上 5 寸，或兩耳尖連線的中點處。

艾灸▸ 用艾條迴旋灸法灸治百會穴，以局部透熱為度，艾灸時可用手按住頭髮，以防艾火燒到頭髮。

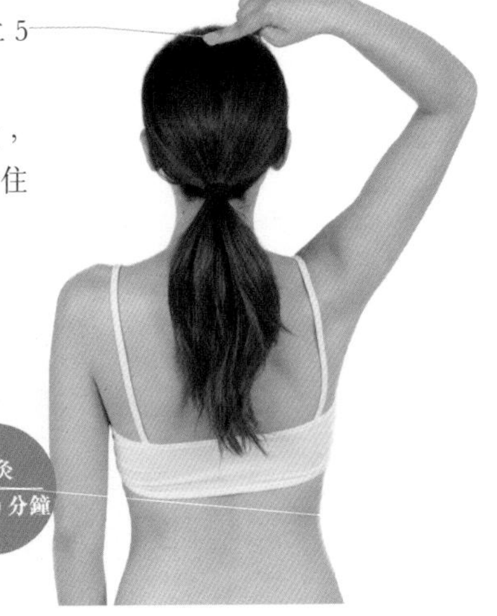

風池 平肝熄風、醒腦開竅

定位▸ 在項部，當枕骨之下，與風府相平，胸鎖乳突肌與斜方肌上端之間的凹陷處。

艾灸▸ 用艾條迴旋灸法來回灸治風池穴，以皮膚有溫熱感為宜，至局部皮膚潮紅透熱為度。

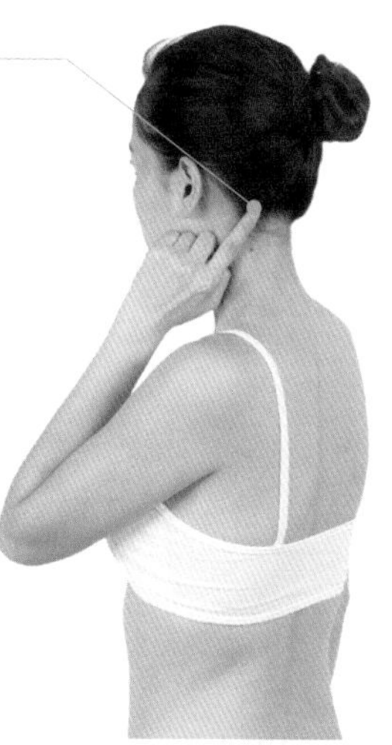

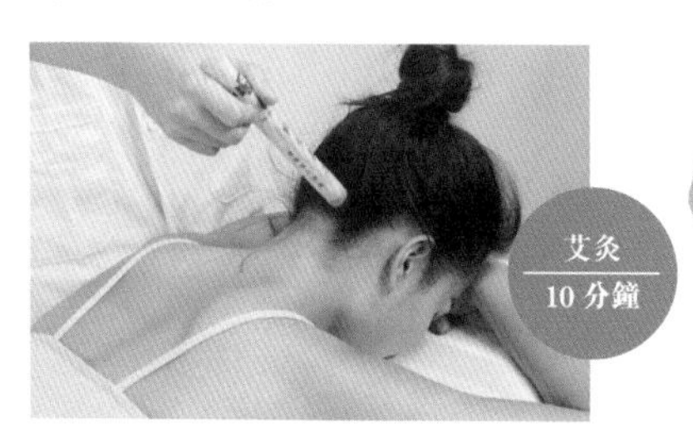

神闕 調理脾胃、補益氣血

定位▸ 在腹中部，臍中央。

艾灸▸ 將點燃的艾灸盒放於神闕穴上灸治，以患者感到舒適無灼痛感、皮膚潮紅為度。

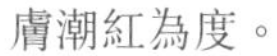

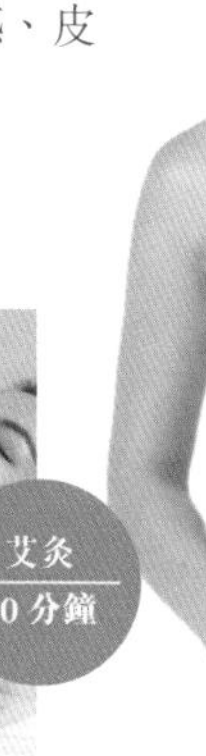

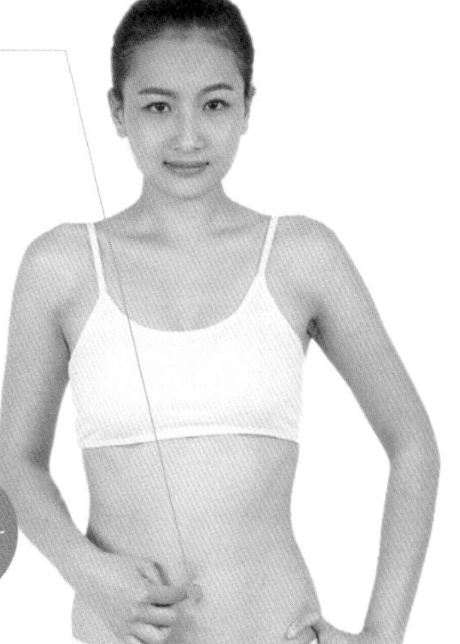

三叉神經痛

三叉神經痛是最常見的腦神經疾病，多發生於中老年人，右側頭面部多於左側。主要特點是發病驟發、驟停，呈刀割樣、燒灼樣、頑固性、難以忍受的劇烈性疼痛。說話、洗臉、刷牙、微風拂面，甚至走路時都會導致陣發性劇烈疼痛。疼痛歷時數秒或數分鐘，疼痛呈週期性發作，發作間歇期同常人一樣。

特效穴位 1. 陽白 2. 頰車 3. 翳風
另外再加上灸治曲池（見 018 頁）、血海（見 049 頁）效果會更佳。

陽白 疏通面部經絡

定位▸ 在前額部，當瞳孔直上，眉上 1 寸。

艾灸▸ 用艾條迴旋灸法灸治陽白穴，以皮膚有溫熱感為宜。對側以同樣的方法操作。

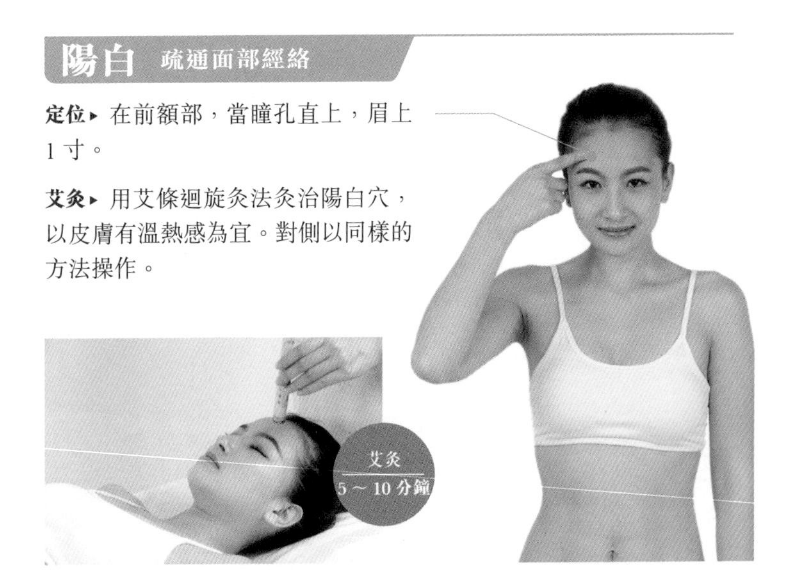

頰車 活絡止痛、祛風清熱

定位▸ 在面頰部，下頜角前上方約一橫指（中指），當咀嚼時咬肌隆起，按之凹陷處。

艾灸▸ 用艾條迴旋灸法灸治頰車穴，以出現明顯的循經感傳現象為佳。對側以同樣的方法操作。

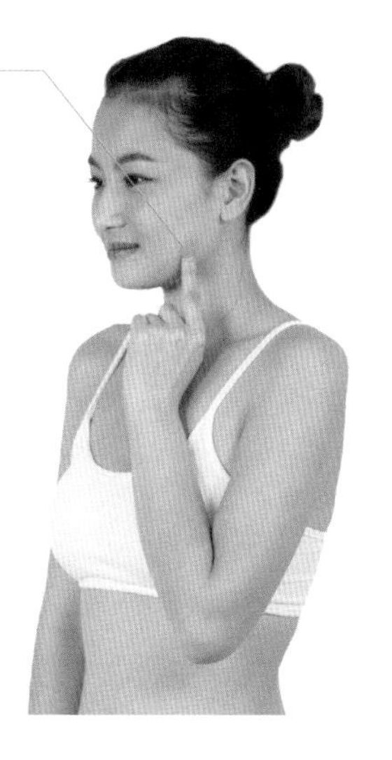

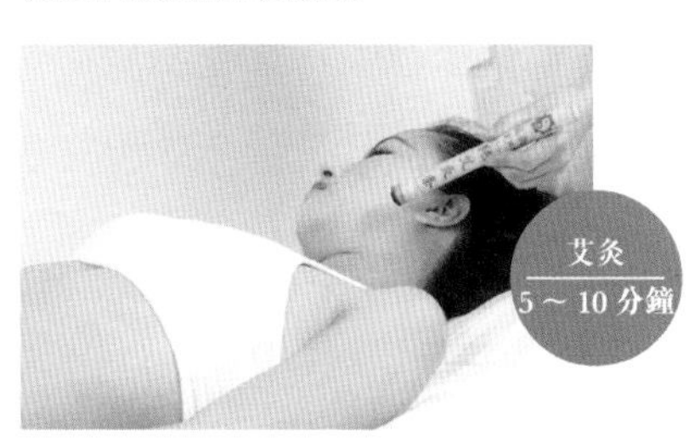

翳風 散內洩熱、通絡止痛

定位▸ 在耳垂後方，當乳突與下頜角之間的凹陷處。

艾灸▸ 用艾條懸灸法灸治翳風穴，熱力要能夠深入體內，直達病所。對側以同樣的方法操作。

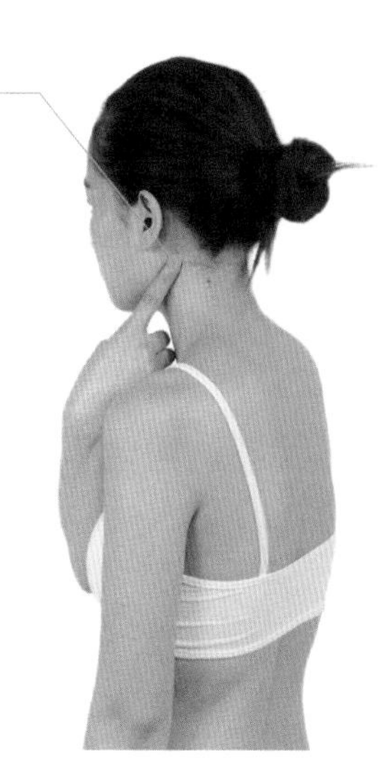

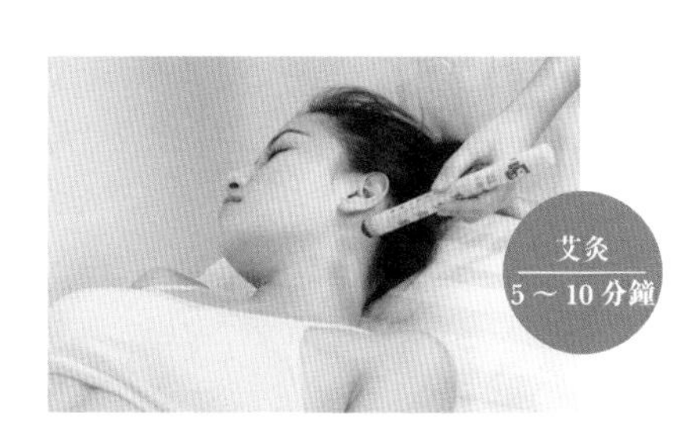

面肌痙攣

面肌痙攣又稱面肌抽搐，表現為一側面部肌肉不自主地抽搐。抽搐呈陣發性且不規則，程度不等，可因疲倦、長期精神緊張、精神壓力及自主運動等因素而加重，通常局限於眼瞼部或頰部、口角，嚴重者可涉及整個側面部。本病多在中年後發生，常見於女性。

特效穴位 1. 顴髎　2. 下關　3. 翳風
另外再加上灸治合谷（見 131 頁）、血海（見 049 頁）效果會更佳。

顴髎 消熱消腫、祛風鎮痙

定位▸ 在面部，當目外眥直下，顴骨下緣凹陷處。

艾灸▸ 用艾條迴旋灸法灸治顴髎穴，以皮膚有溫熱感為宜。對側以同樣的方法操作。

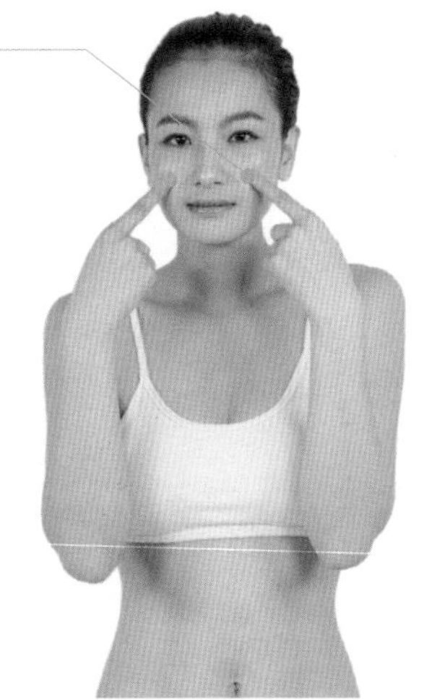

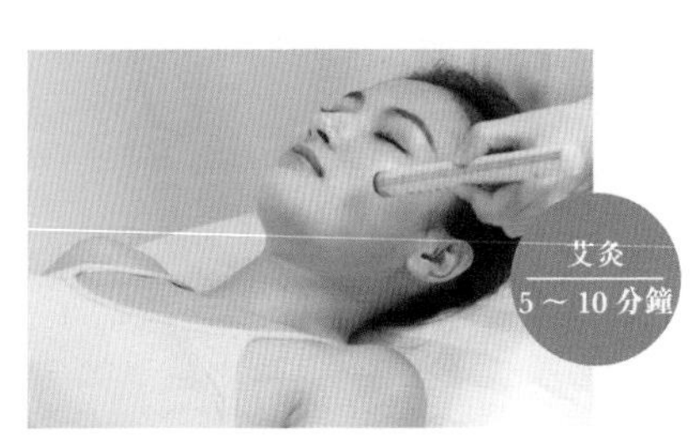

下關 消腫止痛、疏通經絡

定位▸ 在面部耳前方，當顴弓與下頜切跡所形成的凹陷中。

艾灸▸ 用艾條迴旋灸法灸治下關穴，以皮膚有溫熱感為宜。對側以同樣的方法操作。

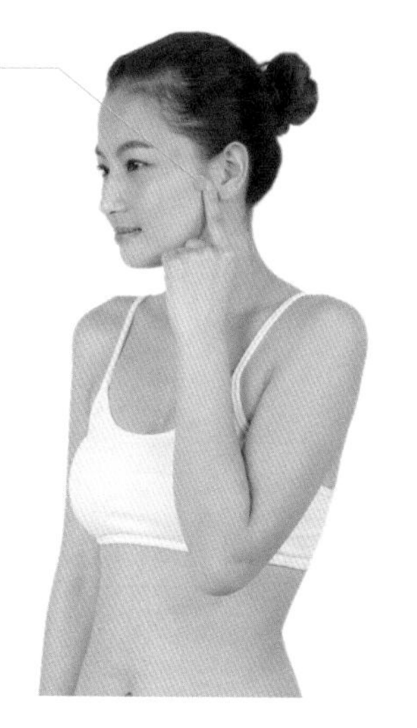

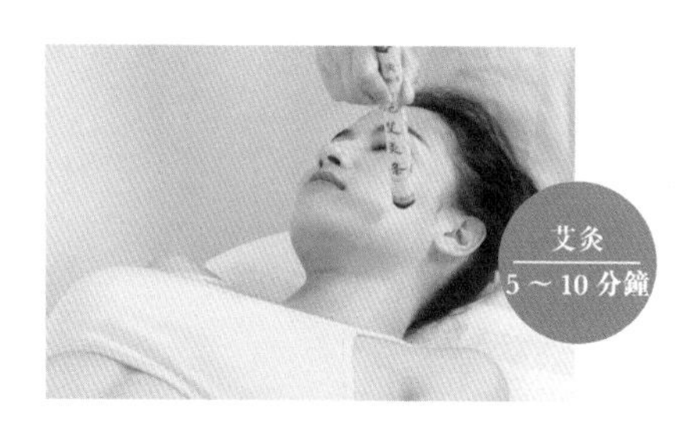

翳風 散內洩熱、疏通經絡

定位▸ 在耳垂後方，當乳突與下頜角之間的凹陷處。

艾灸▸ 用艾條懸灸法灸治翳風穴，以出現明顯的循經感傳現象為佳。對側以同樣的方法操作。

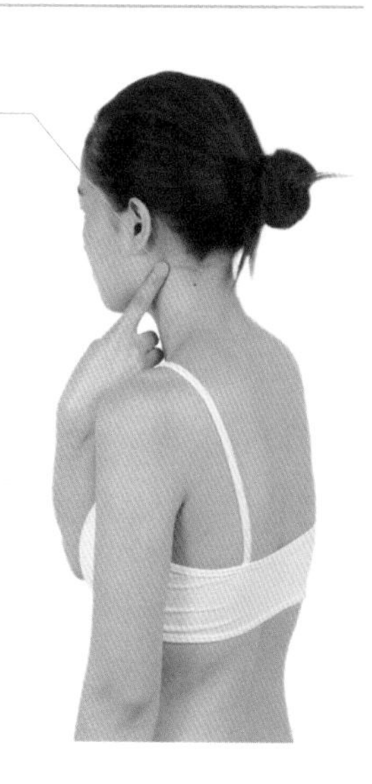

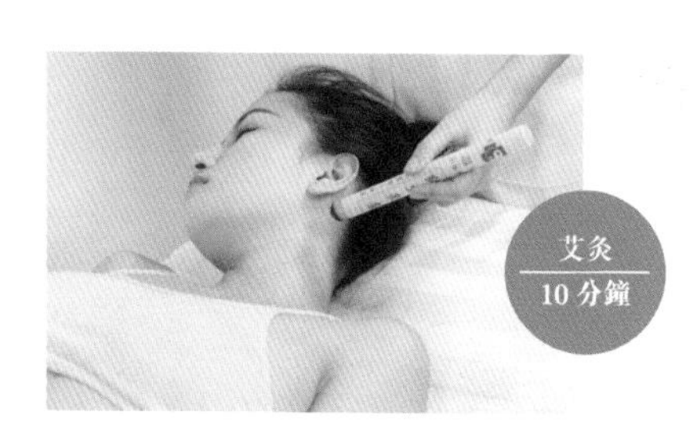

肋間神經痛

肋間神經痛是指一根或數根肋間神經分佈區域發生經常性疼痛，有時是被呼吸動作所激發，咳嗽、打噴嚏時疼痛加重，疼痛劇烈時可放射至同側的肩部或背部，有時呈帶狀分佈。帶狀皰疹性肋間神經痛，通常在相應肋間可見皰疹，疼痛可出現在皰疹出現之前，消退之後仍可存在相當長的時間。

特效穴位 1. 肝俞 2. 三陰交 3. 太沖
另外再加上灸治膽俞（見 055 頁）、膻中（見 032 頁）效果會更佳。

肝俞 疏肝利膽、行氣止痛

定位▸ 在背部，當第九胸椎棘突下，旁開 1.5 寸。

艾灸▸ 將點燃的艾灸盒放於肝俞穴上灸治，以皮膚有溫熱感為宜，至局部皮膚潮紅透熱為度。

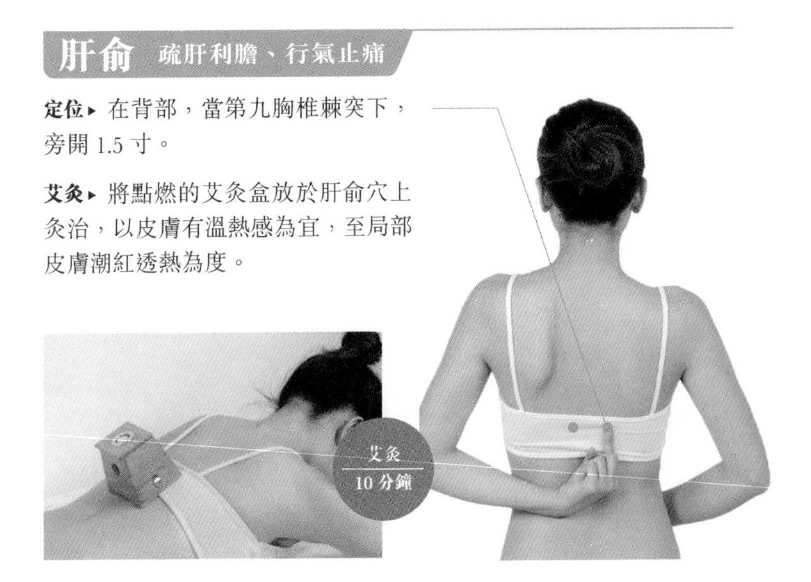

三陰交 清熱利濕、兼調肝腎

定位▸ 在小腿內側，當足內踝尖上 3 寸，脛骨內側緣後方。

艾灸▸ 用艾條溫和灸法灸治三陰交穴，以皮膚有溫熱感為宜。對側以同樣的方法操作。

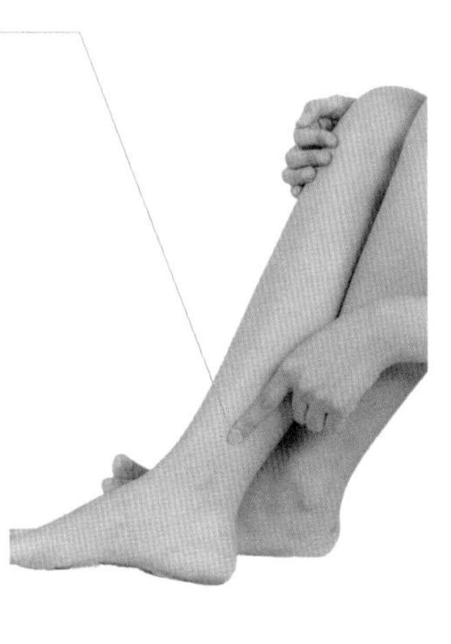

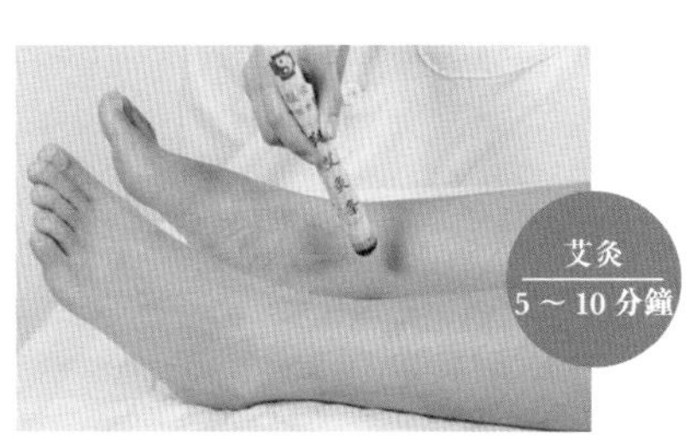

艾灸
5～10 分鐘

太沖 疏肝理氣止痛

定位▸ 在足背側，當第一跖骨間隙的後方凹陷處。

艾灸▸ 用艾條溫和灸法灸治太沖穴，以施灸部位出現紅暈為度。對側以同樣的方法操作。

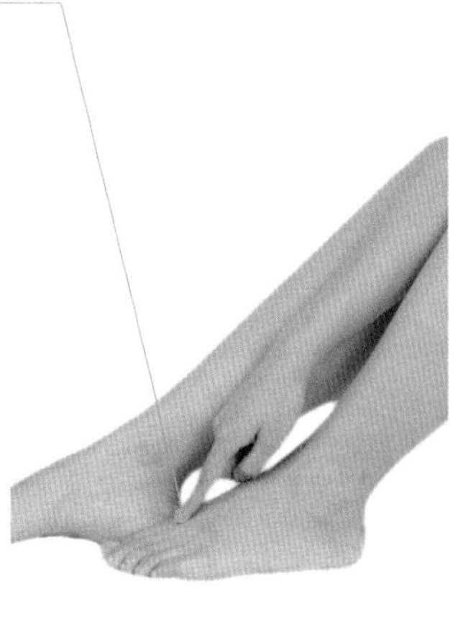

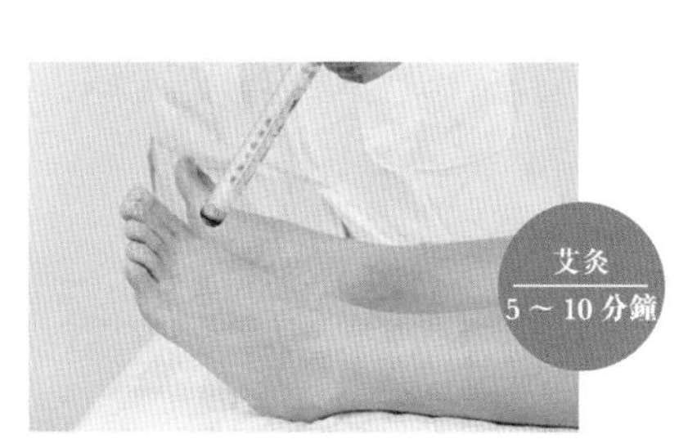

艾灸
5～10 分鐘

神經衰弱

神經衰弱是指由於長期情緒緊張及精神壓力大，從而使精神活動能力減弱而導致的功能障礙性病症。其主要特徵是精神易興奮，腦力易疲勞，記憶力減退等，伴有各種軀體不適症狀。本病如處理不當可遷延達數年。但經精神科或心理科醫生積極、及時地治療可緩解或治癒，癒後一般效果良好。

特效穴位 1. 百會　2. 神門　3. 內關
另外再加上灸治三陰交（見 063 頁）效果會更佳。

百會 安神定志、清利頭目

定位▸ 在頭部，當前髮際正中直上 5 寸，或兩耳尖連線的中點處。

艾灸▸ 用艾條迴旋灸法灸治百會穴，以局部透熱為度，艾灸時可用手按住頭髮，以防艾火燒到頭髮。

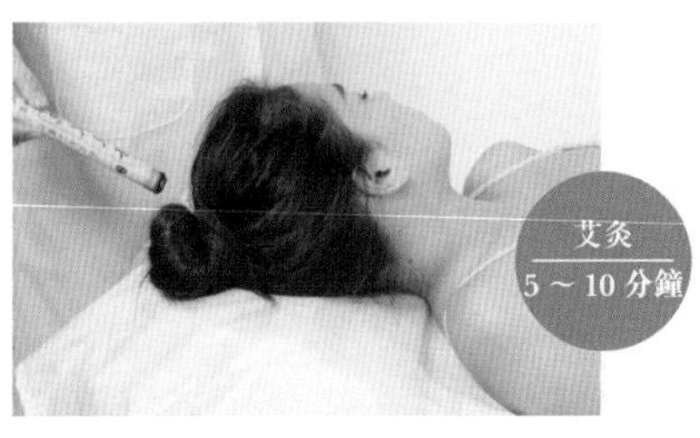

艾灸
5 ~ 10 分鐘

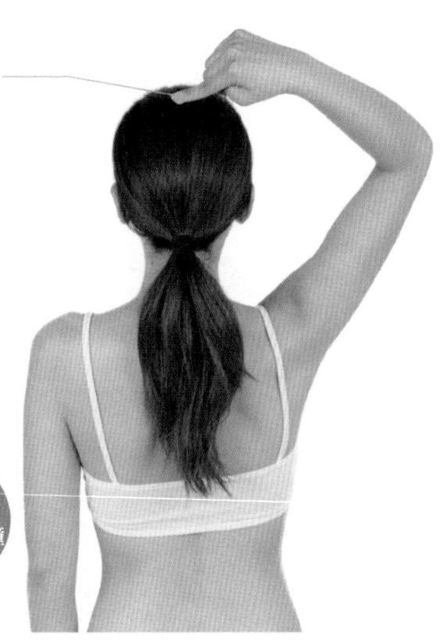

神門 寧心安神、活血通絡

定位▸ 在腕部，腕掌側橫紋尺側端，尺側腕屈肌腱的橈側凹陷處。

艾灸▸ 用艾條迴旋灸法灸治神門穴，以皮膚有溫熱感為宜。對側以同樣的方法操作。

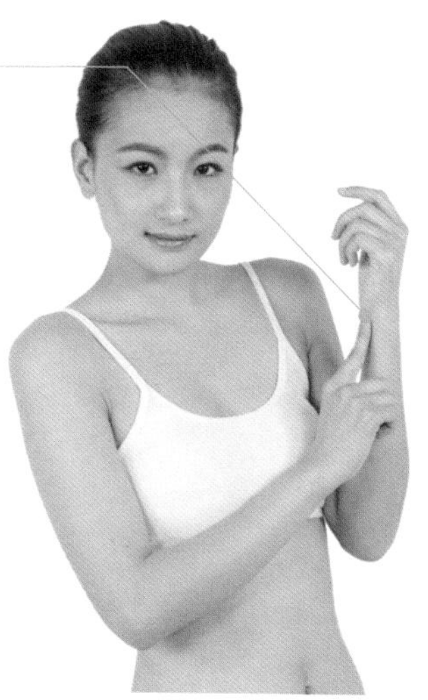

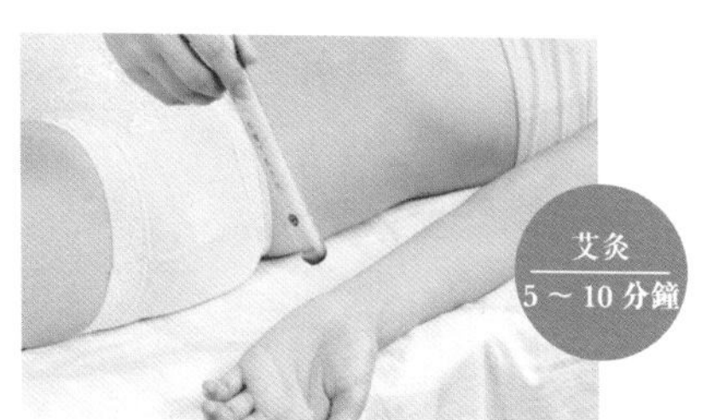

內關 寧心安神、和胃理氣

定位▸ 在前臂掌側，當曲澤與大陵的連線上，腕橫紋上 2 寸，掌長肌腱與橈側腕屈肌腱之間。

艾灸▸ 用艾條迴旋灸法灸治內關穴，以出現明顯的循經感傳現象為佳。對側以同樣的方法操作。

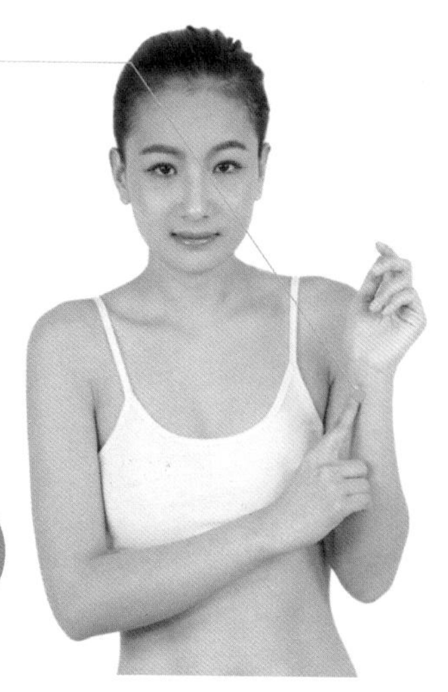

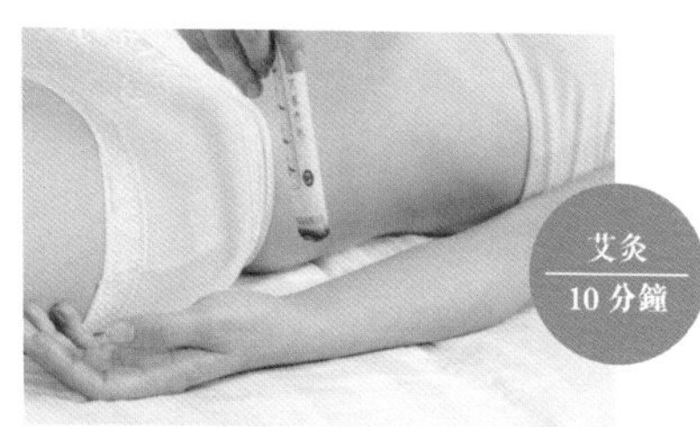

癲癇

癲癇俗稱「羊癲風」，是大腦神經元突發性異常放電導致出現短暫的大腦功能障礙的一種慢性疾病。以突然昏仆、口吐涎沫、兩目上視、四肢抽搐或口中有如豬羊叫聲等為臨床特徵。可表現為自主神經紊亂、意識及精神障礙。中醫認為本病多由大驚大恐造成氣機逆亂，或由勞累過度造成臟腑失調，氣機不暢所致。

特效穴位 **1. 百會　2. 神門　3. 中脘**
另外再加上灸治足三里（見 019 頁）效果會更佳。

百會　安神定志、醒腦開竅

定位▸ 在頭部，當前髮際正中直上 5 寸，或兩耳尖連線的中點處。

艾灸▸ 用艾條迴旋灸法灸治百會穴，以局部透熱為度，艾灸時可用手按住頭髮，以防艾火燒到頭髮。

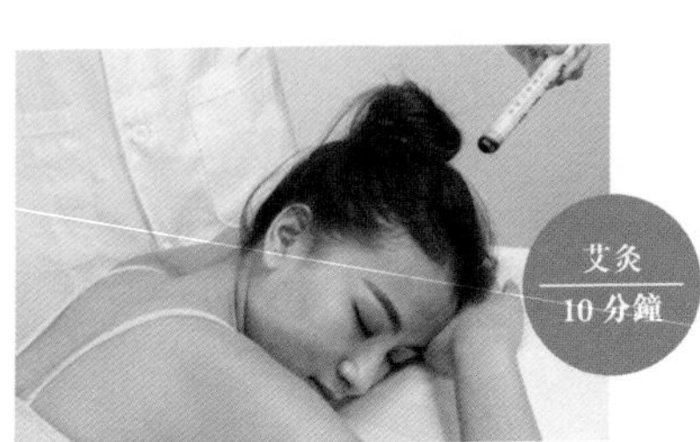

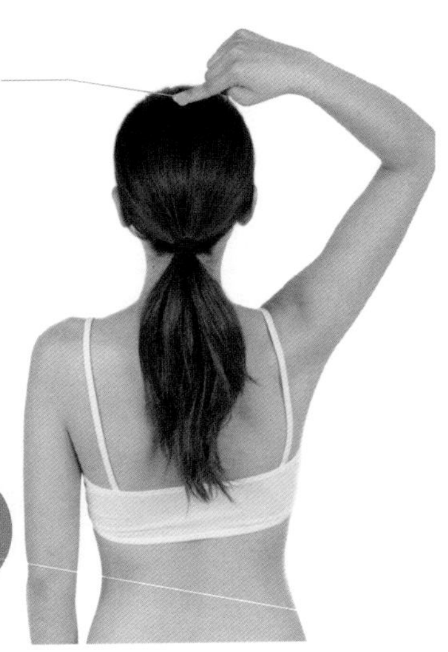

神門 調養心神、醒神開竅

定位▸ 在腕部，腕掌側橫紋尺側端，尺側腕屈肌腱的橈側凹陷處。

艾灸▸ 用艾條迴旋灸法灸治神門穴，以皮膚有溫熱感為宜。對側以同樣的方法操作。

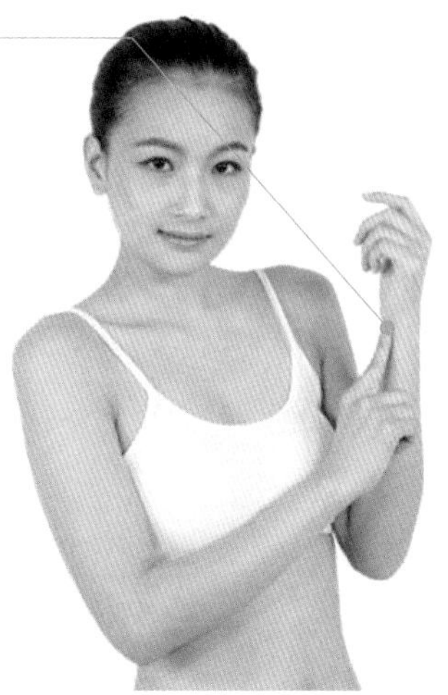

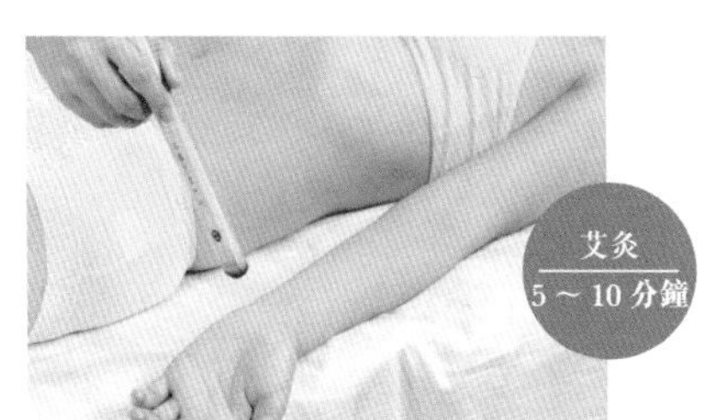

中脘 益氣健脾、祛濕化痰

定位▸ 在上腹部，前正中線上，當臍中上4寸。

艾灸▸ 將點燃的艾灸盒放於中脘穴上灸治，以皮膚有溫熱感為宜，至局部皮膚潮紅透熱為度。

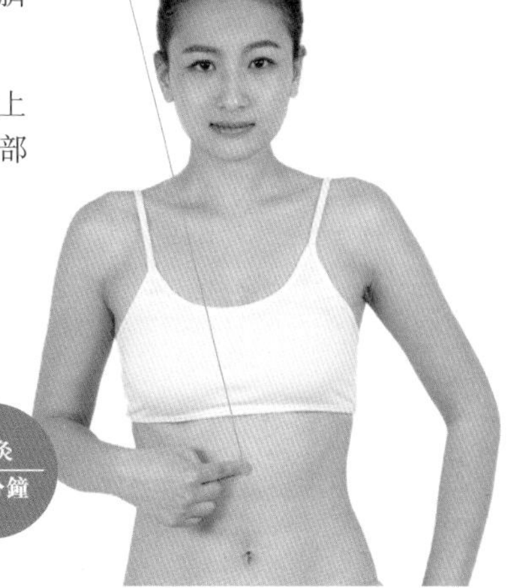

疲勞綜合徵

疲勞綜合徵即慢性疲勞綜合徵，通常患者心理方面的異常表現要比身體方面的症狀出現得早，自覺較為突出。實際上疲勞感多源於體內的各種功能失調，典型表現為：短期記憶力減退或注意力不集中、咽痛、肌肉痠痛、無紅腫的關節疼痛、頭痛、睡眠後精力不能恢復、體力或腦力勞動後身體感覺不適。符合其中四項即可診斷為疲勞綜合徵。

特效穴位 **1. 關元　2. 足三里　3. 百會**
另外再加上灸治脾俞（見 085 頁）效果會更佳。

關元 固本培元、補氣助陽

定位▸ 在下腹部，前正中線上，當臍中下 3 寸。

艾灸▸ 將點燃的艾灸盒放於關元穴上灸治，以皮膚有溫熱感為宜，至局部皮膚潮紅透熱為度。

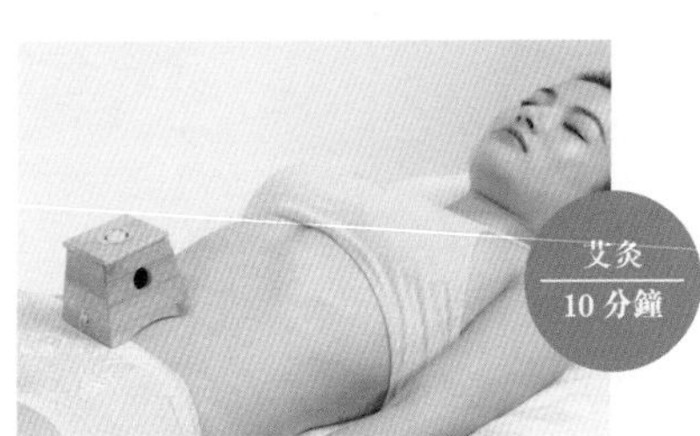

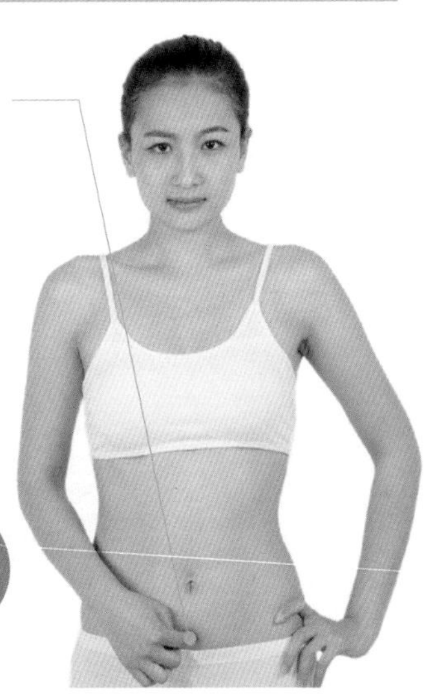

足三里 調理脾胃、補中益氣

定位▸ 在小腿前外側，當犢鼻下 3 寸，距脛骨前緣一橫指（中指）。

艾灸▸ 用艾條懸灸法灸治足三里穴，以皮膚有溫熱感為宜。對側以同樣的方法操作。

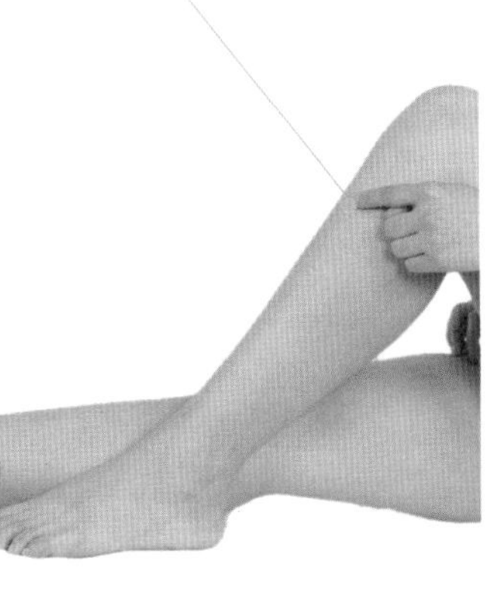

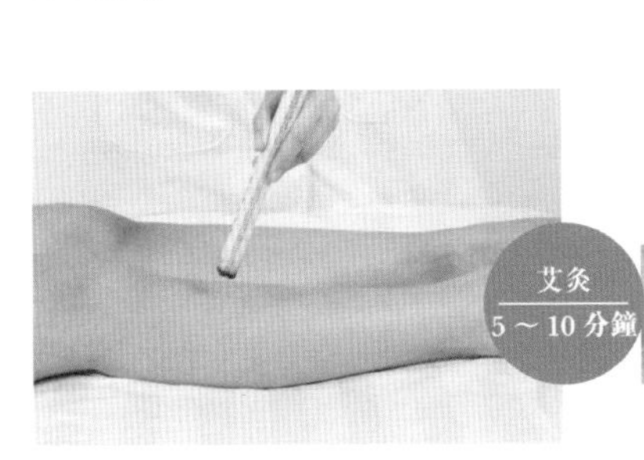

艾灸
5～10 分鐘

百會 安神定志、解除疲勞

定位▸ 在頭部，當前髮際正中直上 5 寸，或兩耳尖連線的中點處。

艾灸▸ 用艾條迴旋灸法灸治百會穴，以局部潮紅透熱為度，艾灸時可用手按住頭髮，以防艾火燒到頭髮。

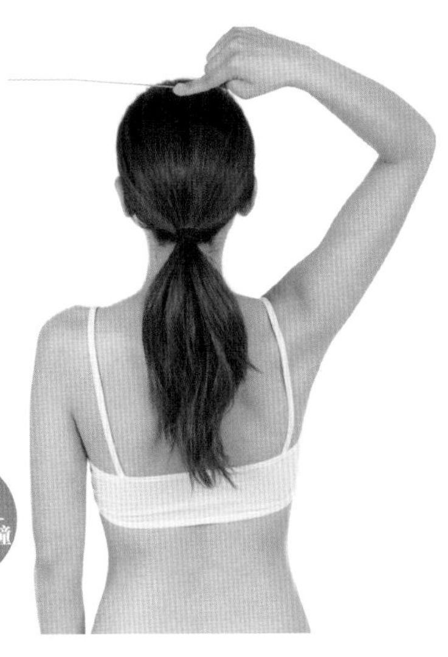

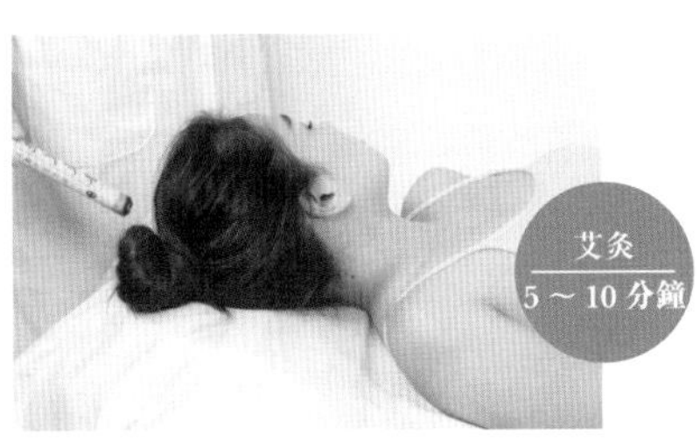

艾灸
5～10 分鐘

消化不良

消化不良是由胃動力障礙所引起的疾病，也包括胃蠕動不好的胃輕癱和食管反流病。長期的消化不良易導致腸內平衡被打亂，出現腹瀉、便秘、腹痛、腫瘤等，所以消化不良者平常要注意自己的飲食習慣，不宜食用油膩、辛辣、刺激的食物。

特效穴位 **1. 中脘　2. 氣海　3. 脾俞**
另外再加上灸治天樞（見072頁）、胃俞（見077頁）效果會更佳。

中脘　健脾和胃、利濕化痰

定位▸ 在上腹部，前正中線上，當臍中上4寸。

艾灸▸ 將點燃的艾灸盒放於中脘穴上灸治，以皮膚有溫熱感為宜，至局部皮膚潮紅透熱為度。

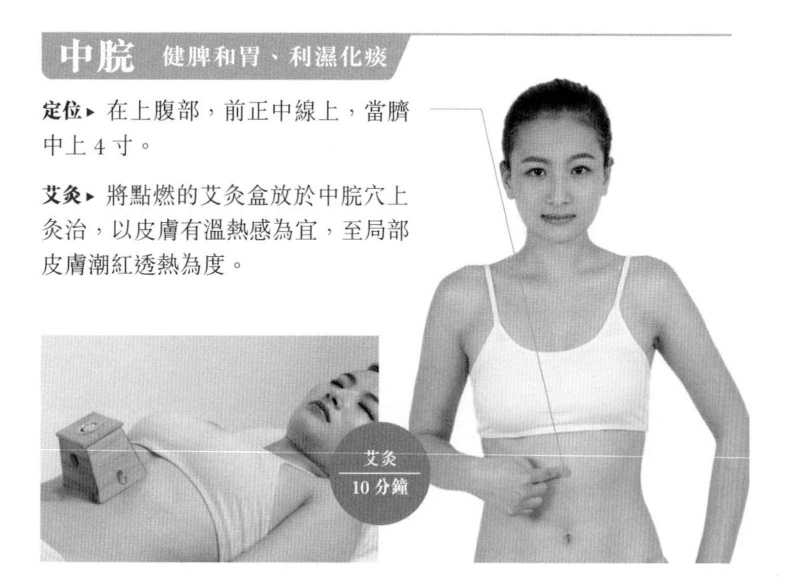

氣海 活血化瘀、健脾益腎

定位▸ 在下腹部，前正中線上，當臍中下 1.5 寸。

艾灸▸ 點燃艾灸盒灸治氣海穴，以皮膚有溫熱感為宜，至患者感覺局部皮膚溫熱舒適而不灼燙為度。

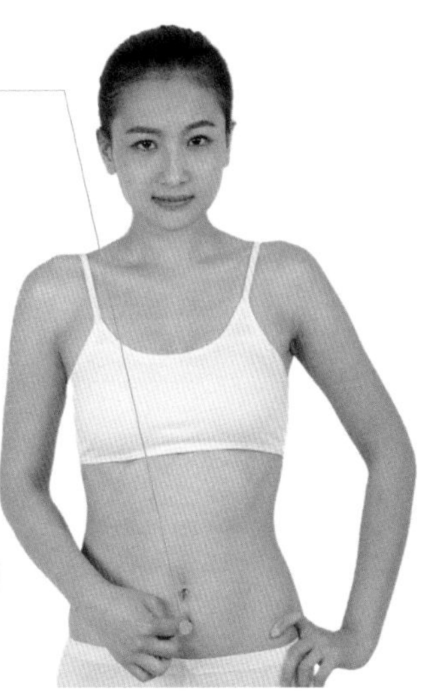

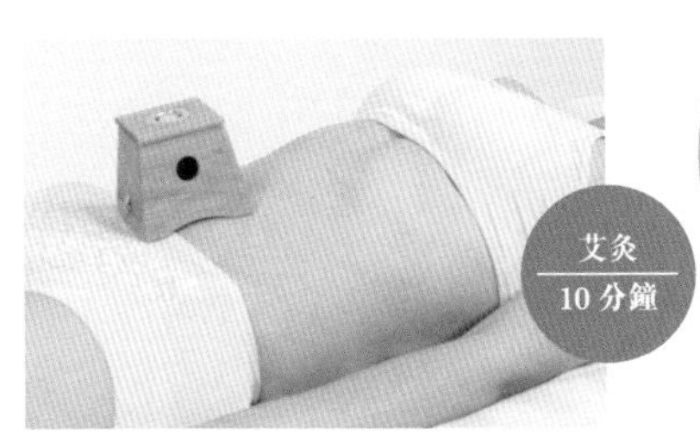

脾俞 健脾和胃、利濕升清

定位▸ 在背部，當第十一胸椎棘突下，旁開 1.5 寸。

艾灸▸ 將點燃的艾灸盒放於脾俞穴上灸治，以皮膚有溫熱感為宜，至局部皮膚透熱為度。

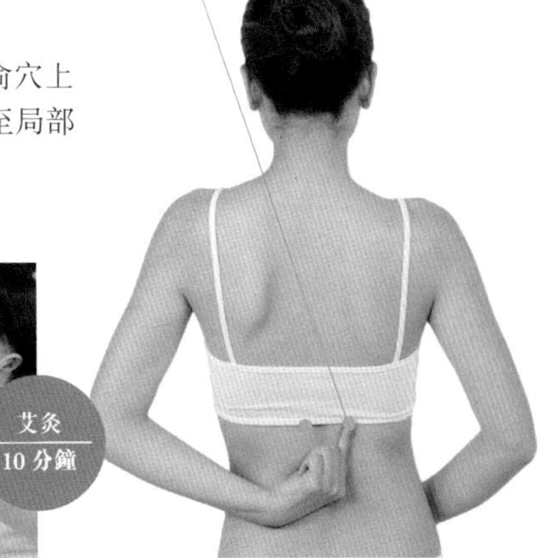

急性腸炎

急性腸炎是消化系統疾病中較為常見的疾病。致病原因是腸道細菌、病毒感染或飲食不當（如進食了變質食物，食物中帶有化學物質、寄生蟲，食物過敏）等。臨床表現為發熱、腹痛、腹瀉、腹脹，伴有不同程度的惡心嘔吐，糞便為黃色水樣便，四肢無力，嚴重者可導致身體脫水，甚至發生休克。

特效穴位　**1. 天樞　2. 神闕　3. 關元**
另外再加上灸治血海（見 049 頁）、足三里（見 017 頁）效果會更佳。

天樞　健脾益腎、調理腸腑

定位▸ 在腹中部，距臍中 2 寸。

艾灸▸ 將點燃的艾灸盒放於天樞穴上灸治，以皮膚有溫熱感為宜，至局部皮膚潮紅透熱為度。

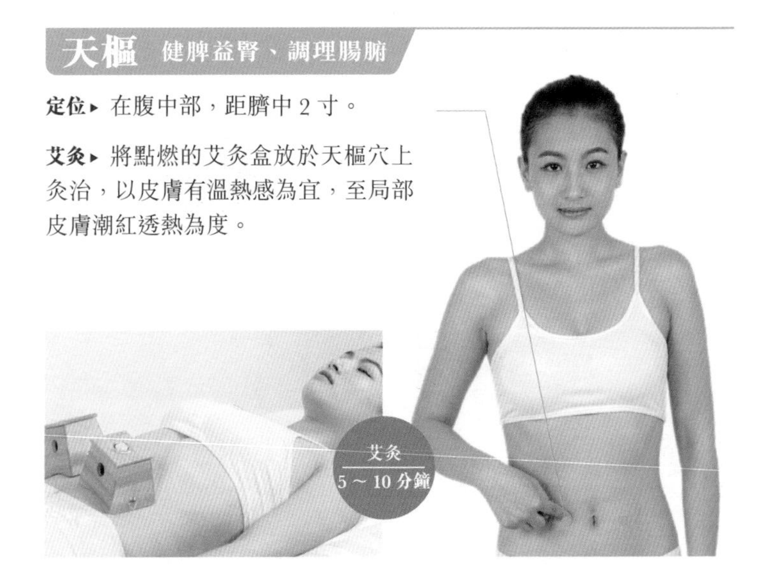

神闕　固本培元、澀腸止瀉

定位▸ 在腹中部，臍中央。

艾灸▸ 將點燃的艾灸盒放於神闕穴上灸治，以患者感到舒適無灼痛感、皮膚潮紅為度，注意施灸溫度的調節。

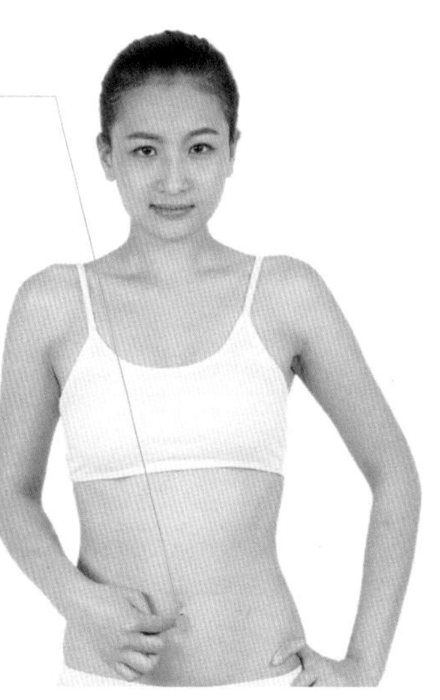

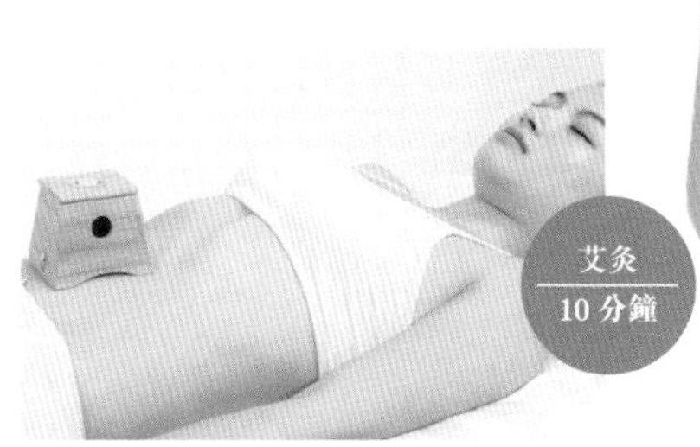

關元　補氣回陽、清熱利濕

定位▸ 在下腹部，前正中線上，當臍中下 3 寸。

艾灸▸ 將點燃的艾灸盒放於關元穴上灸治，以出現明顯的循經感傳現象為佳，注意不可灼傷皮膚。

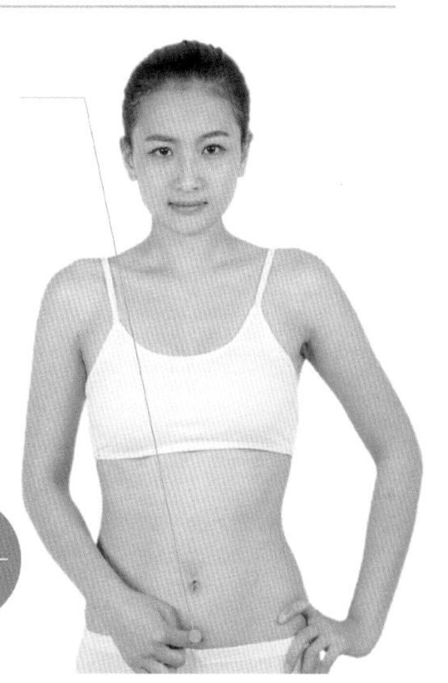

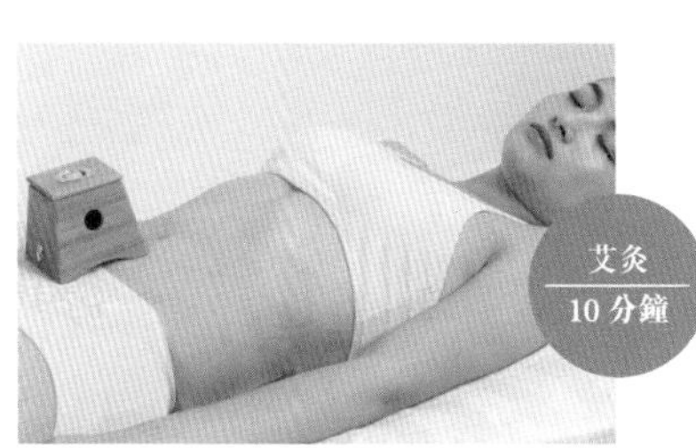

胃痛

胃痛是指上腹胃脘部近心窩處發生疼痛，是臨床上一種很常見的病症。胃部是人體內重要的消化器官之一。實際上引起胃痛的疾病原因有很多，有一些還是非常嚴重的疾病，常見於急慢性胃炎、胃及十二指腸潰瘍、胃黏膜脫垂、胃下垂、胰腺炎、膽囊炎、膽石症等疾病。

特效穴位 **1. 中脘　2. 足三里　3. 梁丘**
另外再加上灸治天樞（見 087 頁）、內關（見 027 頁）效果會更佳。

中脘 通調胃氣、和胃止痛

定位▸ 在上腹部，前正中線上，當臍中上 4 寸。

艾灸▸ 將點燃的艾灸盒放於中脘穴上灸治，以皮膚有溫熱感為宜，至局部皮膚潮紅透熱為度。

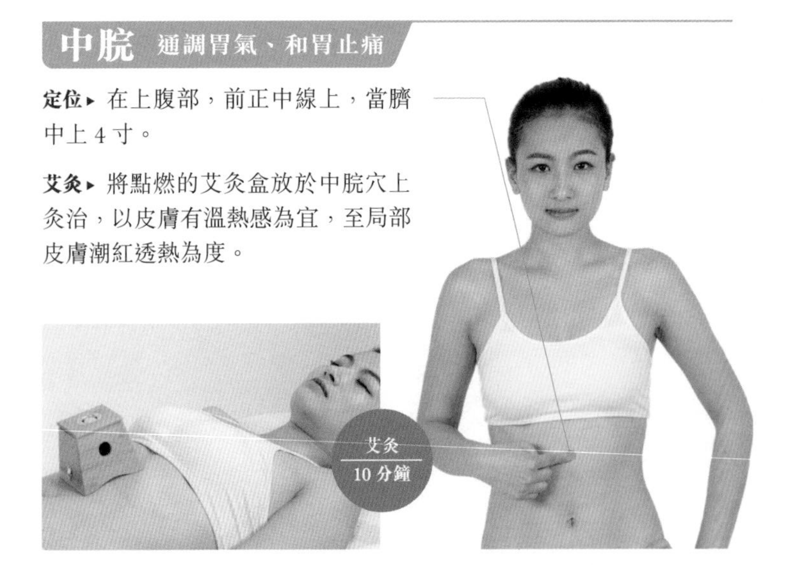

足三里 健脾理氣、和胃止痛

定位▸ 在小腿前外側，當犢鼻下 3 寸，距脛骨前緣一橫指（中指）。

艾灸▸ 用艾條溫和灸法灸治足三里穴，以皮膚有溫熱感為宜。對側以同樣的方法操作。

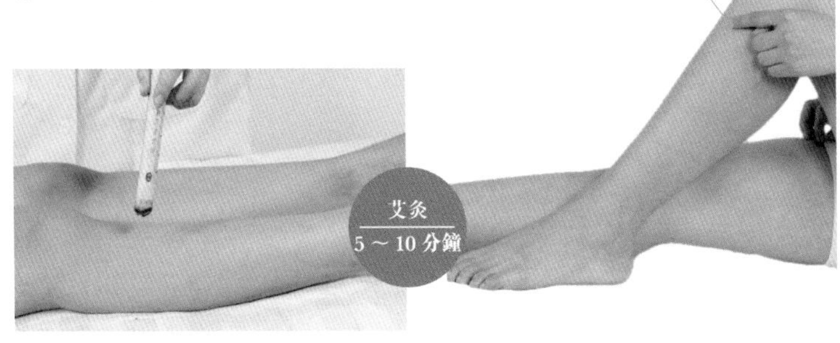

梁丘 調胃降逆、理氣和胃

定位▸ 屈膝，在大腿前面，當髂前上棘與髕底外側端的連線上，髕底上 2 寸處。

艾灸▸ 用艾條溫和灸法灸治梁丘穴，以皮膚有溫熱感為宜。對側以同樣的方法操作。

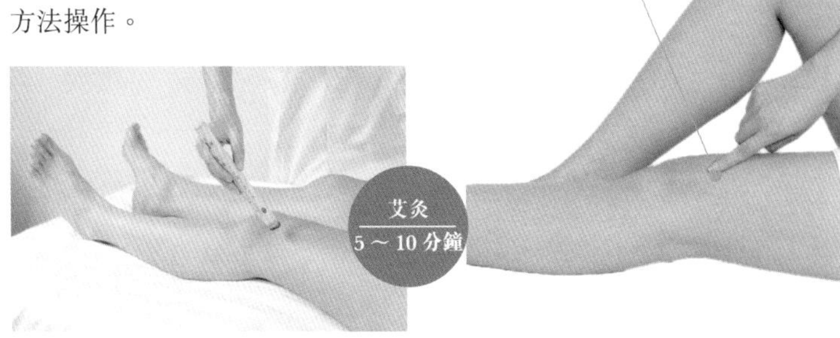

胃痙攣

胃痙攣就是胃部肌肉抽搐，主要表現為上腹痛、嘔吐等。胃痙攣是一種症狀，不是疾病。出現胃痙攣時，主要是對症治療，解痙止痛止嘔。由胃本身引起的痙攣，患者是不會感覺到疼痛的，而很可能是膽石症或其他疾病所致。胃痙攣與體質和飲食等因素有關，應注意調整飲食結構，多鍛煉，提高機體的抵抗力。

特效穴位　**1. 中脘　2. 足三里　3. 胃俞**
另外再加上灸治脾俞（見 085 頁）、內關（見 027 頁）效果會更佳。

中脘　通調胃氣、和胃止痙

定位▸ 在上腹部，前正中線上，當臍中上 4 寸。

艾灸▸ 將點燃的艾灸盒放於中脘穴上灸治，以皮膚有溫熱感為宜，至局部皮膚潮紅透熱為度。

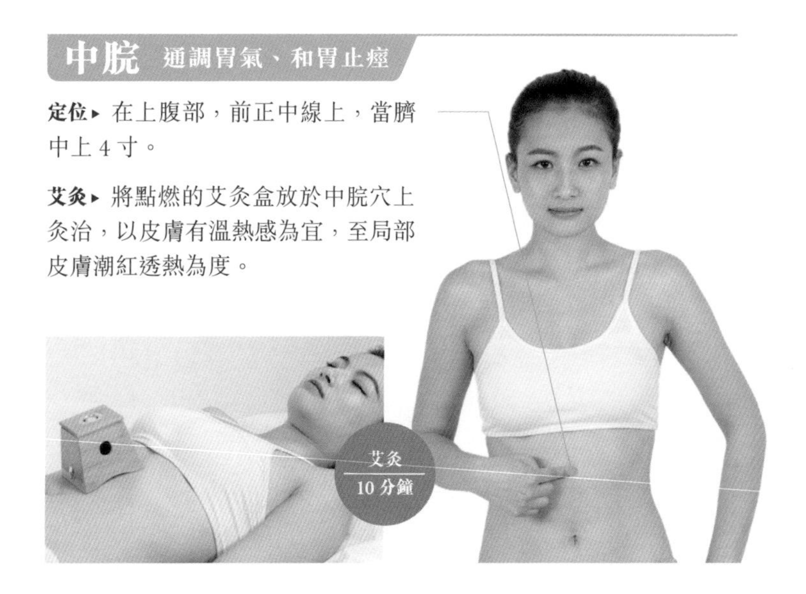

足三里 健脾和胃、理氣止痛

定位▸ 在小腿前外側，當犢鼻下 3 寸，距脛骨前緣一橫指（中指）。

艾灸▸ 用艾條溫和灸法灸治足三里穴，以皮膚有溫熱感為宜。對側以同樣的方法操作。

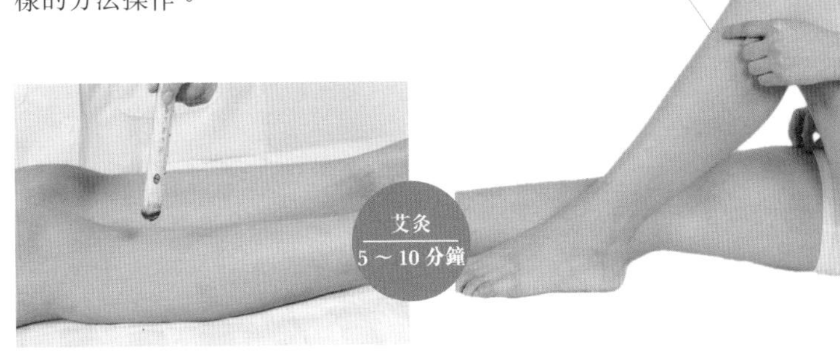

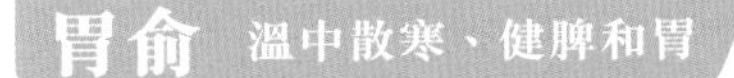

胃俞 溫中散寒、健脾和胃

定位▸ 在背部，當第十二胸椎棘突下，旁開 1.5 寸。

艾灸▸ 將點燃的艾灸盒放於胃俞穴上灸治，熱力要能夠深入體內，直達病所，以穴位皮膚潮紅為度。

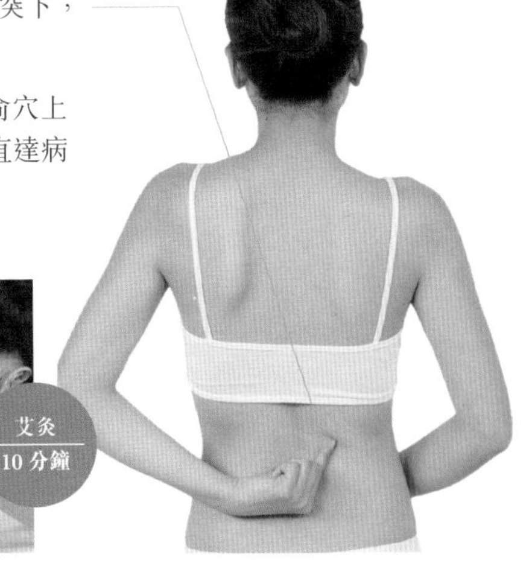

嘔吐

嘔吐是臨床常見病症，既可單獨為患，亦可見於多種疾病，是機體的一種防禦反射動作。可分為三個階段，即惡心、乾嘔和嘔吐。惡心常為嘔吐的前驅症狀，表現為上腹部特殊不適感，常伴有頭暈、流涎。嘔吐常有誘因，如飲食不節，情志不遂，寒暖失宜，以及聞到不良氣味等因素，皆可誘發嘔吐，或使嘔吐加重。

特效穴位 **1. 中脘　2. 內關　3. 足三里**

另外再加上灸治神闕（見 031 頁）、天樞（見 087 頁）效果會更佳。

中脘　健脾化濕、溫中和胃

定位▸ 在上腹部，前正中線上，當臍中上 4 寸。

艾灸▸ 將點燃的艾灸盒放於中脘穴上灸治，以皮膚有溫熱感為宜，至局部皮膚透熱為度。

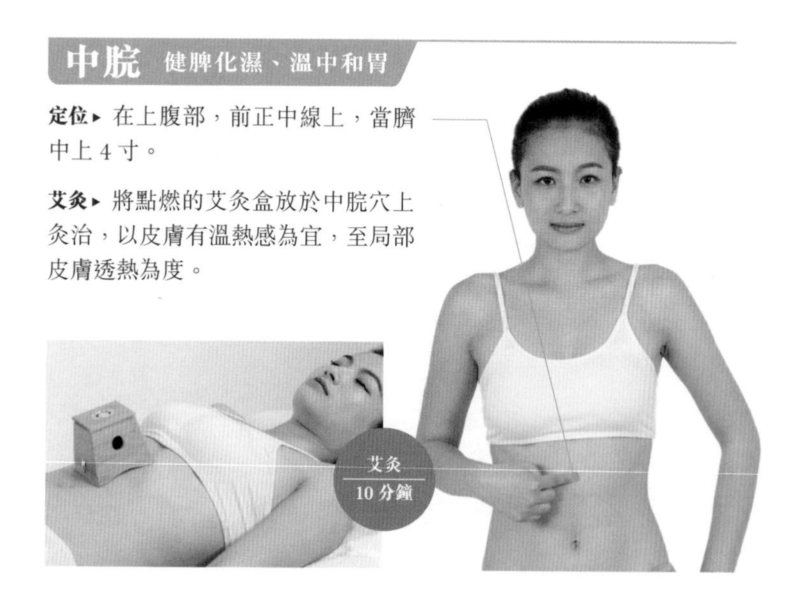

內關 寧心安神、和胃理氣

定位▸ 在前臂掌側，當曲澤與大陵的連線上，腕橫紋上 2 寸，掌長肌腱與橈側腕屈肌腱之間。

艾灸▸ 用艾條溫和灸法灸治內關穴，以皮膚有溫熱感為宜。對側以同樣的方法操作。

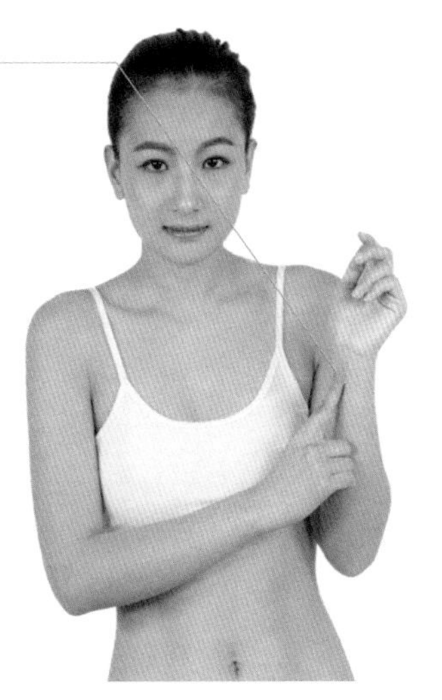

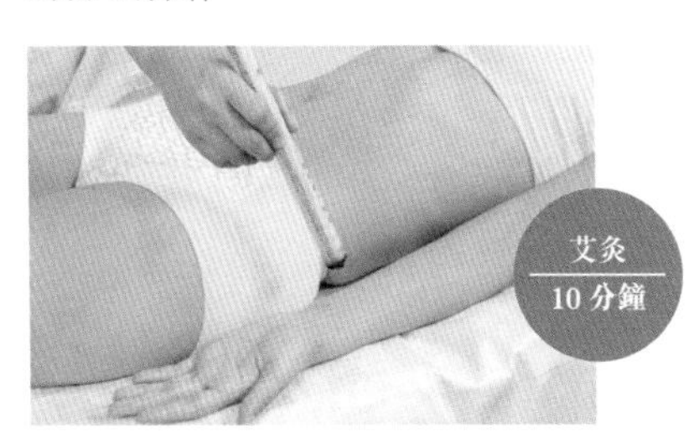

足三里 調理脾胃、降逆止嘔

定位▸ 在小腿前外側，當犢鼻下 3 寸，距脛骨前緣一橫指（中指）。

艾灸▸ 用艾條溫和灸法灸治足三里穴，以皮膚有溫熱感為宜。對側以同樣的方法操作。

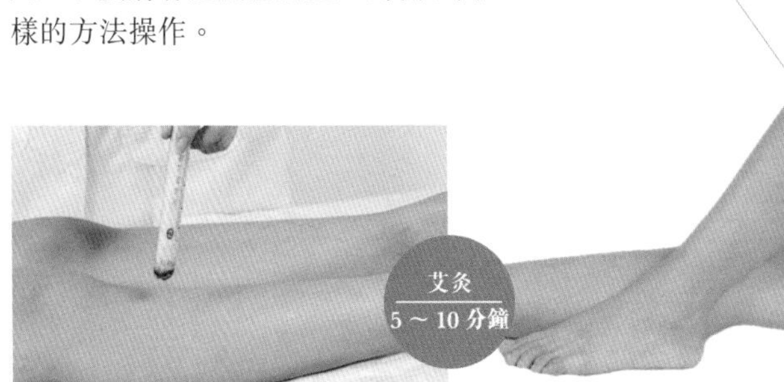

痢疾

痢疾又稱為腸辟、滯下，為急性腸道傳染病之一，臨床表現為腹痛、腹瀉、裏急後重、排膿血便，伴全身中毒等症狀。痢疾一般起病急，以高熱、腹瀉、腹痛為主要症狀，若發生驚厥、嘔吐，多為疫毒痢。中醫認為，此病由濕熱之邪，內傷脾胃，致脾失健運，胃失消導，更挾積滯，醞釀腸道而成。

特效穴位 1. 神闕　2. 滑肉門　3. 大巨
另外再加上灸治天樞（見 087 頁）、列缺（見 017 頁）效果會更佳。

神闕　回陽固脫、健運脾胃

定位▸ 在腹中部，臍中央。

艾灸▸ 將點燃的艾灸盒放於神闕穴上灸治，以皮膚有溫熱感為宜，至局部皮膚潮紅透熱為度。

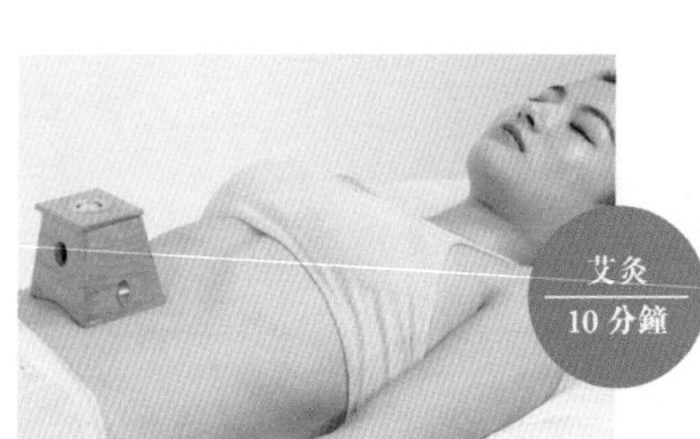

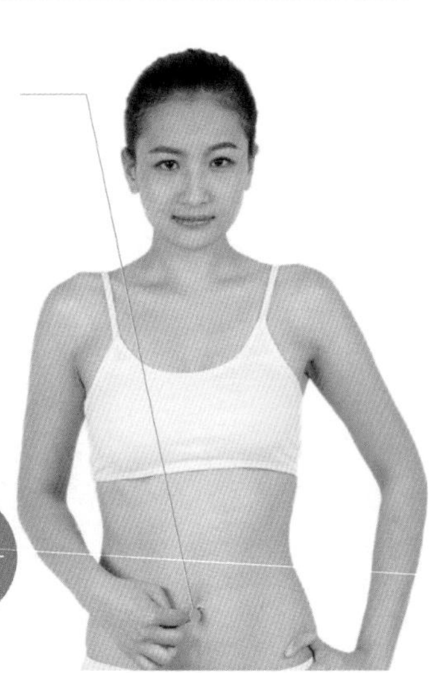

滑肉門 和胃調中、運化水濕

定位▸ 在上腹部，當臍中上 1 寸，距前正中線 2 寸。

艾灸▸ 將點燃的艾灸盒放於滑肉門穴上灸治，熱力要能夠深入體內，直達病所。

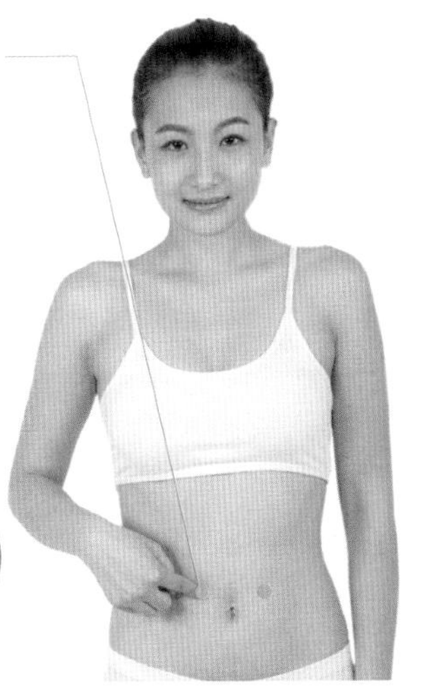

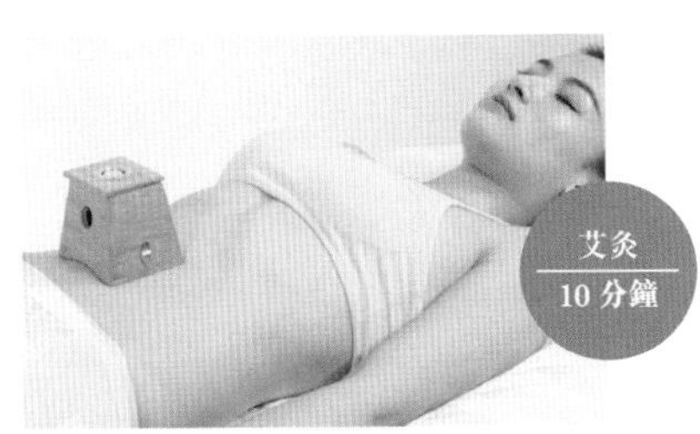

大巨 調腸胃、固腎氣

定位▸ 在下腹部，當臍中下 2 寸，距前正中線 2 寸。

艾灸▸ 將點燃的艾灸盒放於大巨穴上灸治，以出現明顯的循經感傳現象為佳，有溫熱感為度。

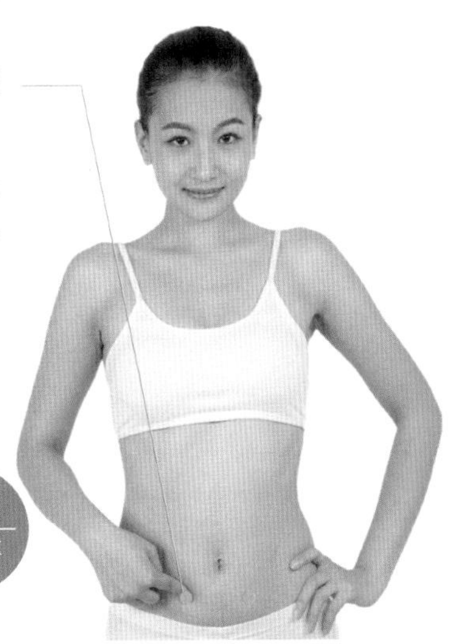

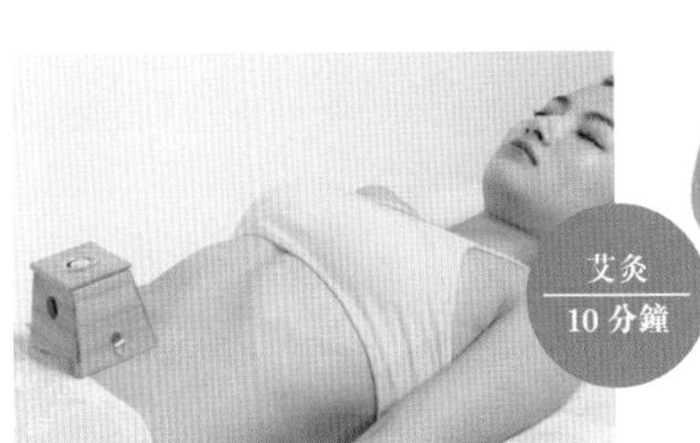

便秘

便秘是臨床常見的複雜症狀，而不是一種疾病，主要是指排便次數減少、糞便量減少、糞便乾結、排便費力等。引起功能性便秘的原因有：飲食不當，如飲水過少或進食含纖維素的食物過少；生活壓力過大，精神緊張；濫用瀉藥，對藥物產生依賴形成便秘；結腸運動功能紊亂；年老體虛，排便無力等。

特效穴位 **1. 天樞　2. 足三里　3. 支溝**
另外再加上灸治大腸俞（見 107 頁）效果會更佳。

天樞 調理腸胃、潤腸通便

定位▸ 在腹中部，距臍中 2 寸。

艾灸▸ 將點燃的艾灸盒放於天樞穴上灸治，以皮膚有溫熱感為宜，至局部皮膚透熱為度。

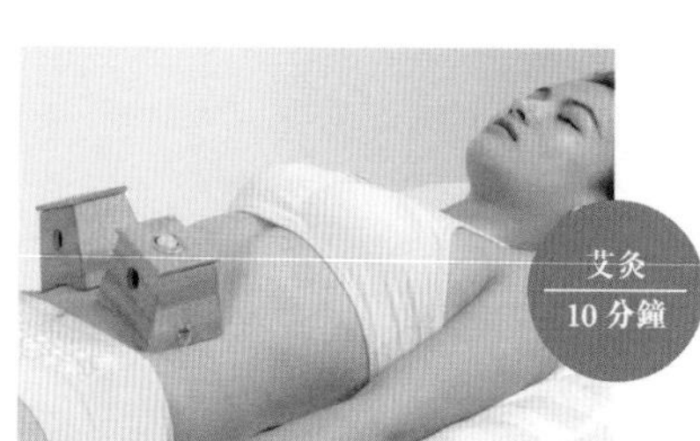

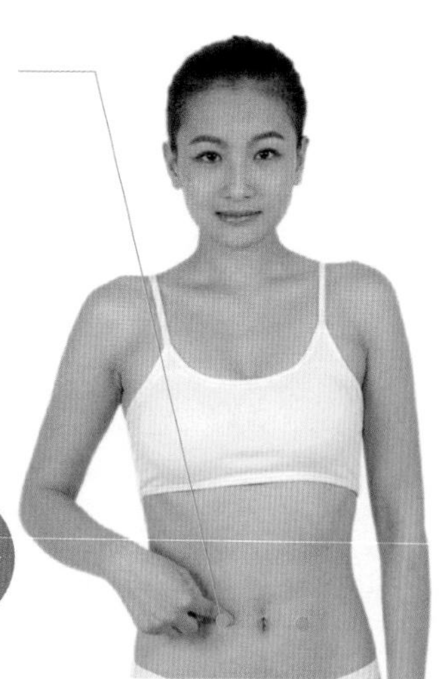

足三里 健脾和胃、通經活絡

定位▸ 在小腿前外側，當犢鼻下 3 寸，距脛骨前緣一橫指（中指）。

艾灸▸ 用艾條溫和灸法灸治足三里穴，以皮膚有溫熱感為宜。對側以同樣的方法操作。

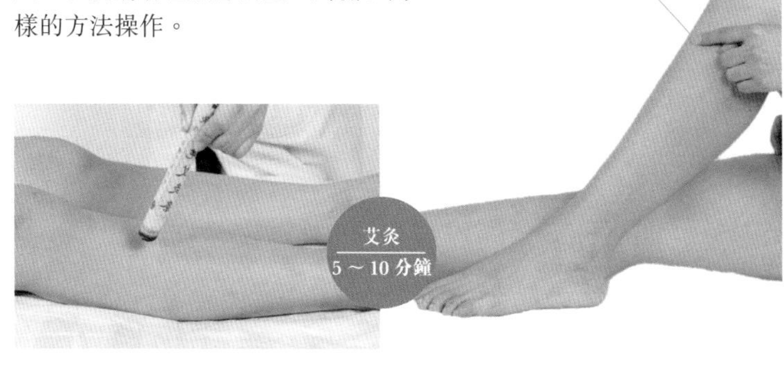

支溝 清利三焦、通腑降逆

定位▸ 在前臂背側，當陽池與肘尖的連線上，腕背橫紋上 3 寸。

艾灸▸ 用艾條溫和灸法灸治支溝穴，以皮膚有溫熱感為宜。對側以同樣的方法操作。

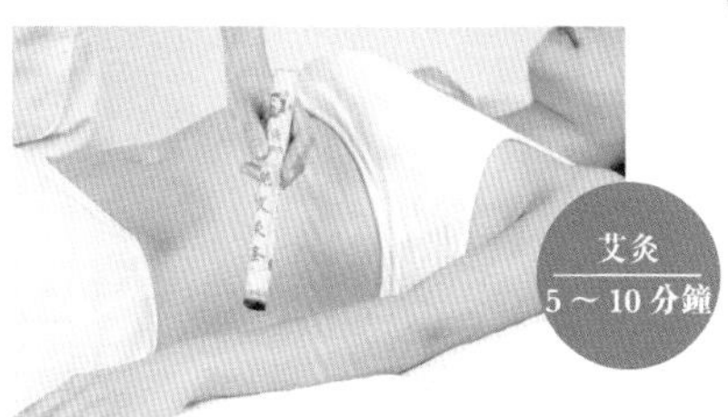

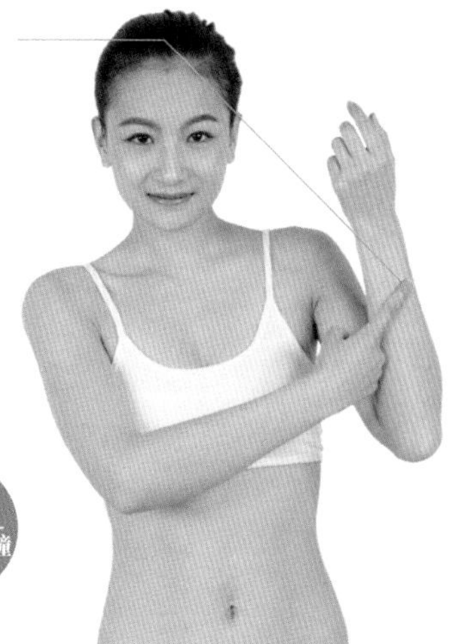

腹脹

腹脹是一種常見的消化系統症狀，引起腹脹的原因主要見於胃腸道脹氣、各種原因所致的腹水、腹腔腫瘤等。正常人胃腸道內可有小量氣體，約 150 毫升，當嚥入胃內空氣過多或因消化吸收功能不良時，胃腸道內產氣過多，而腸道內的氣體又不能從肛門排出體外時，則可導致腹脹。

特效穴位

1. 中脘　2. 足三里　3. 脾俞

另外再加上灸治胃俞（見 077 頁）、天樞（見 087 頁）效果會更佳。

中脘　健脾和胃、通調腑氣

定位▸ 在上腹部，前正中線上，當臍中上 4 寸。

艾灸▸ 將點燃的艾灸盒放於中脘穴上灸治，以皮膚有溫熱感為宜，至局部皮膚潮紅透熱為度。

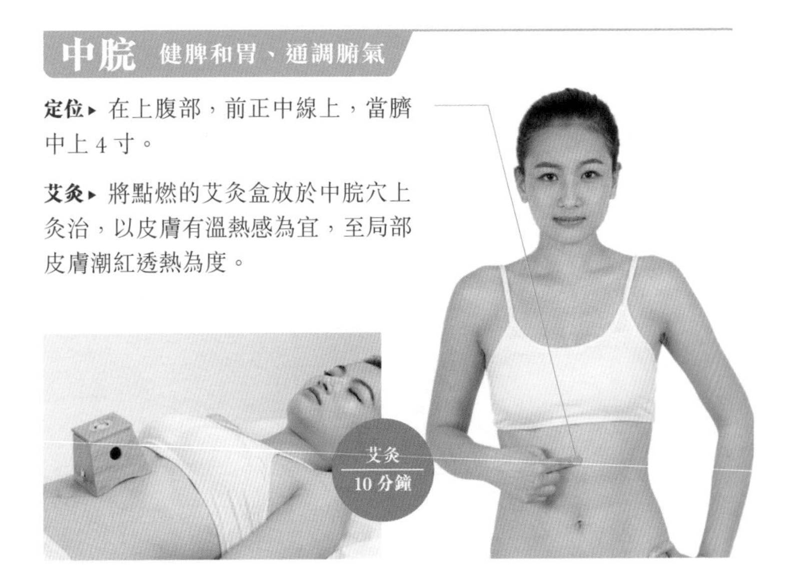

足三里 調理脾胃、行氣消脹

定位▸ 在小腿前外側，當犢鼻下 3 寸，距脛骨前緣一橫指（中指）。

艾灸▸ 用艾條溫和灸法灸治足三里穴，以皮膚有溫熱感為宜。對側以同樣的方法操作。

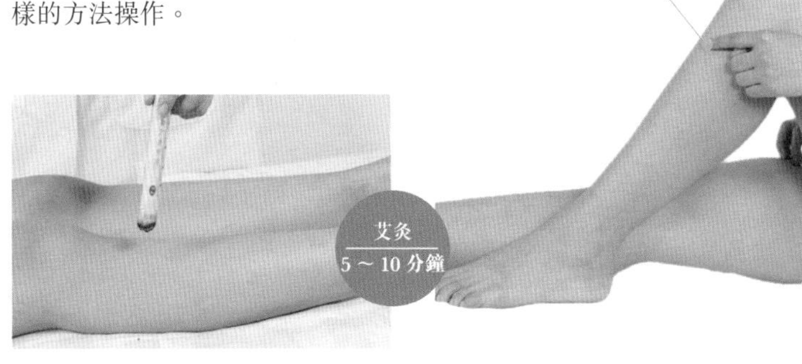

脾俞 健脾和胃、通經活絡

定位▸ 在背部，當第十一胸椎棘突下，旁開 1.5 寸。

艾灸▸ 將點燃的艾灸盒放於脾俞穴上灸治，以出現明顯的循經感傳現象為佳，注意施灸溫度的調節。

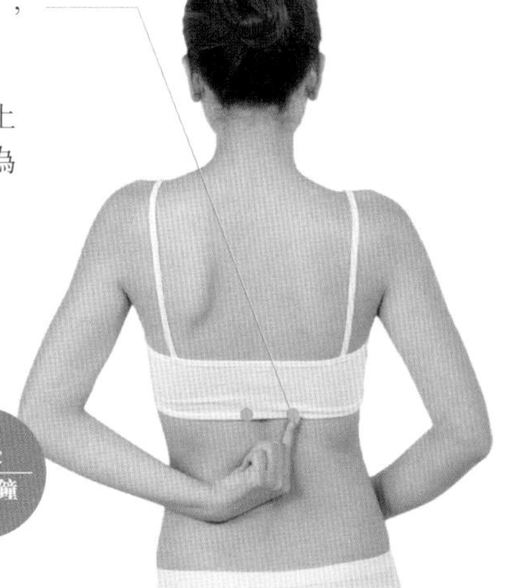

腹瀉

腹瀉是大腸疾病最常見的一種症狀，是指排便次數明顯超過日常習慣的排便次數，糞質稀薄，水份增多，每日排便總量超過 200 克。正常人群每日只需排便 1 次，且大便成形，顏色呈黃褐色。腹瀉主要分為急性與慢性，急性腹瀉發病時期為一至兩個星期，但慢性腹瀉發病時則在兩個月以上，多由肛腸疾病所引起。

特效穴位　1. 中脘　2. 天樞　3. 足三里
另外再加上灸治神闕（見 031 頁）效果會更佳。

中脘　健脾益胃、溫化寒濕

定位▸ 在上腹部，前正中線上，當臍中上 4 寸。

艾灸▸ 將點燃的艾灸盒放於中脘穴上灸治，以皮膚有溫熱感為宜，至局部皮膚潮紅透熱為度。

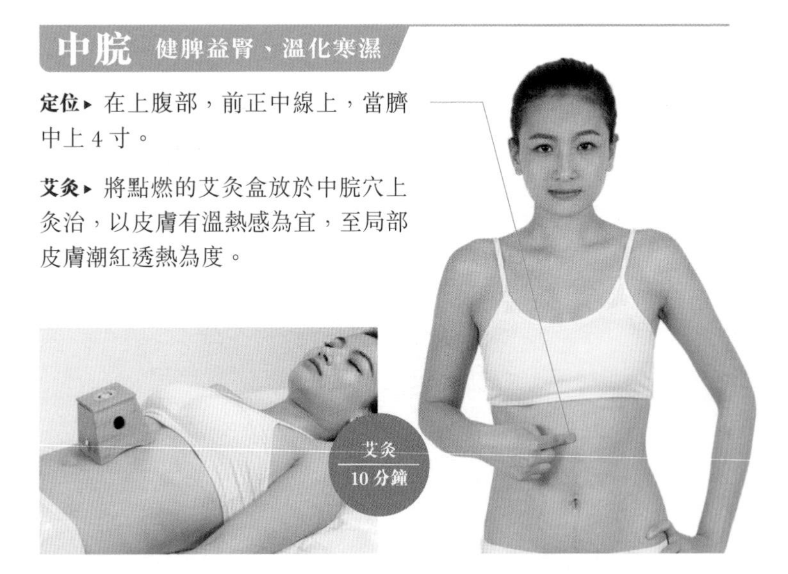

天樞 調理胃腸、消炎止瀉

定位▸ 在腹中部，距臍中 2 寸。

艾灸▸ 將點燃的艾灸盒放於天樞穴上灸治，至患者感覺局部溫熱舒適而不灼燙為宜。

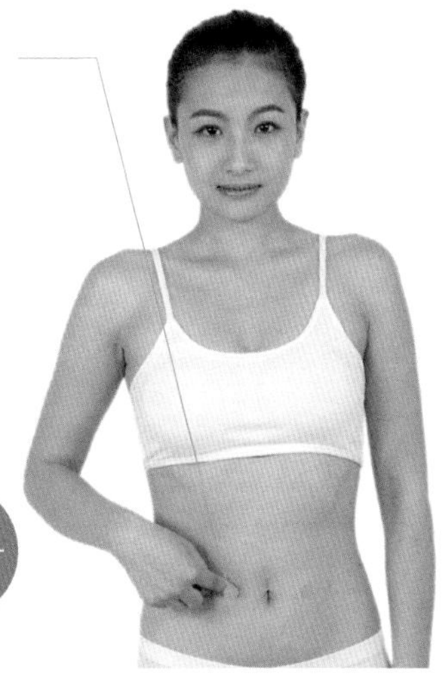

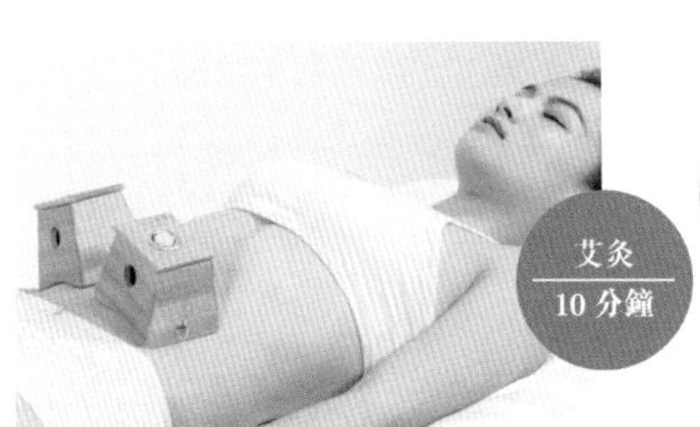

足三里 調理脾胃、通調腑氣

定位▸ 在小腿前外側，當犢鼻下 3 寸，距脛骨前緣一橫指（中指）。

艾灸▸ 用艾條溫和灸法灸治足三里穴，以出現明顯的循經感傳現象為佳。對側以同樣的方法操作。

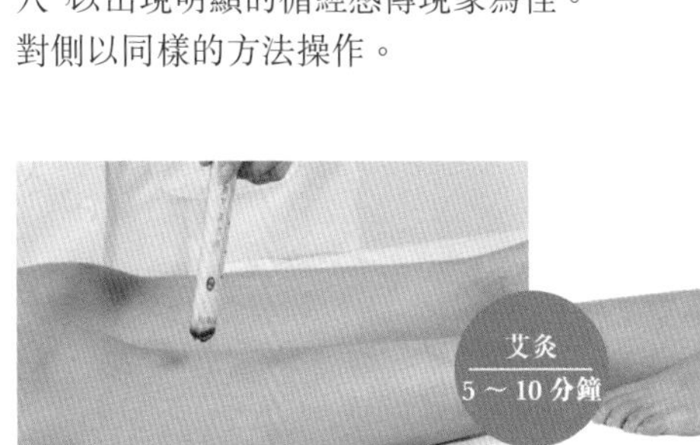

脂肪肝

脂肪肝是指由於各種原因引起的肝細胞內脂肪堆積過多的病變。脂肪性肝病正嚴重地威脅着國人的健康，成為僅次於病毒性肝炎的第二大肝病，已被公認為隱蔽性肝硬化的常見原因。在經常失眠、疲勞、不思茶飯、胃腸功能失調的亞健康人群中脂肪肝的發病率較高。

特效穴位 **1. 中脘　2. 章門　3. 關元**

另外再加上灸治足三里（見 017 頁）、肝俞（見 055 頁）效果會更佳。

中脘 健脾化濕、降逆利水

定位▸ 在上腹部，前正中線上，當臍中上 4 寸。

艾灸▸ 將點燃的艾灸盒放於中脘穴上灸治，以皮膚有溫熱感為宜，至局部皮膚潮紅透熱為度。

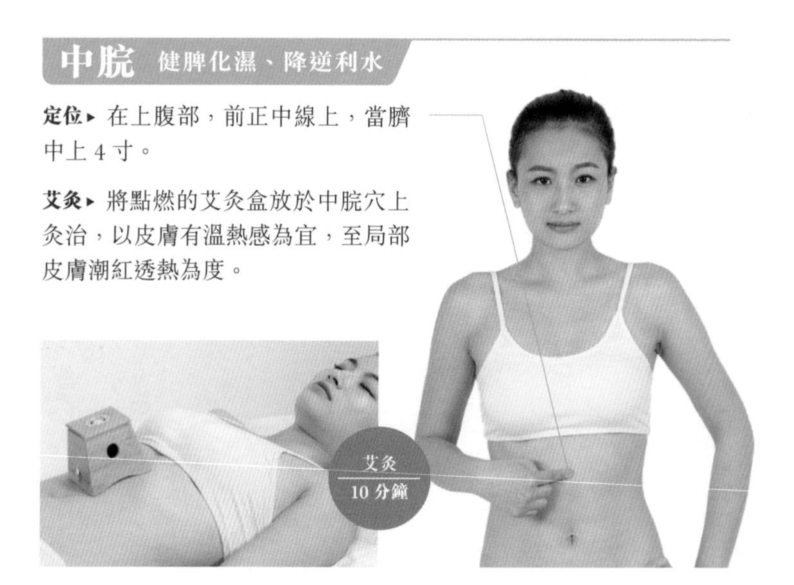

章門 疏肝健脾、理氣散結

定位▸ 在側腹部，當第十一肋游離端的下方。

艾灸▸ 用艾條溫和灸法灸治章門穴，以皮膚有溫熱感為宜。對側以同樣的方法操作。

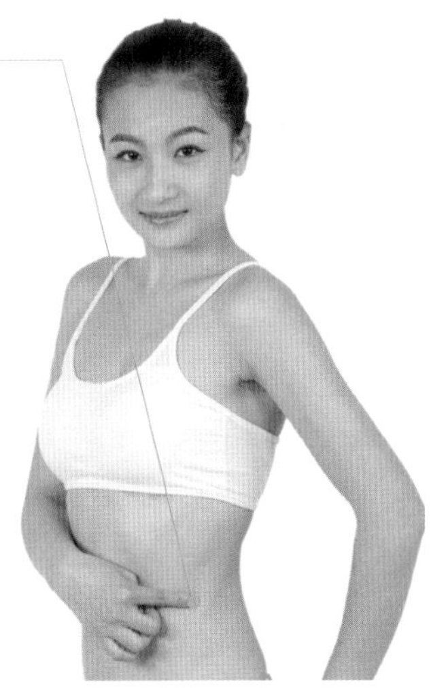

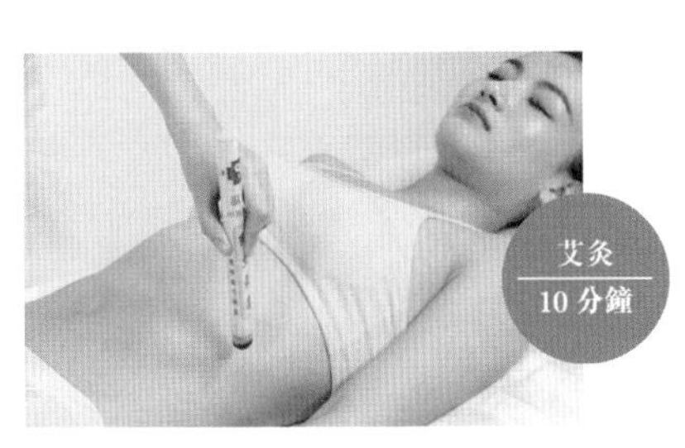

關元 培腎固本、補氣回陽

定位▸ 在下腹部，前正中線上，當臍中下 3 寸。

艾灸▸ 將點燃的艾灸盒放於關元穴上灸治，以受灸者能忍受的最大熱度為佳，注意不可灼傷皮膚。

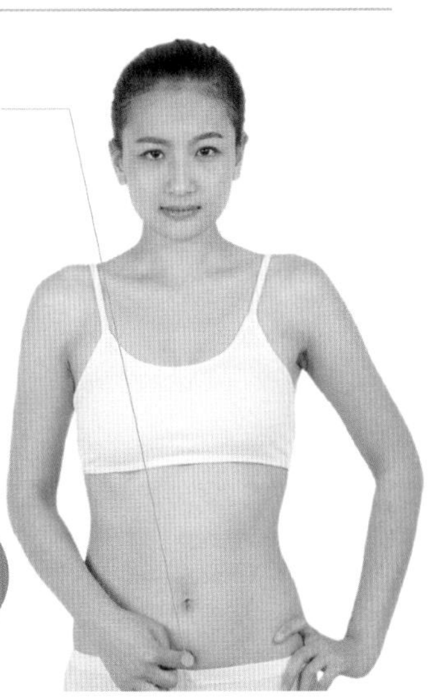

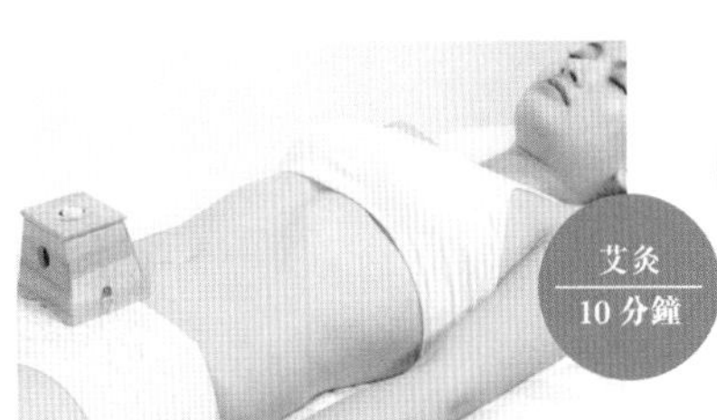

肝硬化

肝硬化是由一種或多種疾病長期形成的肝損害，肝臟細胞纖維化病變。主要致病因素有肝炎病毒、酗酒、膽汁淤積、寄生蟲感染等引起肝臟硬化、萎縮，其部份症狀與肝炎相似。肝硬化早期病人症狀較輕，主要表現為食慾不振、全身無力、腹部滿脹、上腹部不適或隱痛等，其中食慾不振是最早出現的突出症狀。

特效穴位 **1. 中脘　2. 足三里　3. 肝俞**
另外再加上灸治關元（見 025 頁）、膽俞（見 055 頁）效果會更佳。

中脘 健脾化濕、利膽和胃

定位▸ 在上腹部，前正中線上，當臍中上 4 寸。

艾灸▸ 點燃艾灸盒放於中脘穴上灸治，以皮膚有溫熱感為宜，熱力要能夠深入體內，直達病所。

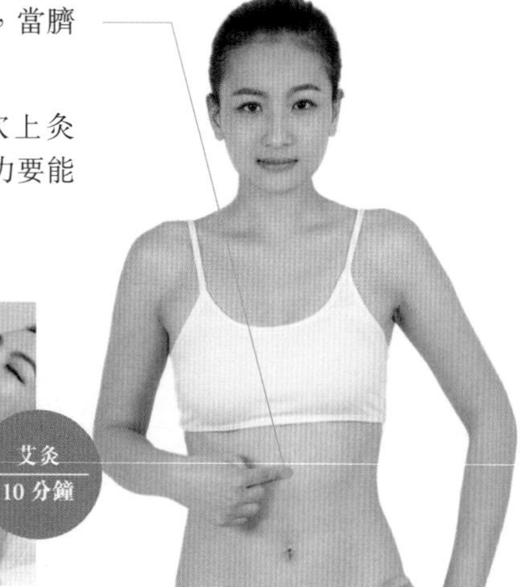

足三里 調理脾胃、理氣散結

定位▸ 在小腿前外側，當犢鼻下 3 寸，距脛骨前緣一橫指（中指）。

艾灸▸ 用艾條溫和灸法灸治足三里穴，至局部皮膚潮紅為止。對側以同樣的方法操作。

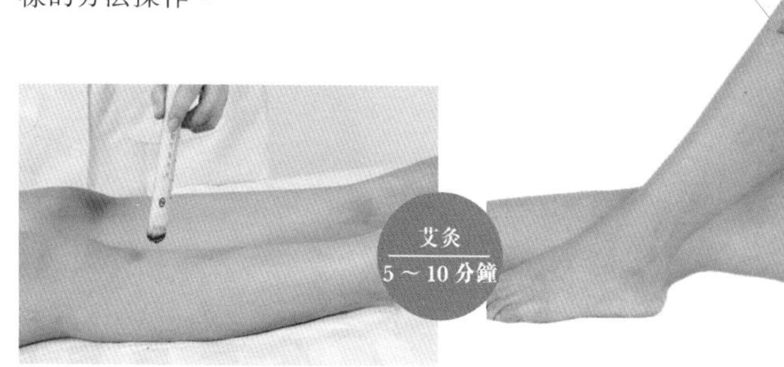

肝俞 疏肝理氣、通絡散結

定位▸ 在背部，當第九胸椎棘突下，旁開 1.5 寸。

艾灸▸ 將點燃的艾灸盒放於肝俞穴上灸治，以皮膚有溫熱感為宜，至局部皮膚潮紅透熱為度。

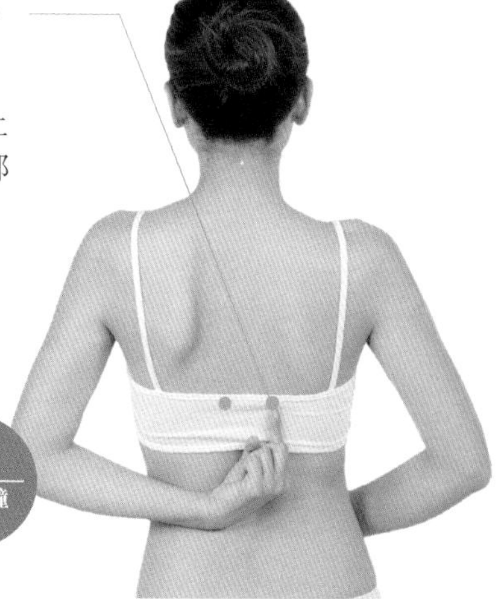

慢性胃炎

慢性胃炎是一種常見病，是指不同病因引起的各種慢性胃黏膜炎性病變，其發病率在各種胃病中居首位。中醫認為，脾胃虛弱和飲食不節是導致慢性胃炎的主要原因。大多數病人常無症狀或有程度不同的消化不良症狀，如上腹隱痛、食慾減退、餐後飽脹、反酸等。

特效穴位　1. 中脘　2. 梁門　3. 足三里
另外再加上灸治胃俞（見 077 頁）、脾俞（見 085 頁）效果會更佳。

中脘　和胃健脾、化濕止痛

定位▸ 在上腹部，前正中線上，當臍中上 4 寸。

艾灸▸ 將點燃的艾灸盒放於中脘穴上灸治，以皮膚有溫熱感為宜，至局部皮膚潮紅透熱為度。

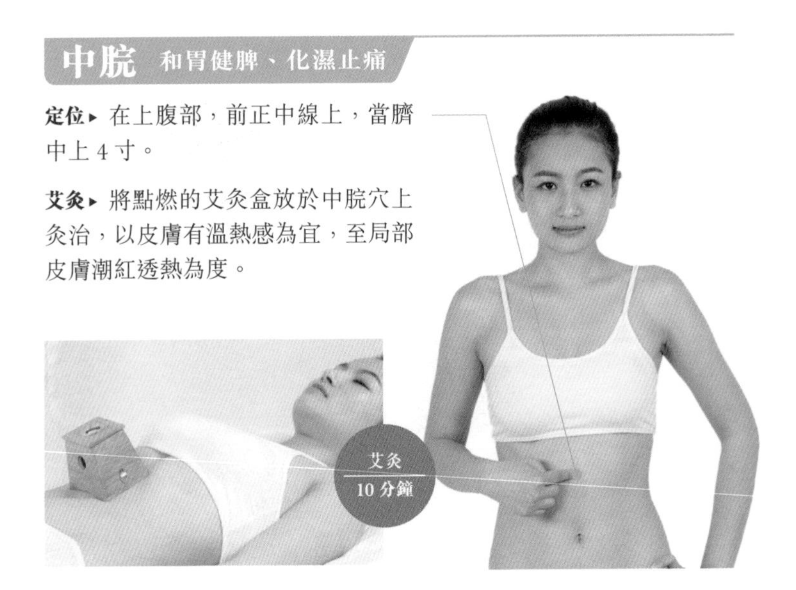

梁門 調腸胃、消積滯

定位▸ 在上腹部，當臍中上 4 寸，距前正中線 2 寸。

艾灸▸ 將點燃的艾灸盒放於梁門穴上灸治，以皮膚有溫熱感為宜，至局部皮膚潮紅透熱為度。

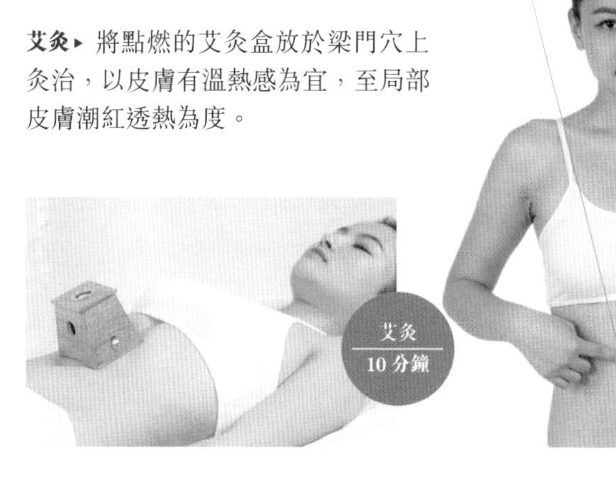

足三里 生發胃氣、燥化脾濕

定位▸ 在小腿前外側，當犢鼻下 3 寸，距脛骨前緣一橫指（中指）。

艾灸▸ 用艾條溫和灸法灸治足三里穴，以出現明顯的循經感傳現象為佳。對側以同樣的方法操作。

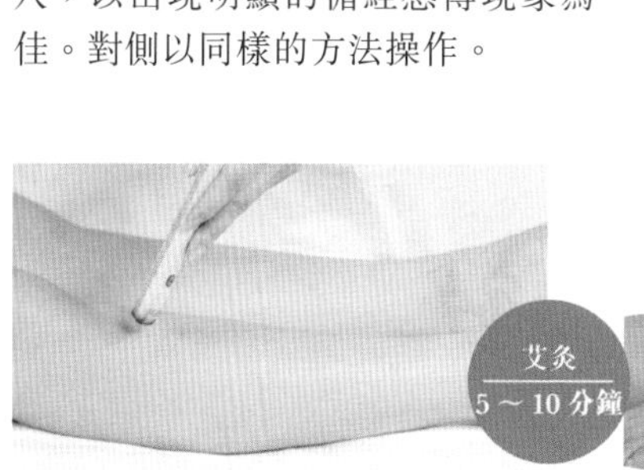

胃下垂

　　胃下垂是指站立時胃大彎抵達盆腔，胃小彎弧線最低點降到髂嵴連線以下。主要致病因素是膈肌懸力不足，支撐內臟器官韌帶鬆弛，或腹內壓降低，腹肌鬆弛等。輕度下垂者一般無明顯症狀，下垂明顯者則會出現上腹不適，飯後明顯飽脹，伴惡心、噯氣、厭食、便秘等症狀。從中醫角度講，胃下垂屬於中氣久虛，無力托顧而下陷。

特效穴位 **1. 中脘　2. 關元　3. 足三里**
另外再加上灸治脾俞（見 085 頁）、胃俞（見 077 頁）效果會更佳。

中脘　理氣和胃、化濕降逆

定位▸ 在上腹部，前正中線上，當臍中上 4 寸。

艾灸▸ 將點燃的艾灸盒放於中脘穴上灸治，以皮膚有溫熱感為宜，至局部皮膚潮紅透熱為度。

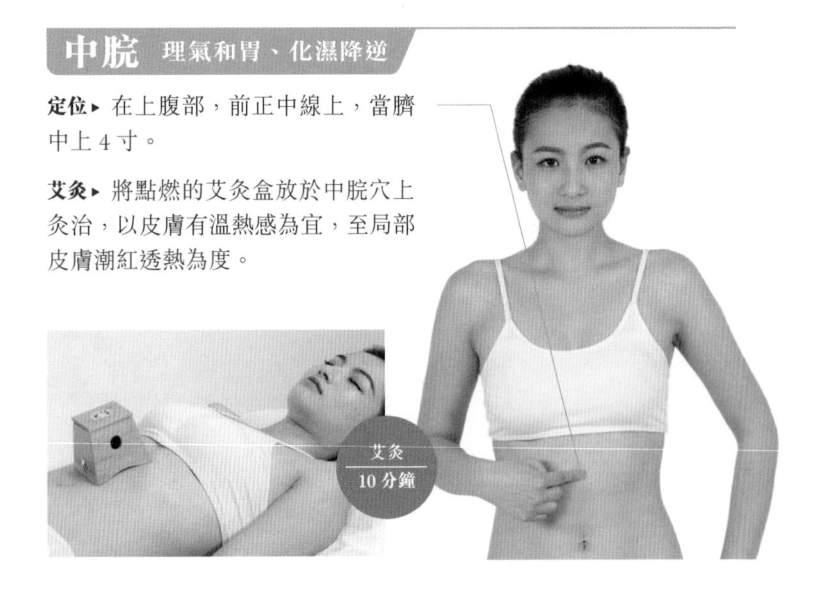

關元 培腎固本、補氣回陽

定位▸ 在下腹部，前正中線上，當臍中下 3 寸。

艾灸▸ 將點燃的艾灸盒放於關元穴上灸治，以出現明顯的循經感傳現象為佳，有溫熱感為度。

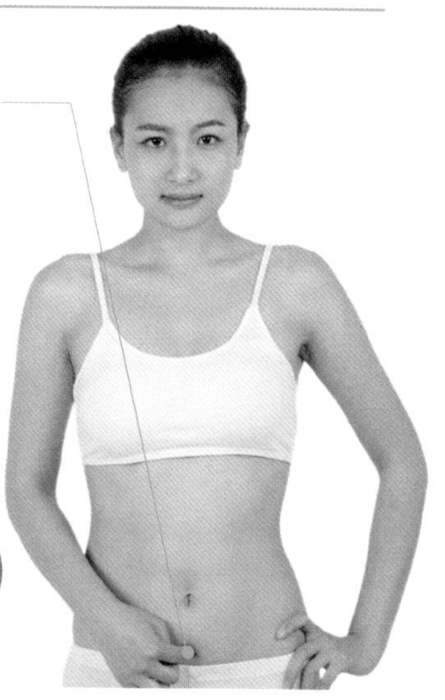

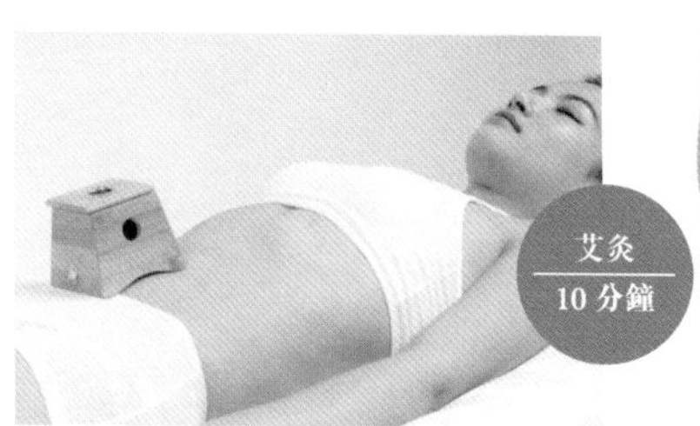

足三里 健脾和胃、扶正培元

定位▸ 在小腿前外側，當犢鼻下 3 寸，距脛骨前緣一橫指（中指）。

艾灸▸ 用艾條溫和灸法灸治足三里穴，以皮膚有溫熱感為宜。對側以同樣的方法操作。

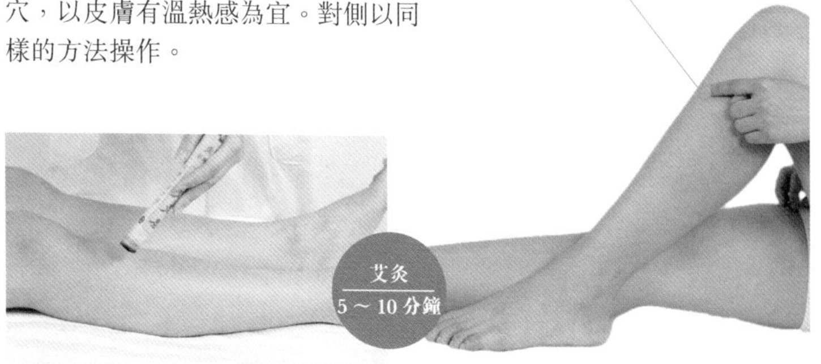

消化性潰瘍

消化性潰瘍主要指發生在胃及十二指腸的慢性潰瘍，以週期性發作、節律性上腹部疼痛為主要特徵。本病絕大多數（95% 以上）發病部位在胃和十二指腸，故又稱胃十二指腸潰瘍。本病的總發病率佔人口的 5% ～ 10%，十二指腸潰瘍較胃潰瘍多見，以青壯年多發，男多於女，兒童亦可發病。

特效穴位　**1. 神闕　2. 內關　3. 公孫**
另外再加上灸治中脘（見 027 頁）、足三里（見 017 頁）效果會更佳。

神闕　健脾益氣、補中和胃

定位▸ 在腹中部，臍中央。

艾灸▸ 將點燃的艾灸盒放於神闕穴上灸治，以皮膚有溫熱感為宜，至局部皮膚潮紅透熱為度。

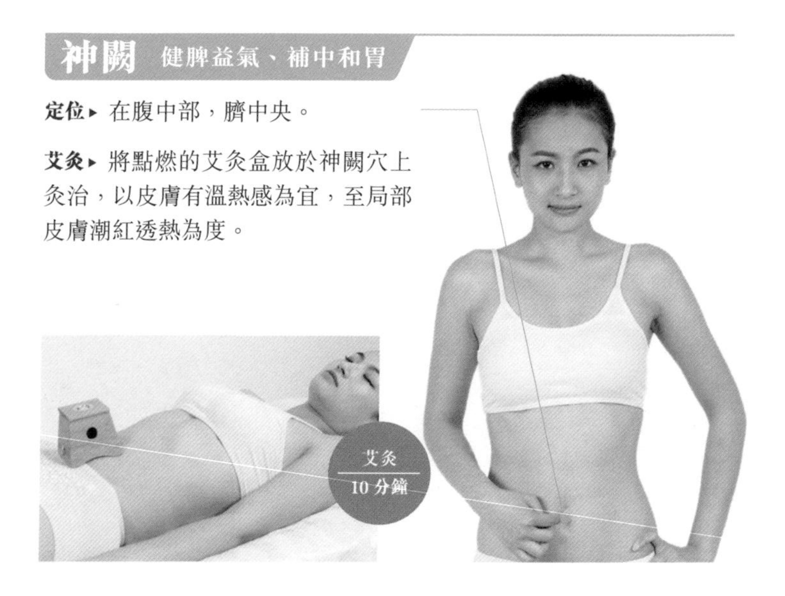

內關 寧心安神、和胃理氣

定位▸ 在前臂掌側，當曲澤與大陵的連線上，腕橫紋上 2 寸，掌長肌腱與橈側腕屈肌腱之間。

艾灸▸ 用艾條溫和灸法灸治內關穴，以皮膚有溫熱感為宜。對側以同樣的方法操作。

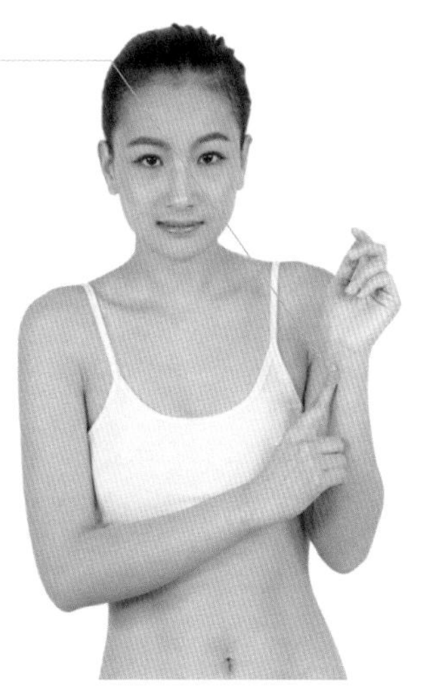

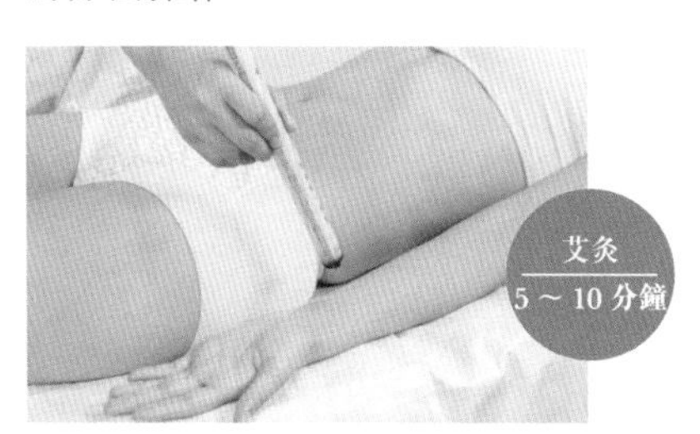

公孫 健脾化濕、和胃理中

定位▸ 在足內側緣，第一跖骨基底部的前下方，赤白肉際處。

艾灸▸ 用艾條溫和灸法灸治公孫穴，以皮膚有溫熱感為宜。對側以同樣的方法操作。

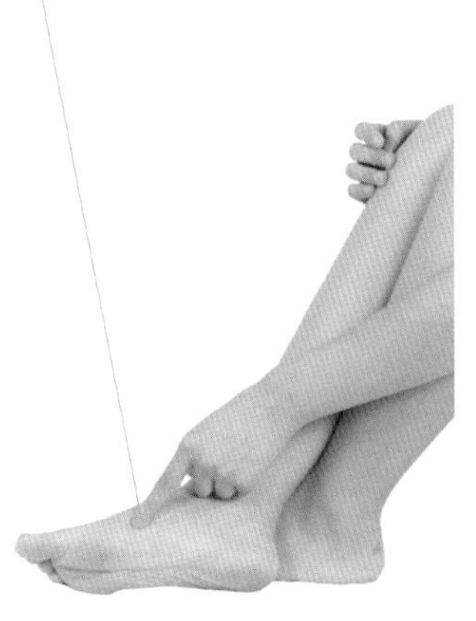

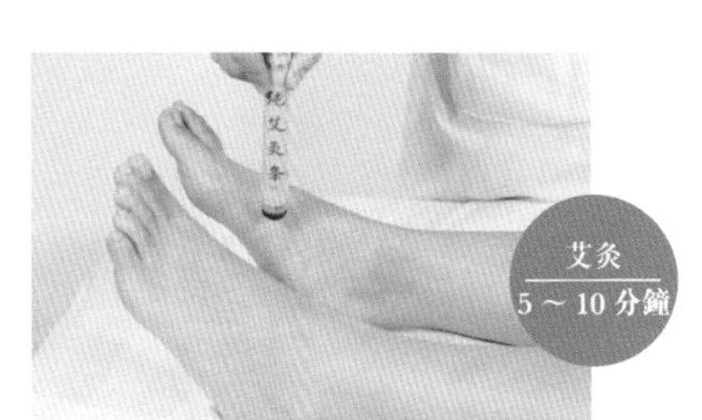

膽結石

膽結石是指發生在膽囊內的結石所引起的疾病。這種病症隨着年齡的增長，發病率也逐漸升高，且女性明顯多於男性。隨着生活水平的提高，飲食習慣的改變，衛生條件的改善，我國的膽石症已由以膽管的膽色素結石為主逐漸轉變為以膽囊膽固醇結石為主。

特效穴位 **1. 陽陵泉 2. 足三里 3. 膽俞**
另外再加上灸治天樞（見 087 頁）、列缺（見 017 頁）效果會更佳。

陽陵泉 疏肝利膽、舒筋活絡

定位▸ 在小腿外側，當腓骨頭前下方凹陷處。

艾灸▸ 用艾條溫和灸法灸治陽陵泉穴，以皮膚有溫熱感為宜。對側以同樣的方法操作。

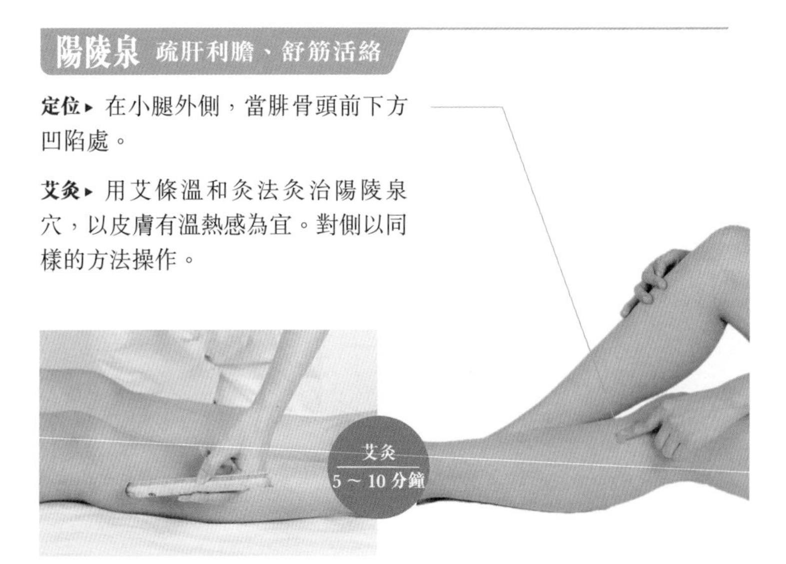

足三里　扶正培元、通經活絡

定位▸ 在小腿前外側，當犢鼻下 3 寸，距脛骨前緣一橫指（中指）。

艾灸▸ 用艾條溫和灸法灸治足三里穴，以皮膚有溫熱感為宜。對側以同樣的方法操作。

艾灸 5～10 分鐘

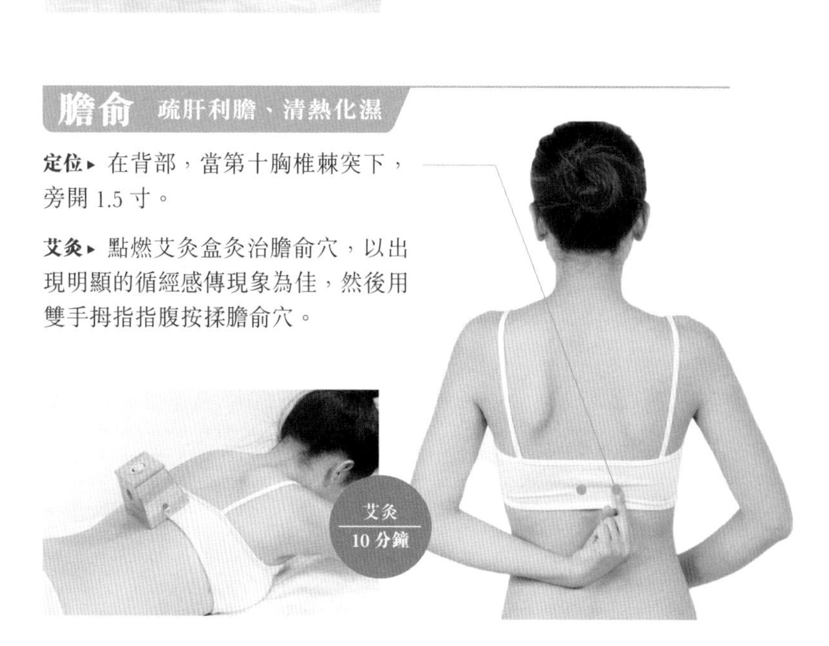

膽俞　疏肝利膽、清熱化濕

定位▸ 在背部，當第十胸椎棘突下，旁開 1.5 寸。

艾灸▸ 點燃艾灸盒灸治膽俞穴，以出現明顯的循經感傳現象為佳，然後用雙手拇指指腹按揉膽俞穴。

痔瘡

痔瘡又稱痔核，是肛門科最常見的疾病。臨床上分為三種類型：在齒線以上的為內痔，在肛門齒線外的為外痔，二者混合存在的稱混合痔。外痔主要表現為感染發炎或形成血栓外痔時，則局部腫痛；內痔主要表現為便後帶血，重者有不同程度貧血。中醫認為本病多由大腸素積濕熱，或過食炙烤辛辣之物所致。

特效穴位 **1. 百會　2. 陶道　3. 長強**
另外再加上灸治腎俞（見051頁）效果會更佳。

百會　平肝熄風、升陽固脫

定位▸ 在頭部，當前髮際正中直上5寸，或兩耳尖連線的中點處。

艾灸▸ 用艾條迴旋灸法灸治百會穴，以局部透熱為度，艾灸時可用手按住頭髮，以防艾火燒到頭髮。

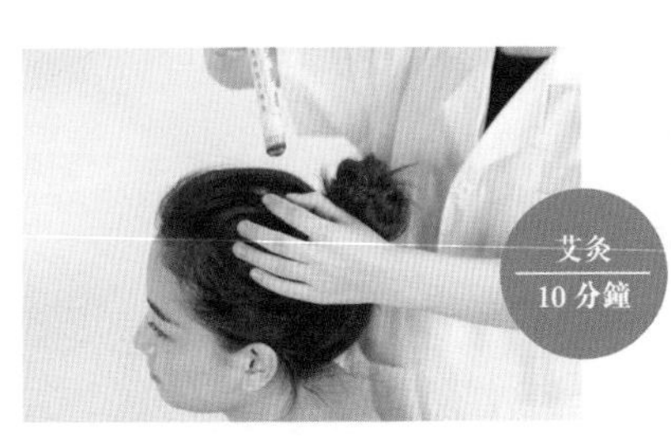

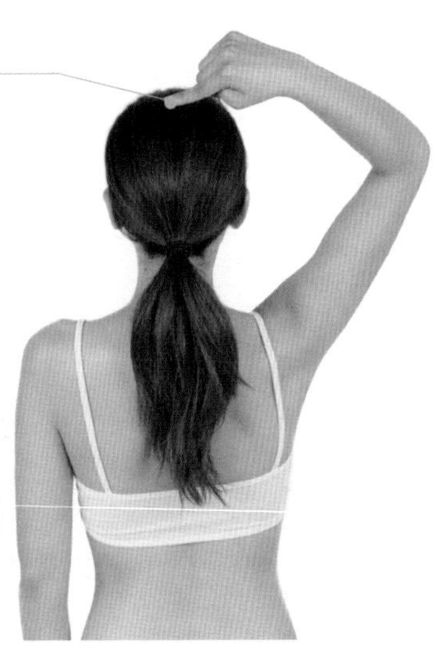

陶道 解表清熱、調理督脈

定位▸ 在背部，當後正中線上，第一胸椎棘突下凹陷中。

艾灸▸ 將點燃的艾灸盒放於陶道穴上灸治，以皮膚有溫熱感為宜，至局部皮膚潮紅透熱為度。

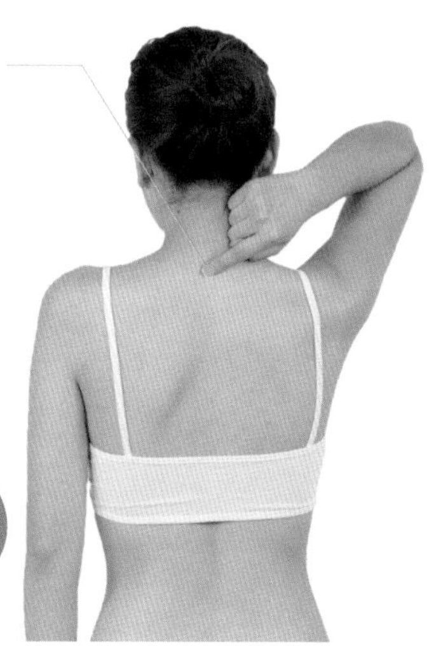

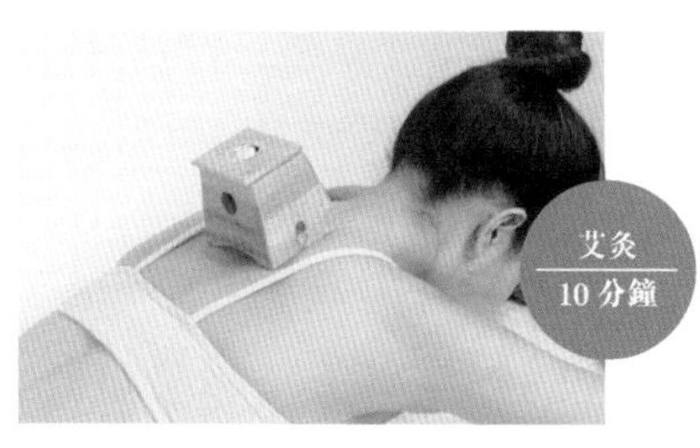

長強 通任督、調腸腑

定位▸ 在尾骨端下，當尾骨端與肛門連線的中點處。

艾灸▸ 用艾條溫和灸法灸治長強穴，熱力要能夠深入體內，直達病所，注意施灸溫度的調節。

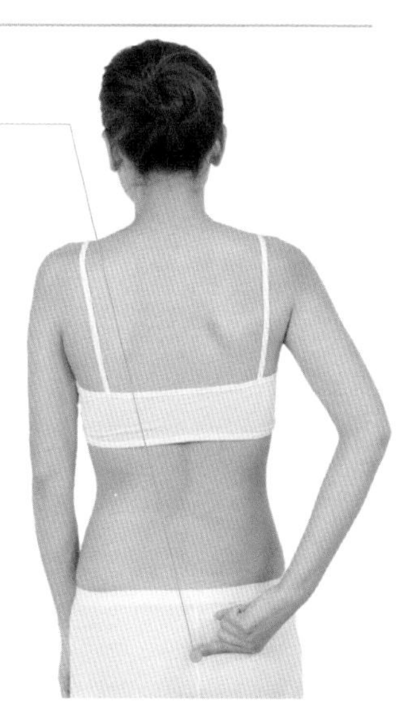

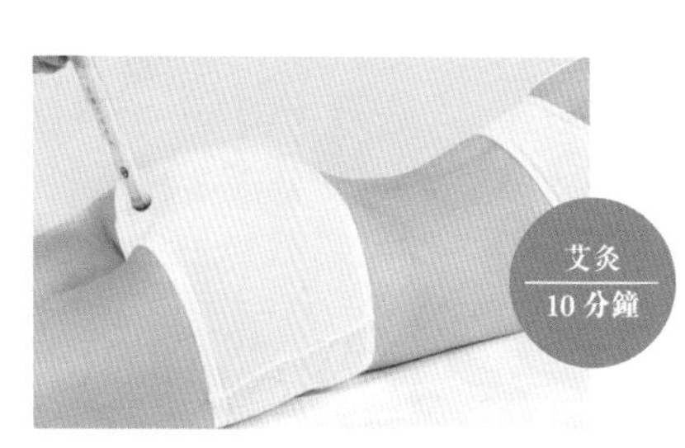

泌尿生殖系統疾病

慢性腎炎

慢性腎炎是一種以慢性腎小球病變為主的腎小球疾病，也是一種常見的慢性腎臟疾病。此病潛伏期長，病情發展緩慢，它可發生於任何年齡，但以青、中年男性為主，病程可長達一年以上。慢性腎炎的症狀各異，大部份患者有明顯血尿、浮腫、高血壓症狀，並有全身乏力、納差、腹脹、貧血等病症。

特效穴位 **1. 腎俞　2. 陰陵泉　3. 湧泉**
另外再加上灸治神闕（見 031 頁）、關元（見 025 頁）效果會更佳。

腎俞　益腎固精、強健腰腎

定位▸ 在腰部，當第二腰椎棘突下，旁開 1.5 寸。

艾灸▸ 點燃艾灸盒灸治腎俞穴，以皮膚有溫熱感為宜，至局部皮膚潮紅透熱為度。

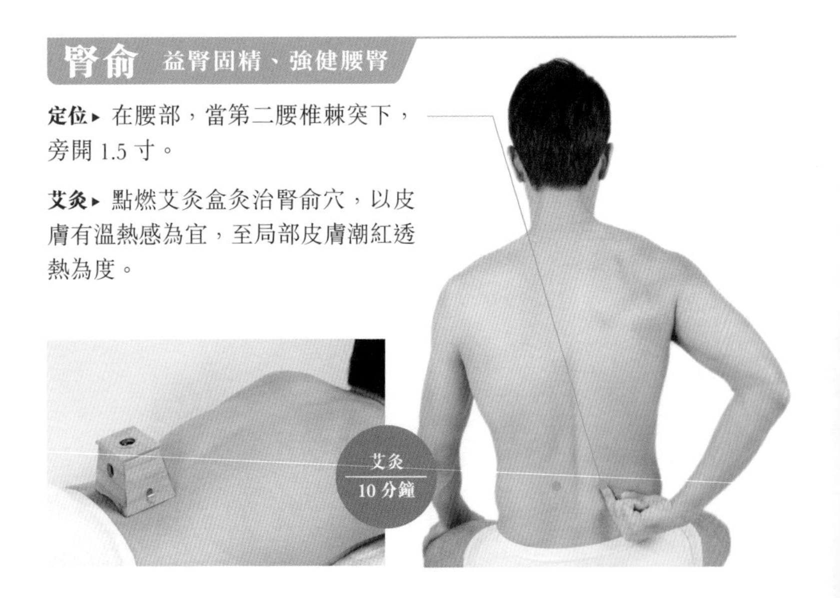

陰陵泉 益腎利濕、行氣消腫

定位▸ 在小腿內側，當脛骨內側髁後下方凹陷處。

艾灸▸ 用艾條溫和灸法灸治陰陵泉穴，以出現明顯的循經感傳現象為佳。對側以同樣的方法操作。

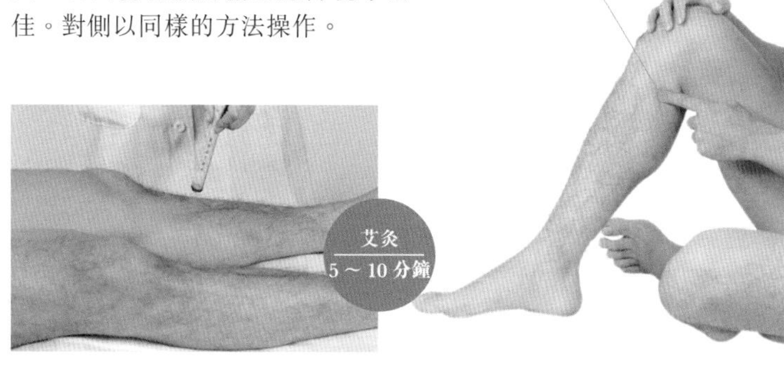

湧泉 滋陰益腎健脾

定位▸ 在足底部，約足前部凹陷處，當第二、第三趾趾縫紋頭端與足跟連線的前 1/3 處。

艾灸▸ 用艾條溫和灸法灸治湧泉穴，以穴位皮膚潮紅為度。對側以同樣的方法操作。

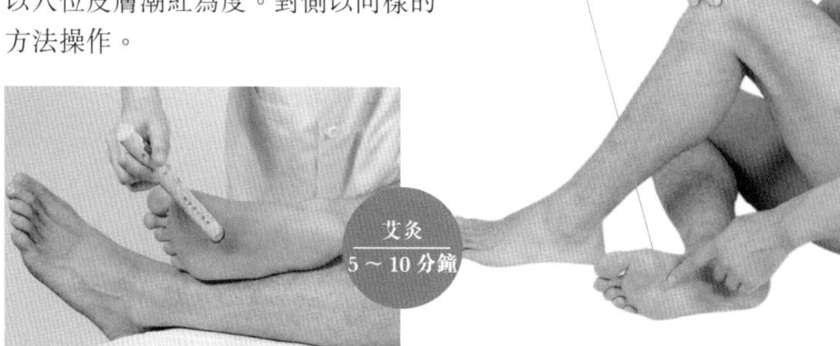

前列腺炎

前列腺炎是現在社會上成年男性常見病之一，是由多種複雜原因和誘因引起的前列腺的炎症。前列腺炎的臨床表現具有多樣化，以尿道刺激症狀和慢性盆腔疼痛為其主要表現。其中尿道症狀為尿急、尿頻，排尿時有燒灼感，排尿疼痛，可伴有排尿終末血尿或尿道膿性分泌物等。

特效穴位　1. 命門　2. 氣海　3. 三陰交
另外再加上灸治腎俞（見 051 頁）、關元（見 025 頁）效果會更佳。

命門　溫和腎陽、健腰益腎

定位▸ 在腰部，當後正中線上，第二腰椎棘突下凹陷中。

艾灸▸ 將點燃的艾灸盒放於命門穴上灸治，以皮膚有溫熱感為宜，至局部皮膚潮紅透熱為度。

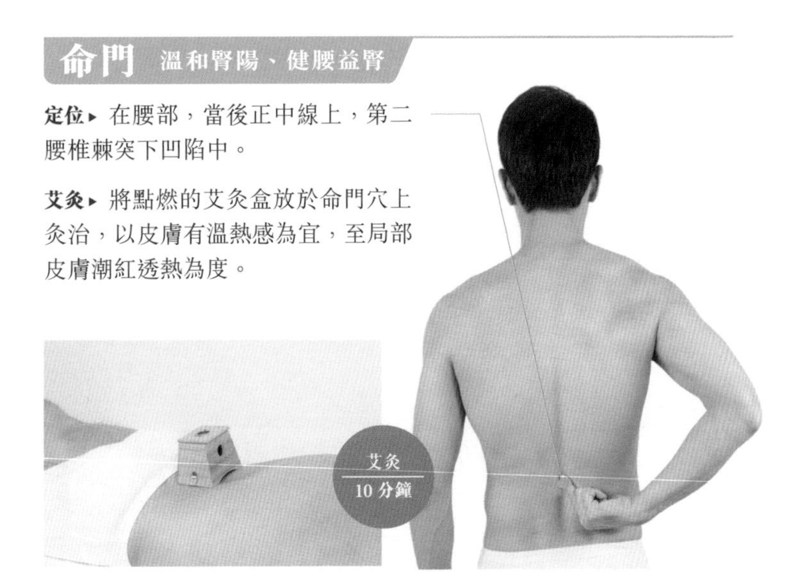

氣海 益氣升陽、分清別濁

定位▸ 在下腹部，前正中線上，當臍中下 1.5 寸。

艾灸▸ 將點燃的艾灸盒放於氣海穴上灸治，至患者感覺局部溫熱舒適而不灼燙為宜。

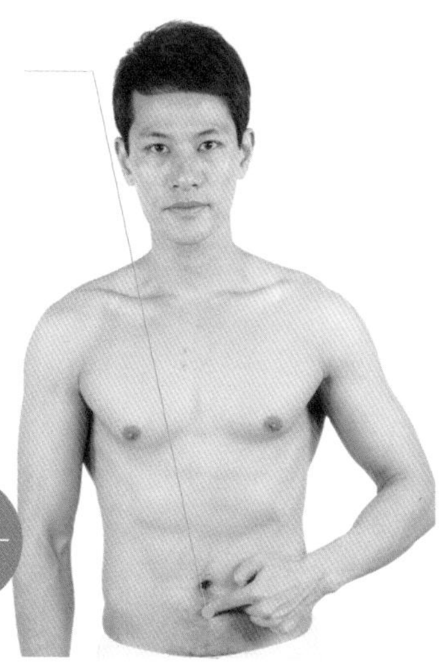

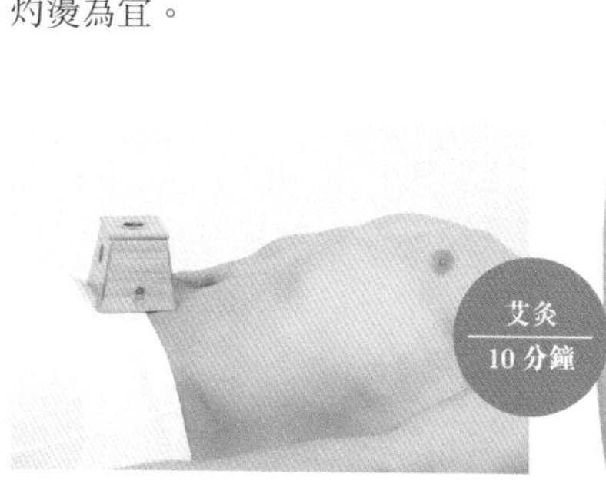

三陰交 健脾利濕、調理肝腎

定位▸ 在小腿內側，當足內踝尖上 3 寸，脛骨內側緣後方。

艾灸▸ 用艾條溫和灸法灸治三陰交穴，以皮膚有溫熱感為宜，對側以同樣的方法操作。

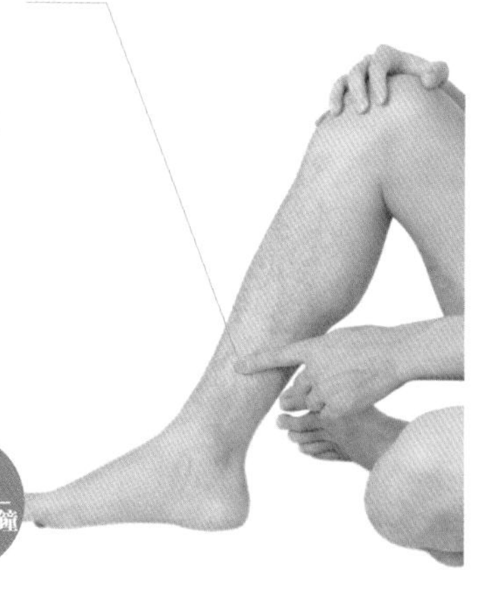

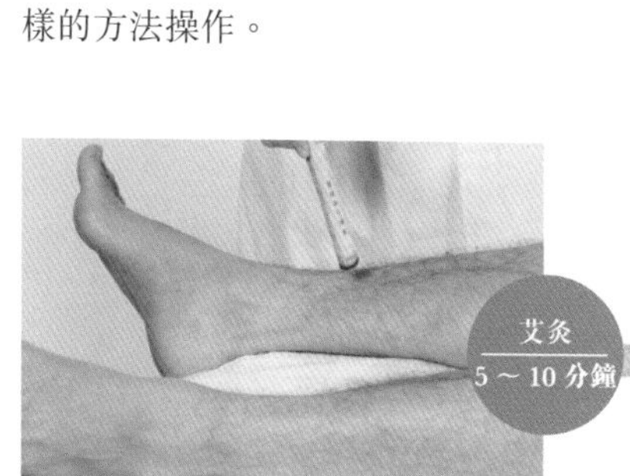

膀胱炎

膀胱炎是泌尿系統最常見的疾病，多見於女性。膀胱炎大多是由於細菌感染所引起，過於勞累、受涼、長時間憋尿、性生活不潔也容易發病。初起表現症狀輕微，僅有膀胱刺激症狀，如尿頻、尿急、尿痛、膿尿、血尿等，經治療會很快痊癒。膀胱炎分為急性與慢性兩種，兩者可互相轉化。

特效穴位 **1. 中極　2. 大腸俞　3. 次髎**
另外再加上灸治關元（見 025 頁）、膀胱俞（見 111 頁）效果會更佳。

中極　助氣化、利濕熱

定位▸ 在下腹部，前正中線上，當臍中下 4 寸。

艾灸▸ 將燃着的艾灸盒放於中極穴上灸治，以皮膚有溫熱感為宜，至局部皮膚潮紅透熱為度。

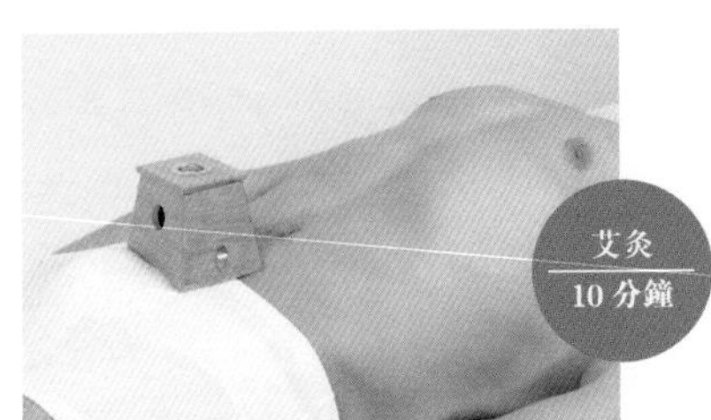

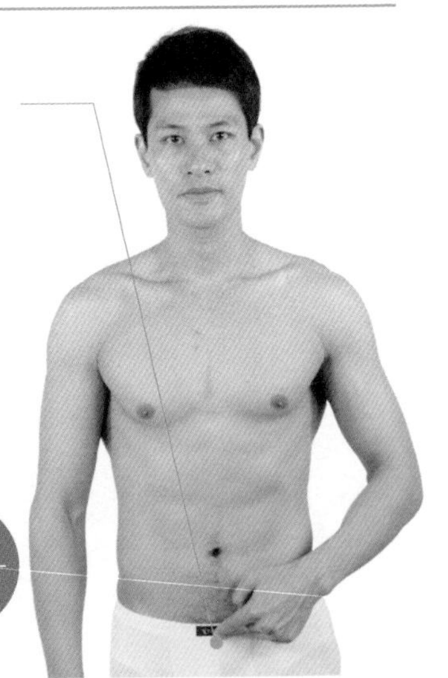

艾灸
10 分鐘

大腸俞 疏調腸腑、理氣化滯

定位▸ 在腰部，當第四腰椎棘突下，旁開 1.5 寸。

艾灸▸ 將燃着的艾灸盒放於大腸俞穴上灸治，熱力要能夠深入體內，直達病所。

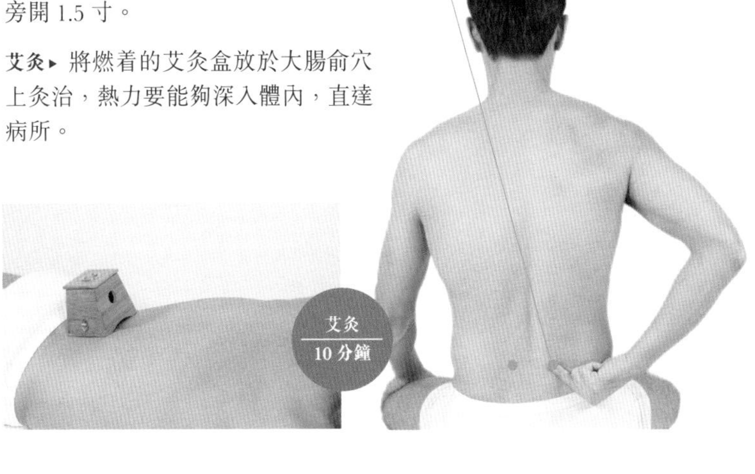

次髎 補益下焦、強腰利濕

定位▸ 在骶部，當髂後上棘內下方，適對第二骶後孔處。

艾灸▸ 將燃着的艾灸盒放於次髎穴上灸治，以患者感到舒適無灼痛感、皮膚潮紅為度。

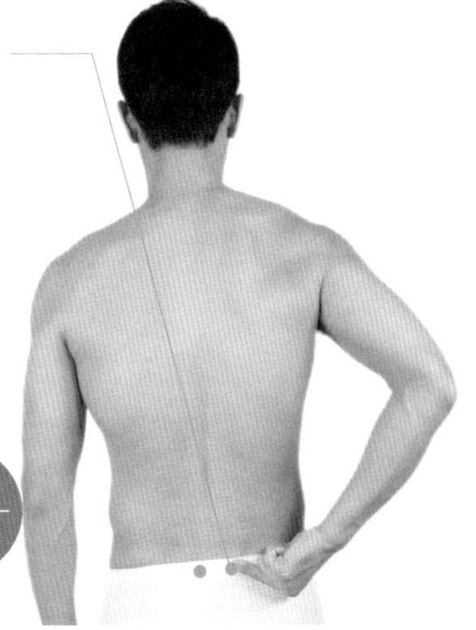

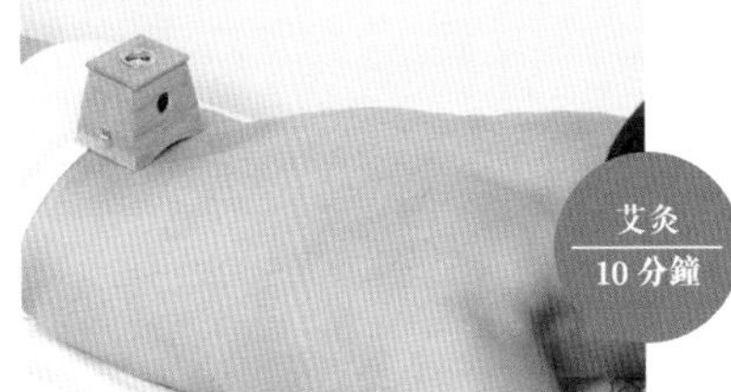

尿瀦留

尿瀦留是指膀胱內積有大量尿液而不能排出的疾病，分為急性尿瀦留和慢性尿瀦留。前者表現為急性發生的膀胱脹滿而無法排尿，常常是有明顯尿意而不能排出引起疼痛，使患者焦慮不適。後者是由於持久而嚴重的梗阻病變引起的排尿困難，表現為尿頻、尿不盡感，下腹脹滿不適感，可出現充溢性尿失禁。

特效穴位 1. 中極　2. 三陰交　3. 次髎
另外再加上灸治氣海（見 042 頁）、關元（見 025 頁）效果會更佳。

中極 助氣化、利濕熱

定位▸ 在下腹部，前正中線上，當臍中下 4 寸。

艾灸▸ 點燃艾灸盒放於中極穴上灸治，以皮膚有溫熱感為宜，至局部皮膚潮紅透熱為度。

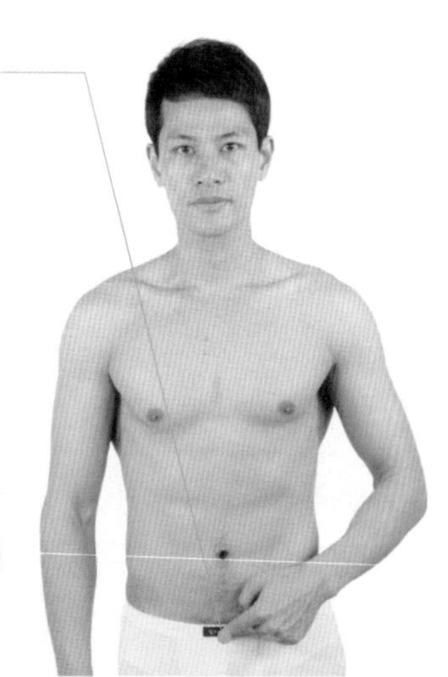

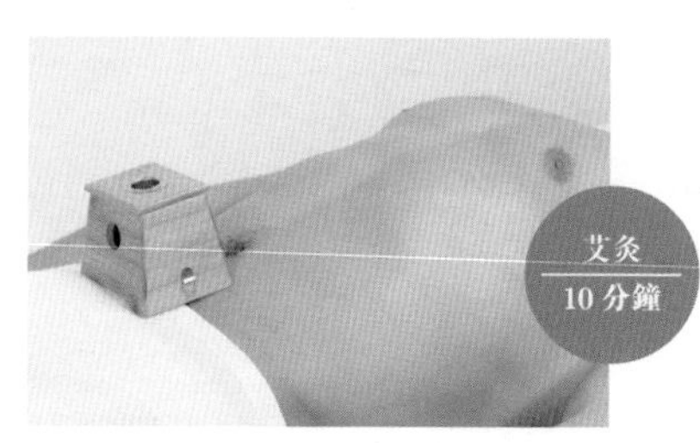

三陰交 調理三焦、通利小便

定位▸ 在小腿內側，當足內踝尖上3寸，脛骨內側緣後方。

艾灸▸ 用艾條溫和灸法灸治三陰交穴，以出現循經感傳現象為佳。對側以同樣的方法操作。

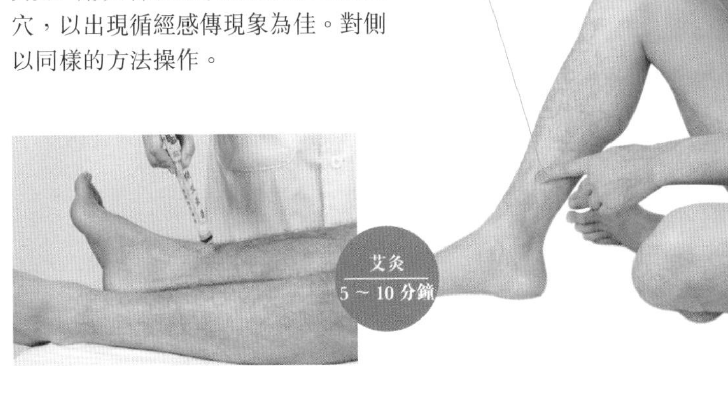

次髎 補益下焦、強腰利尿

定位▸ 在骶部，當髂後上棘內下方，適對第二骶後孔處。

艾灸▸ 點燃艾灸盒放於次髎穴上灸治，熱力要能夠深入體內，直達病所，以穴位皮膚潮紅為度。

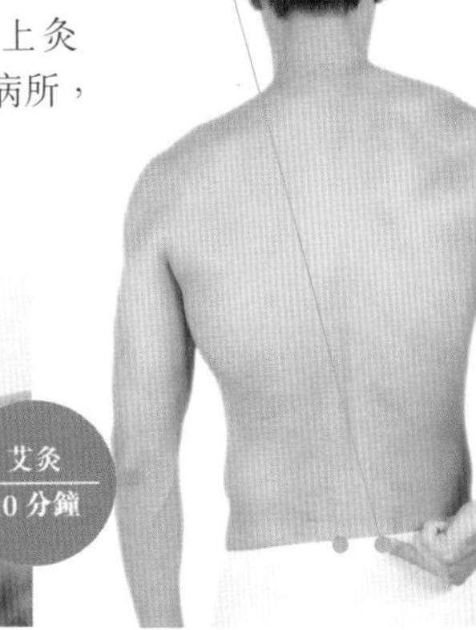

尿道炎

尿道炎是由於尿道損傷、尿道內異物、尿道梗阻、鄰近器官出現炎症或性生活不潔等原因引起的尿道細菌感染。因女性尿道短、直，所以多見於女性患者。患有尿道炎的人常會有尿頻、尿急，排尿時有燒灼感以致排尿困難等症狀，而且有的還有較多尿道分泌物，開始為黏液性，逐漸變為膿性。

特效穴位 **1. 中極　2. 三陰交　3. 膀胱俞**
另外再加上灸治曲池（見 018 頁）、陰陵泉（見 103 頁）效果會更佳。

中極　助氣化、利濕熱

定位▸ 在下腹部，前正中線上，當臍中下 4 寸。

艾灸▸ 點燃艾灸盒放於中極穴上灸治，以皮膚有溫熱感為宜，至局部皮膚潮紅透熱為度。

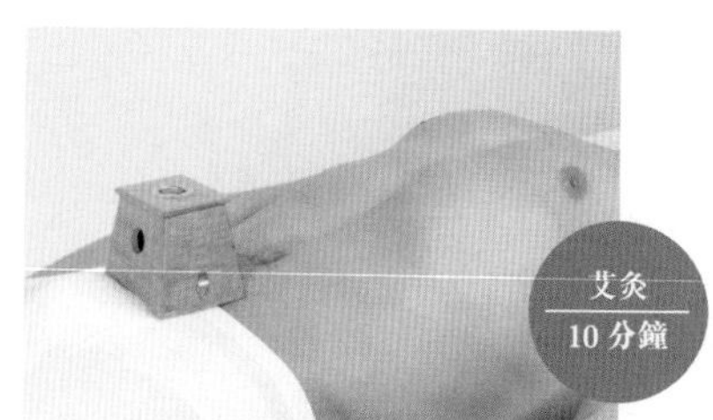

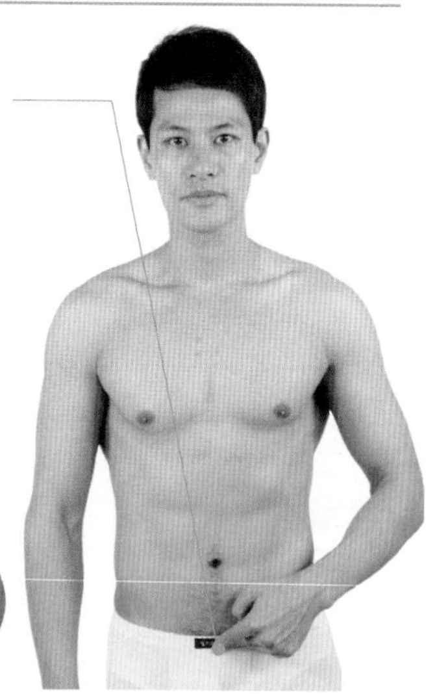

三陰交 通利小便、疏調氣機

定位▸ 位於小腿內側，當足內踝尖上3寸，脛骨內側緣後方。

艾灸▸ 用艾條溫和灸法灸治三陰交穴，以穴位皮膚潮紅為度。對側以同樣的方法操作。

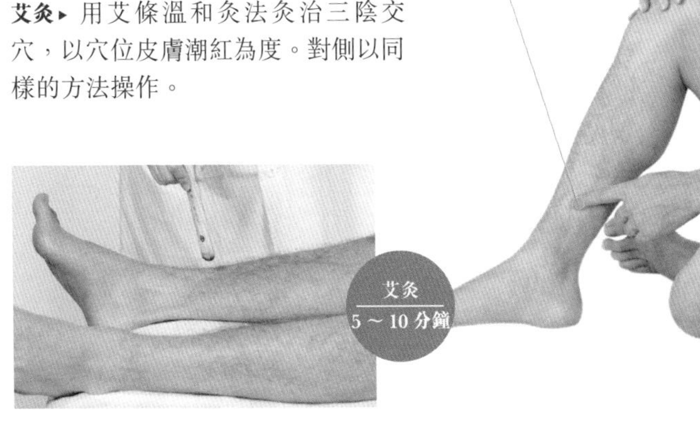

膀胱俞 疏調膀胱、通利水道

定位▸ 在骶部，當骶正中嵴旁1.5寸，平第二骶後孔。

艾灸▸ 點燃艾灸盒放於膀胱俞穴上灸治，熱力要能夠深入體內，直達病所，注意不可灼傷皮膚。

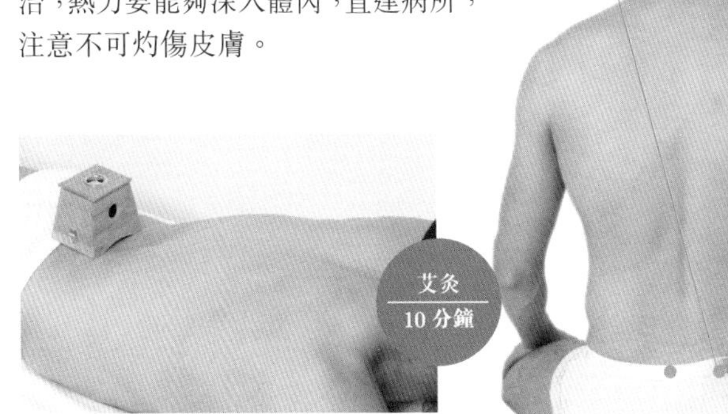

早洩

早洩是指性交時間極短，或陰莖插入陰道就射精，隨後陰莖即疲軟，不能正常進行性交的一種病症，是一種最常見的男性性功能障礙。中醫認為本病多由於房勞過度或頻繁手淫，導致腎精虧耗、腎陰不足、相火偏亢，或體虛羸弱、虛損遺精日久、腎氣不固，導致腎陰陽俱虛所致。

特效穴位 1. 腎俞　2. 神闕　3. 足三里

另外再加上灸治關元（見 025 頁）、中極（見 114 頁）效果會更佳。

腎俞　益腎固精、強健腰腎

定位▸ 在腰部，當第二腰椎棘突下，旁開 1.5 寸。

艾灸▸ 點燃艾灸盒灸治腎俞穴，以皮膚有溫熱感為宜，至局部皮膚潮紅透熱為度。

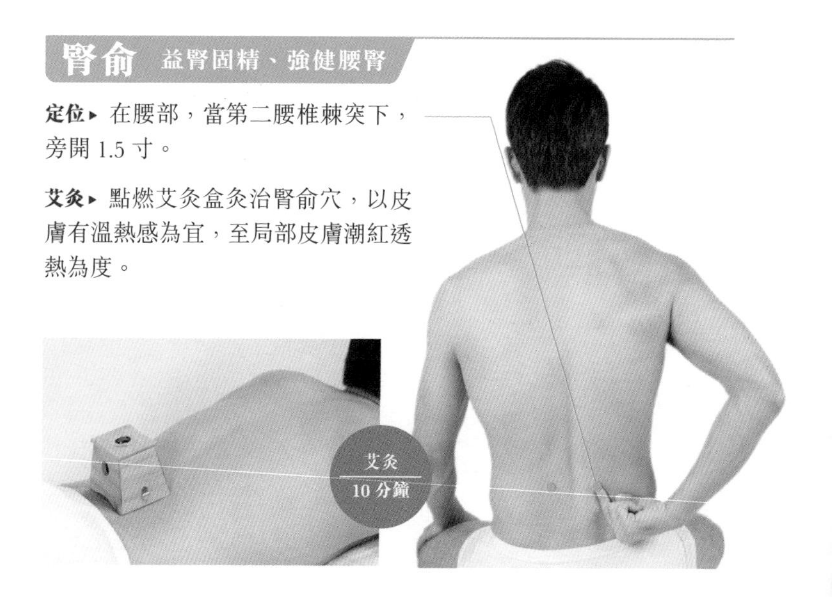

神闕 補腎固精、調理沖任

定位▸ 在腹中部，臍中央。

艾灸▸ 點燃艾灸盒灸治神闕穴，以皮膚有溫熱感為宜，至局部皮膚潮紅透熱為度。

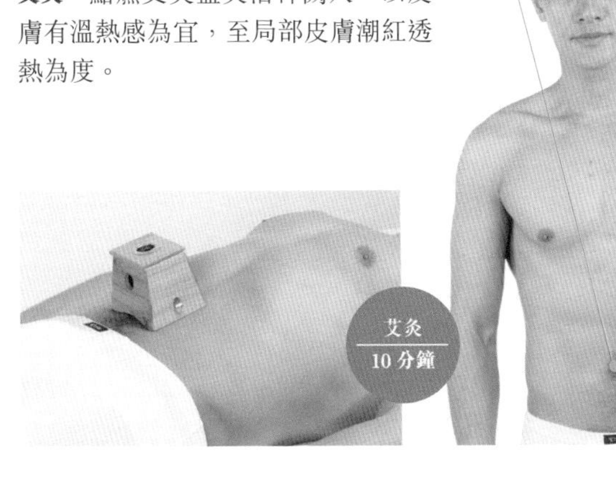

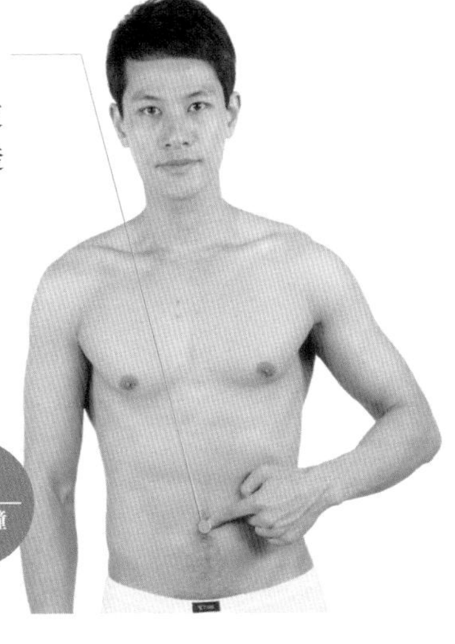

足三里 扶正培元、補中益氣

定位▸ 在小腿前外側，當犢鼻下 3 寸，距脛骨前緣一橫指（中指）。

艾灸▸ 用艾條溫和灸法灸治足三里穴，以受灸者能忍受的最大熱度為佳。對側以同樣的方法操作。

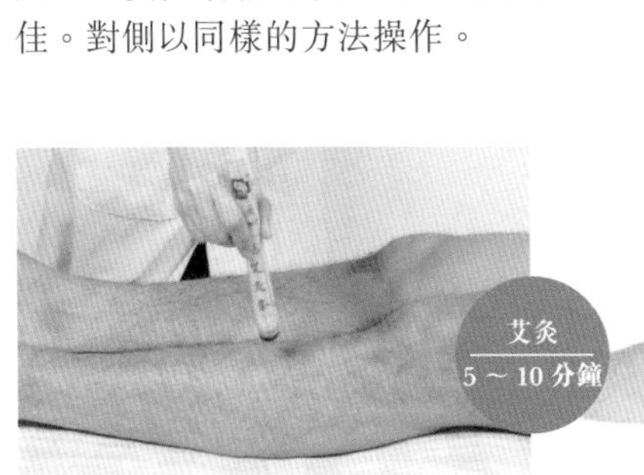

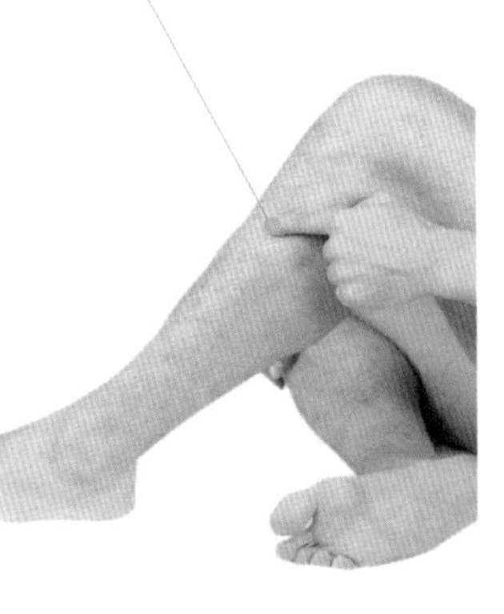

陽痿

陽痿即勃起功能障礙，是指在企圖性交時，陰莖勃起硬度不足以插入陰道，或陰莖勃起硬度維持時間不足以完成滿意的性生活。男性勃起是一個複雜的過程，與大腦、激素、情感、神經、肌肉、血管等都有關聯。前面一個或多個原因都有可能導致男性勃起功能障礙。

特效穴位 **1. 中極　2. 腎俞　3. 腰陽關**
另外再加上灸治關元（見 025 頁）、命門（見 025 頁）效果會更佳。

中極 益腎固精、調理沖任

定位▸ 在下腹部，前正中線上，當臍中下 4 寸。

艾灸▸ 將燃着的艾灸盒放於中極穴上灸治，以患者感覺局部溫熱舒適而不灼燙為宜，注意施灸溫度的調節。

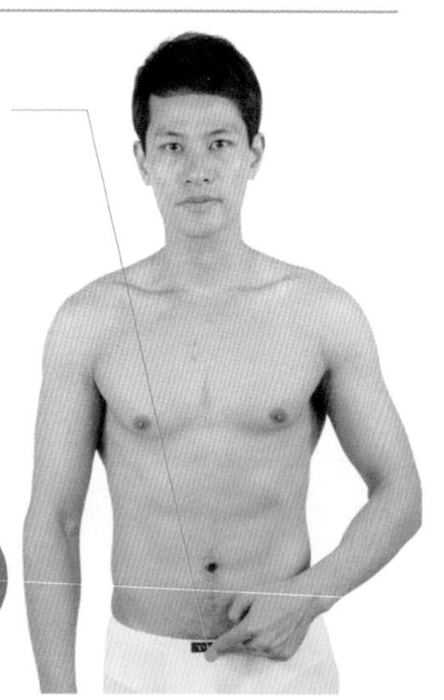

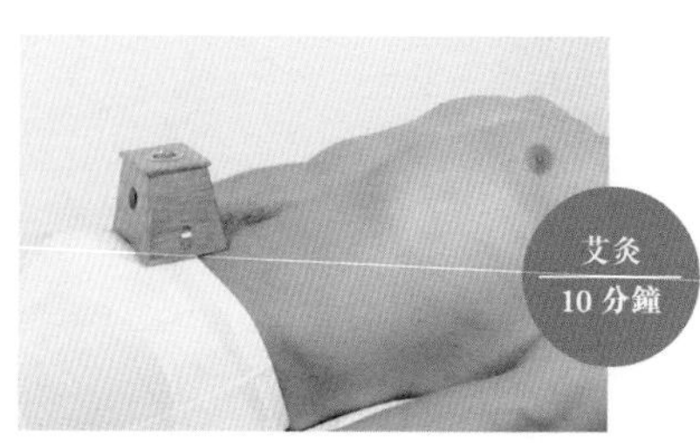

艾灸
10 分鐘

腎俞 補益元氣、培腎固本

定位▸ 在腰部，當第二腰椎棘突下，旁開 1.5 寸。

艾灸▸ 將燃着的艾灸盒放於腎俞穴上灸治，以患者感覺局部溫熱舒適而不灼燙為宜，注意不可灼傷皮膚。

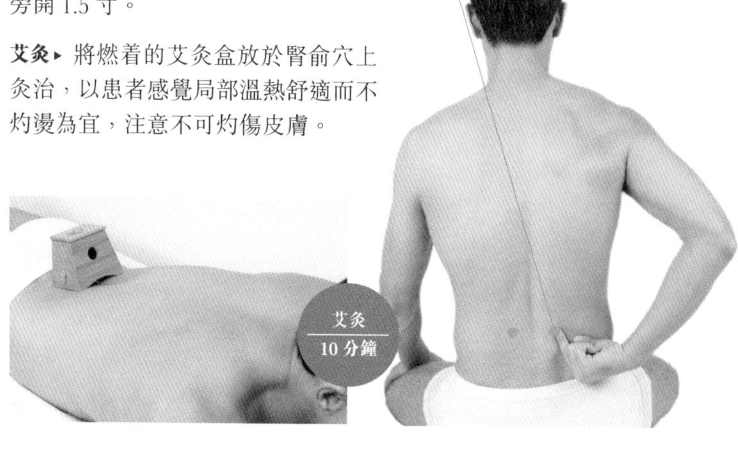

腰陽關 溫腎助陽、調理督脈

定位▸ 在腰部，當後正中線上，第四腰椎棘突下凹陷中。

艾灸▸ 將燃着的艾灸盒放於腰陽關穴上灸治，以患者感到舒適無灼痛感、皮膚潮紅為度。

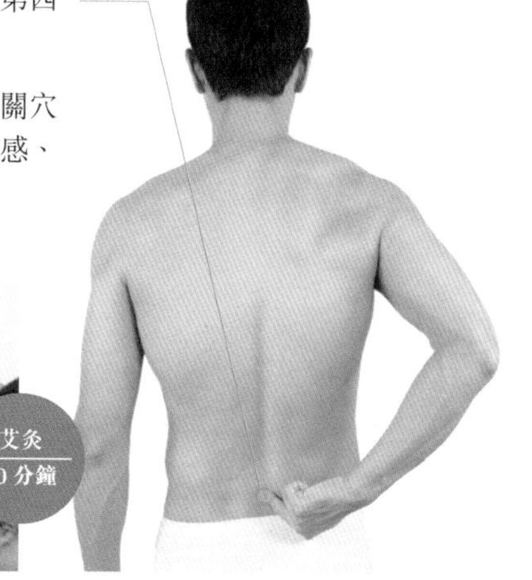

遺精

遺精是指無性交而精液自行外洩的一種男性疾病。睡眠時精液外洩者為夢遺，清醒時精液外洩者為滑精，無論是夢遺還是滑精都統稱為遺精。一般成年男性遺精一週不超過 1 次屬正常的生理現象；如果一週數次或一日數次，並伴有精神委靡、腰痠腿軟、心慌氣喘，則屬於病理性遺精。

特效穴位 **1. 腰眼　2. 氣海　3. 足三里**
另外再加上灸治腎俞（見 051 頁）、命門（見 025 頁）、關元（見 025 頁）效果會更佳。

腰眼　強腰健腎、暢達氣血

定位▸ 在腰部，當第四腰椎棘突下，旁開約 3.5 寸凹陷中。

艾灸▸ 將燃着的艾灸盒放在腰眼穴上灸治，以患者感覺局部溫熱舒適而不灼燙為宜，至局部皮膚潮紅透熱為度。

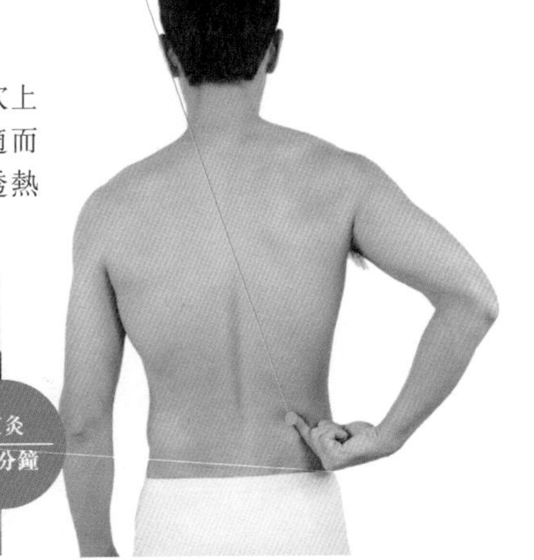

氣海 補氣益氣、調理衝任

定位▸ 在下腹部，前正中線上，當臍中下 1.5 寸。

艾灸▸ 將燃着的艾灸盒放在氣海穴上灸治，以患者感覺局部溫熱舒適而不灼燙為宜，至局部皮膚潮紅透熱為度。

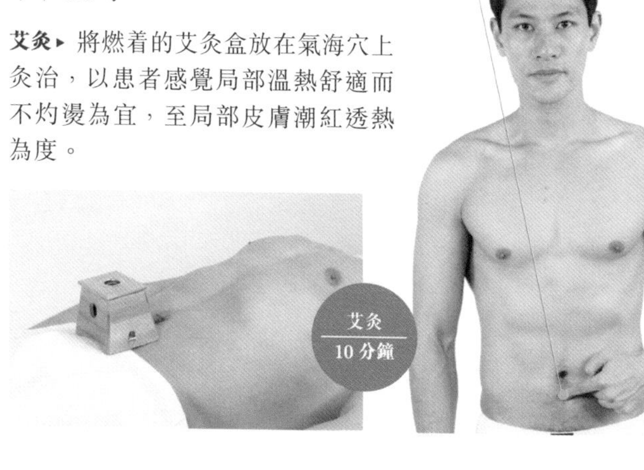

足三里 扶正培元、補中益氣

定位▸ 在小腿前外側，當犢鼻下 3 寸，距脛骨前緣一橫指（中指）。

艾灸▸ 用艾條雀啄灸法灸治足三里穴，以穴位皮膚潮紅為度。對側以同樣的方法操作。

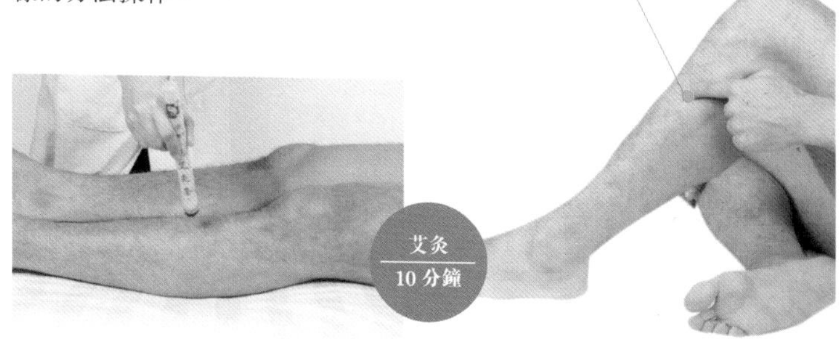

陰囊潮濕

陰囊潮濕是指由於脾虛腎虛、藥物過敏、缺乏維生素、真菌滋生等原因引起的男性陰囊糜爛、潮濕、瘙癢等症狀，是一種男性特有的皮膚病，可分為急性期、亞急性期、慢性期三個過程。中醫認為，風邪、濕邪、熱邪、血虛、蟲淫等為致病的主要原因。

特效穴位 **1. 陶道　2. 曲池　3. 陰陵泉**
另外再加上灸治膀胱俞（見 111 頁）、神門（見 065 頁）效果會更佳。

陶道　疏風清熱、祛濕止癢

定位▸ 在背部，當後正中線上，第一胸椎棘突下凹陷中。

艾灸▸ 將點燃的艾灸盒放於陶道穴上灸治，以皮膚有溫熱感為宜，至局部皮膚潮紅透熱為度。

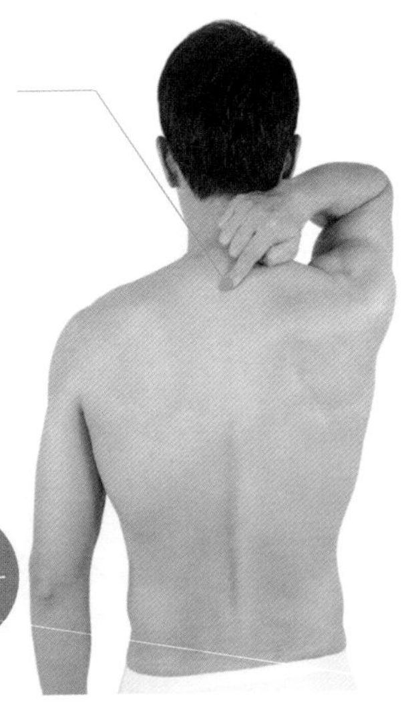

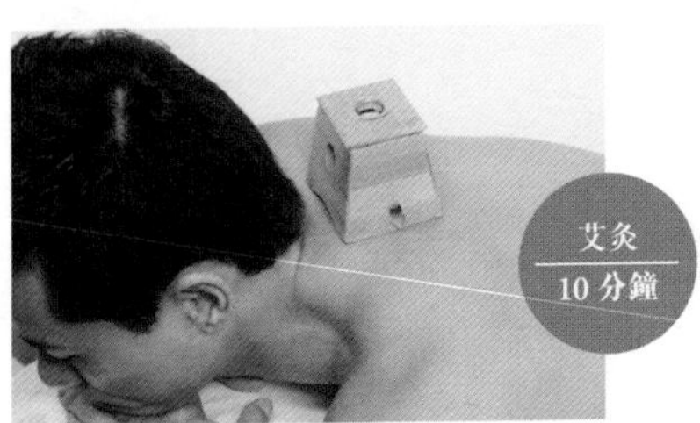

艾灸
10 分鐘

曲池 清熱和營、降逆活絡

定位▸ 在肘橫紋外側端，屈肘，當尺澤與肱骨外上髁連線中點。

艾灸▸ 用艾條溫和灸法灸治曲池穴，以出現明顯的循經感傳現象為佳。對側以同樣的方法操作。

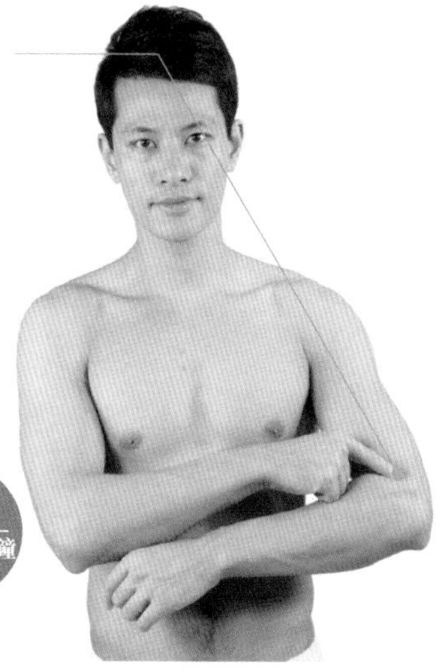

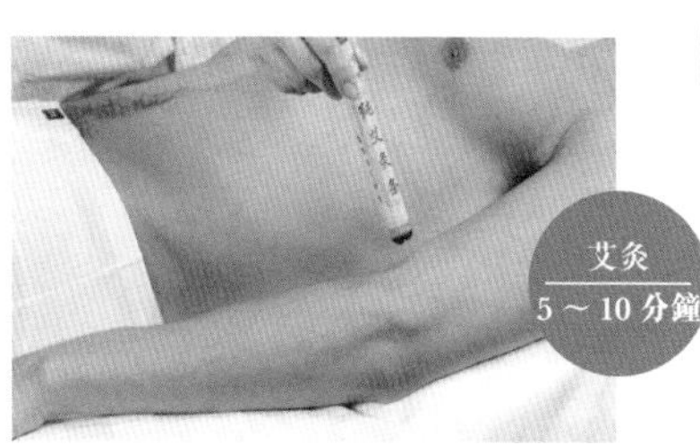

陰陵泉 益腎利濕、通經活絡

定位▸ 在小腿內側，脛骨內側髁後下方凹陷處。

艾灸▸ 用艾條雀啄灸法灸治陰陵泉穴，以施灸部位出現紅暈為度。對側以同樣的方法操作。

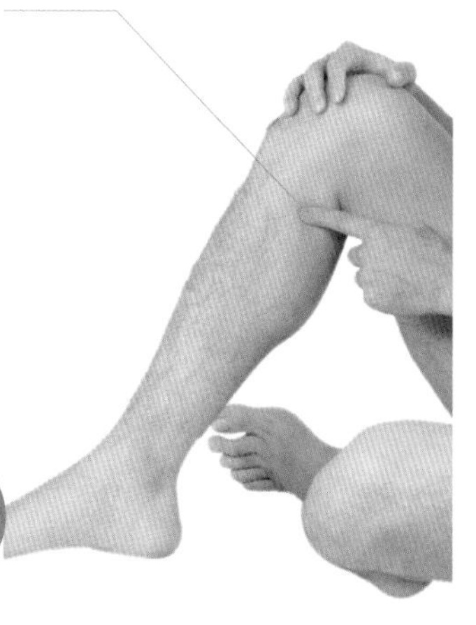

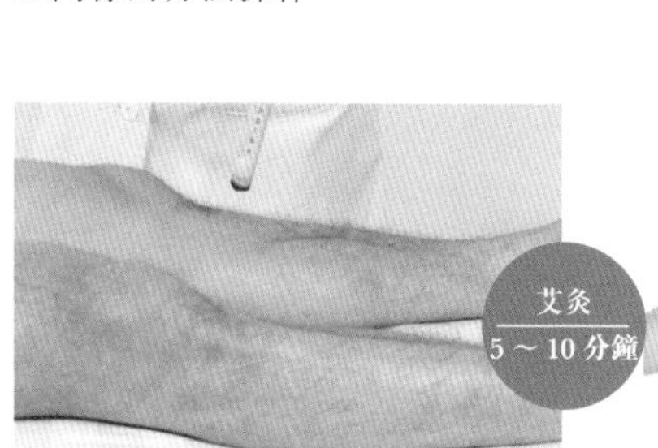

性冷淡

性冷淡是指由於疾病、精神、年齡等因素導致的性慾缺乏，即對性生活缺乏興趣。性冷淡生理症狀主要體現在：性愛撫無反應或快感反應不足；無性愛快感或快感不足、遲鈍，缺乏性高潮；性器官發育不良或性器官萎縮、老化、細胞缺水、活性不足等。心理症狀主要是對性愛恐懼、厭惡及心理抵觸等。

特效穴位 **1. 氣海　2. 膻中　3. 命門**
另外再加上灸治次髎（見 107 頁）、關元（見 025 頁）效果會更佳。

氣海　溫補脾腎、暢達氣血

定位▸ 在下腹部，前正中線上，當臍中下 1.5 寸。

艾灸▸ 點燃艾灸盒灸治氣海穴，以患者感覺局部溫熱舒適而不灼燙為宜，至局部皮膚潮紅透熱為度。

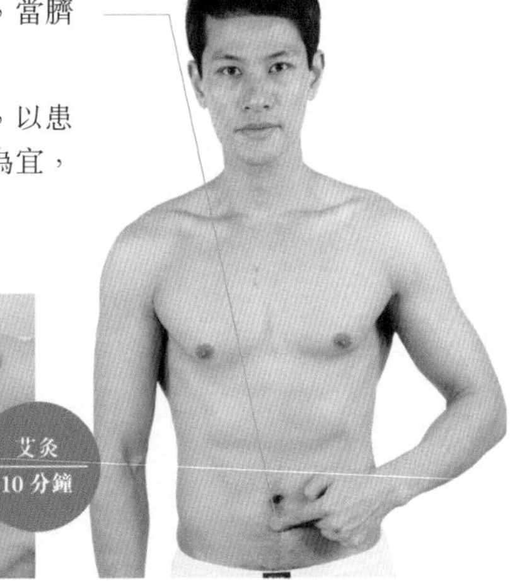

膻中 理氣寬胸

定位▸ 在胸部，當前正中線上，平第四肋間，兩乳頭連線的中點。

艾灸▸ 用艾條迴旋灸法灸治膻中穴，以出現明顯的循經感傳現象為佳，有溫熱感為度。

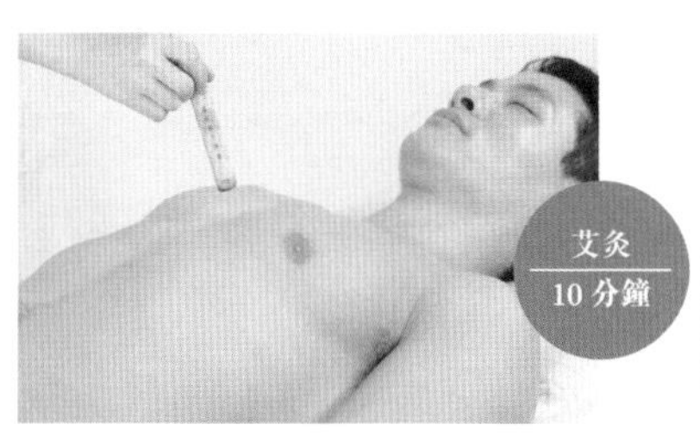

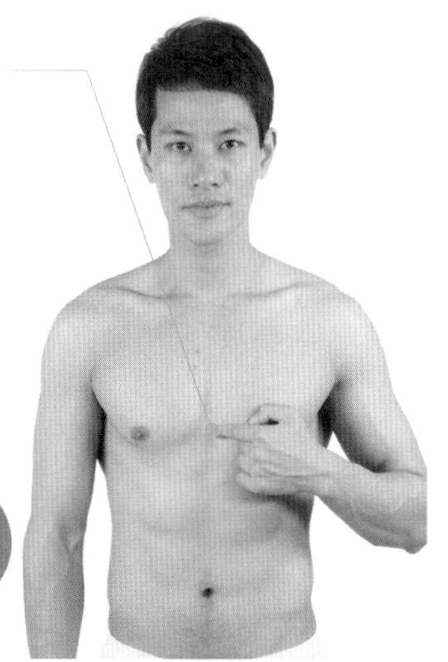

命門 溫和腎陽、健腰益腎

定位▸ 在腰部，當後正中線上，第二腰椎棘突下凹陷中。

艾灸▸ 點燃艾灸盒灸治命門穴，以患者感覺局部溫熱舒適而不灼燙為宜，至局部皮膚潮紅透熱為度。

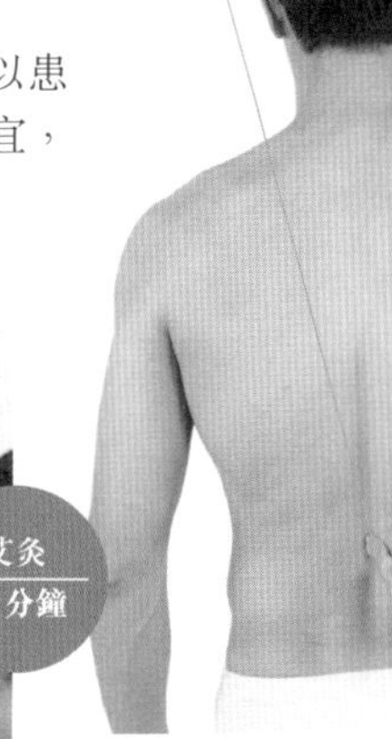

不育症

生育的基本條件是要具有正常的性功能和能與卵子結合的正常精子。不育症指正常育齡夫婦婚後有正常性生活，長期不避孕，卻未生育。在已婚夫婦中不育者有15%，其中單純女性因素為50%，單純男性因素為30%左右。男性多由於男性內分泌疾病、生殖道感染、男性性功能障礙等引起。

特效穴位 1. 氣海　2. 足三里　3. 三陰交

另外再加上灸治關元（見025頁）、命門（見025頁）效果會更佳。

氣海　益腎固精、調理衝任

定位▸ 在下腹部，前正中線上，當臍中下1.5寸。

艾灸▸ 點燃艾灸盒灸治氣海穴，以患者感覺局部溫熱舒適而不灼燙為宜，至局部皮膚潮紅透熱為度。

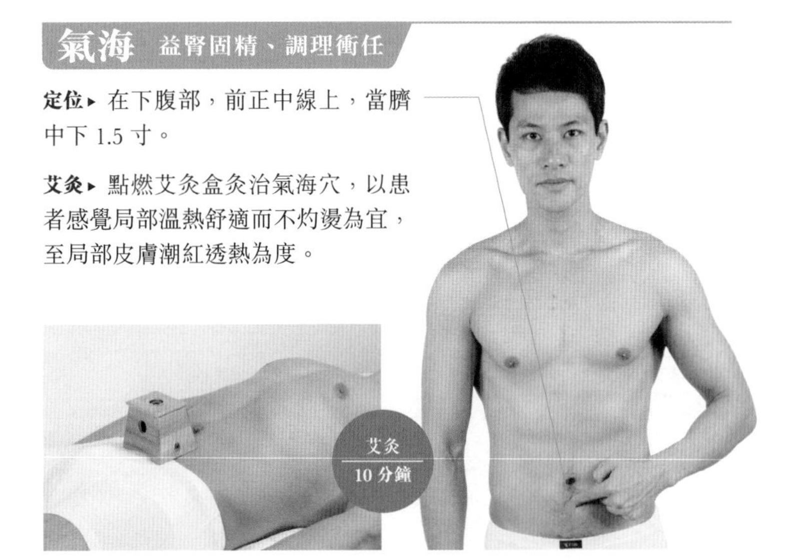

足三里 扶正培元、通經活絡

定位▸ 在小腿前外側，當犢鼻下 3 寸，距脛骨前緣一橫指（中指）。

艾灸▸ 用艾條溫和灸法灸治足三里穴，以施灸部位出現紅暈為度。對側以同樣的方法操作。

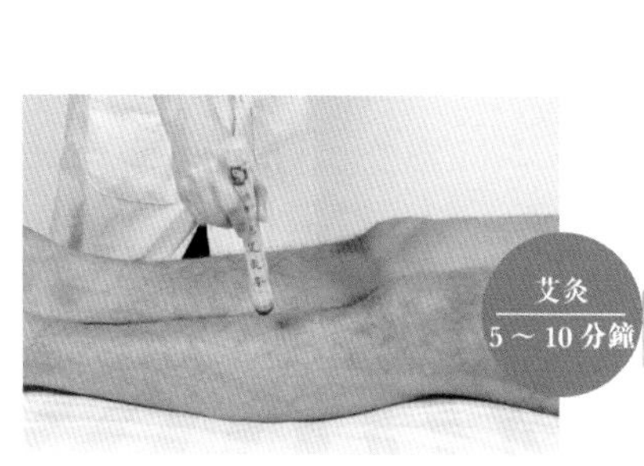

三陰交 健脾利濕、調節肝腎

定位▸ 在小腿內側，當足內踝尖上 3 寸，脛骨內側緣後方。

艾灸▸ 用艾條溫和灸法灸治三陰交穴，以穴位皮膚潮紅為度。對側以同樣的方法操作。

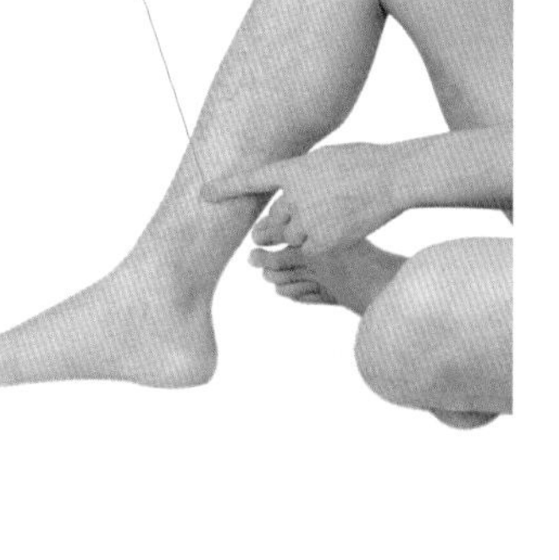

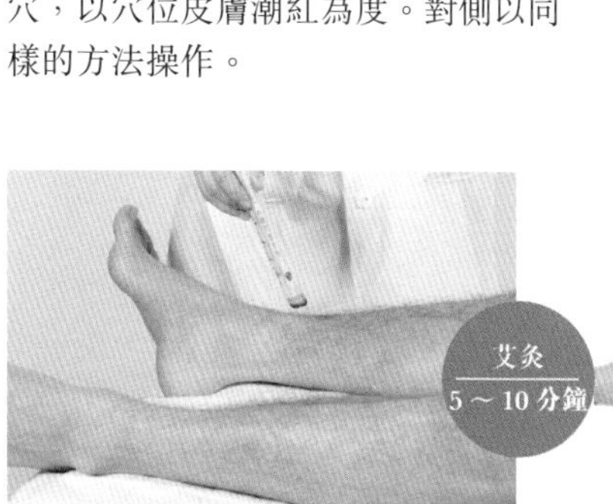

糖尿病

糖尿病是由於血中胰島素相對不足，導致血糖過高，出現糖尿，進而引起脂肪和蛋白質代謝紊亂的常見內分泌代謝性疾病。臨床上可出現多飲、多尿、多食、煩渴、消瘦等表現，持續高血糖與長期代謝紊亂等症狀可導致眼、腎、心血管系統及神經系統的損害及其功能障礙或衰竭。

特效穴位 **1. 肺俞　2. 神闕　3. 足三里**
另外再加上灸治腎俞（見 051 頁）、脾俞（見 085 頁）、關元（見 025 頁）效果會更佳。

肺俞　清熱潤肺、生津止渴

定位▸ 在背部，當第三胸椎棘突下，旁開 1.5 寸。

艾灸▸ 將點燃的艾灸盒放於肺俞穴上灸治，以皮膚有溫熱感為宜，至局部皮膚潮紅透熱為度。

艾灸
10 分鐘

神闕 溫陽救逆、健運脾胃

定位▸ 在腹中部，臍中央。

艾灸▸ 點燃艾灸盒灸治神闕穴，以患者感到舒適無灼痛感、皮膚潮紅為度，注意施灸溫度的調節。

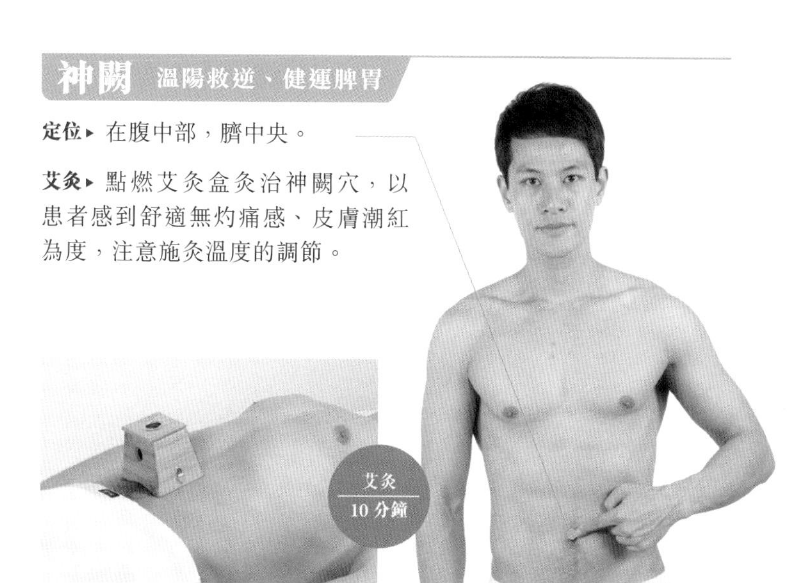

足三里 健脾和胃、扶正培元

定位▸ 在小腿前外側，當犢鼻下 3 寸，距脛骨前緣一橫指（中指）。

艾灸▸ 用艾條溫和灸法灸治足三里穴，以皮膚有溫熱感為宜。對側以同樣的方法操作。

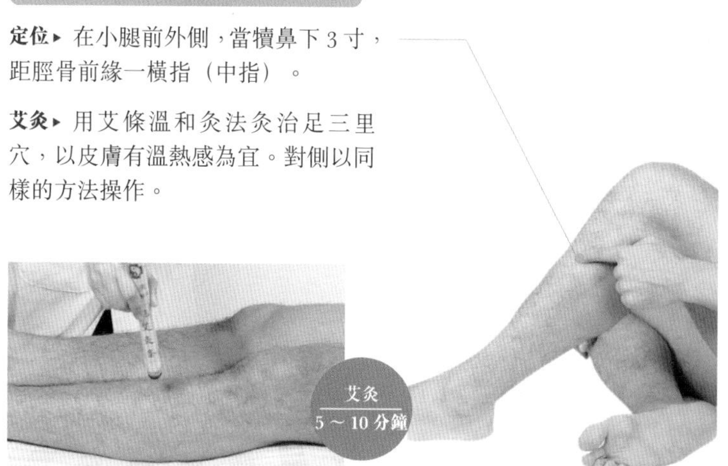

高脂血症

血脂主要是指血清中的膽固醇和三酰甘油。無論是膽固醇含量增高，還是三酰甘油的含量增高，或是兩者皆增高，統稱為高脂血症。高血脂可直接引發一些嚴重危害人體健康的疾病，如腦卒中、冠心病、心肌梗死、心臟猝死等，也是導致高血壓、糖耐量異常、糖尿病的一個重要危險因素。

特效穴位 1. 神闕　2. 關元　3. 足三里
另外再加上灸治豐隆（見 021 頁）、脾俞（見 085 頁）效果會更佳。

神闕　溫陽救逆、健運脾胃

定位▸ 在腹中部，臍中央。

艾灸▸ 將點燃的艾灸盒放於神闕穴上灸治，以皮膚有溫熱感為宜，至局部皮膚潮紅透熱為度。

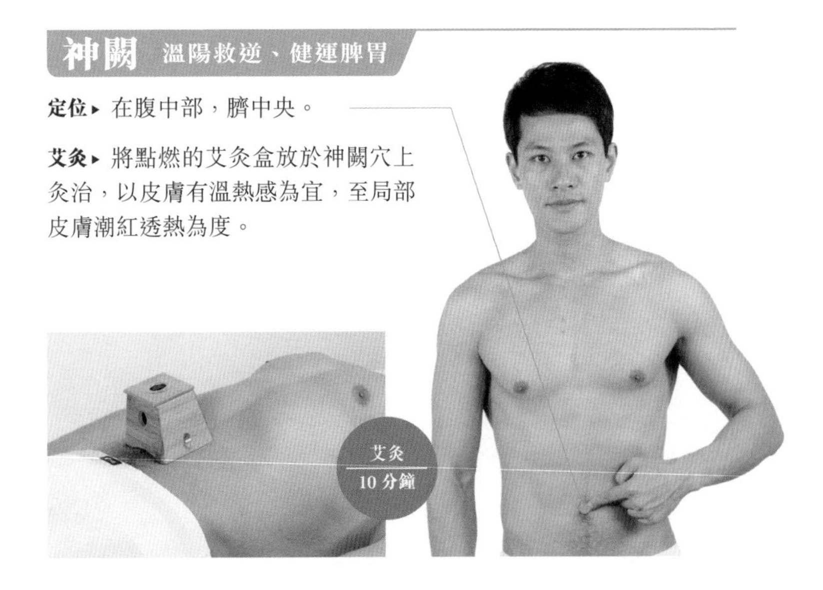

關元 補氣回陽、清熱利濕

定位▸ 在下腹部，前正中線上，當臍中下 3 寸。

艾灸▸ 將點燃的艾灸盒放於關元穴上灸治，以皮膚有溫熱感為宜，至局部皮膚潮紅透熱為度。

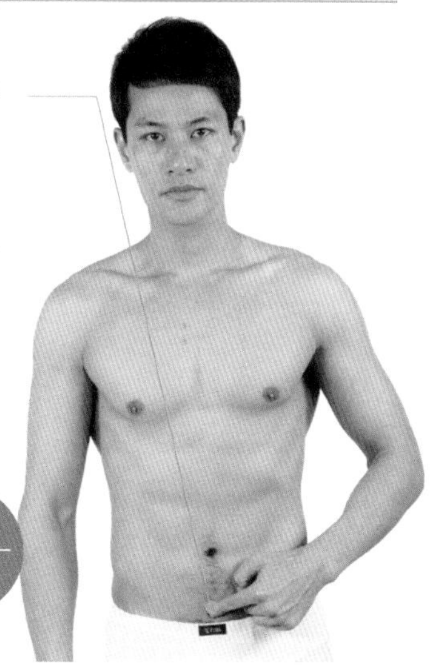

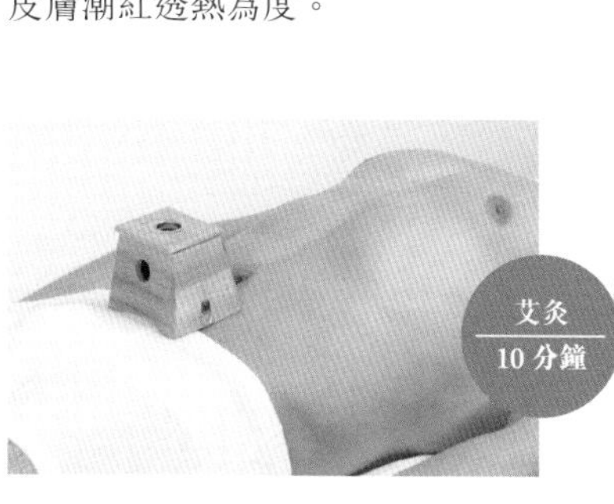

足三里 調理脾胃、化痰除濕

定位▸ 在小腿前外側，當犢鼻下 3 寸，距脛骨前緣一橫指（中指）。

艾灸▸ 用艾條溫和灸法灸治足三里穴，以出現明顯的循經感傳現象為佳。對側以同樣的方法操作。

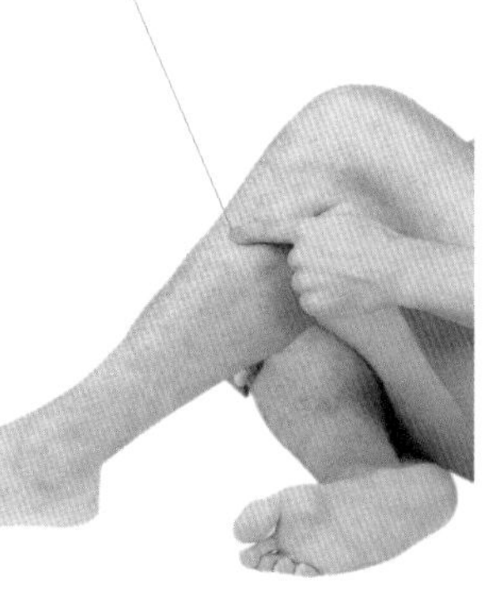

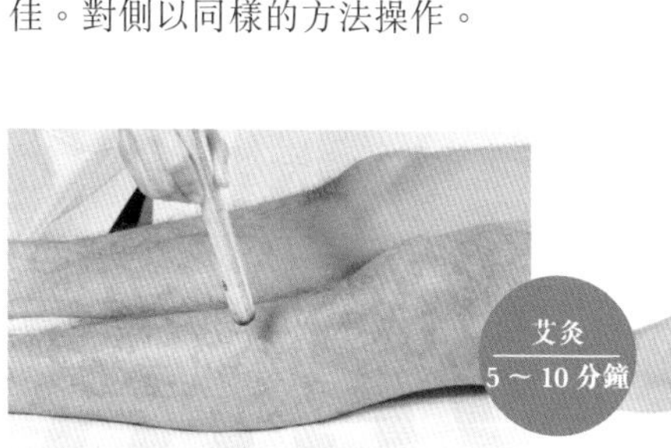

甲亢

甲亢全稱甲狀腺功能亢進，俗稱「大脖子病」。本病是由於甲狀腺激素分泌增多，造成身體機能各系統的興奮和代謝亢進。主要臨床表現為：多食、消瘦、畏熱、好動、多汗、失眠、激動、易怒等高代謝症候群，由於神經和循環系統的興奮，會出現不同程度的甲狀腺腫大和眼突、手顫等特徵。

特效穴位　**1. 關元　2. 膻中　3. 中脘**
另外再加上灸治天突（見 130 頁）、腎俞（見 051 頁）效果會更佳。

關元　益氣養血、行氣化痰

定位▸ 在下腹部，前正中線上，當臍中下 3 寸。

艾灸▸ 點燃艾灸盒灸治關元穴，以皮膚有溫熱感為宜，至局部皮膚潮紅透熱為度。

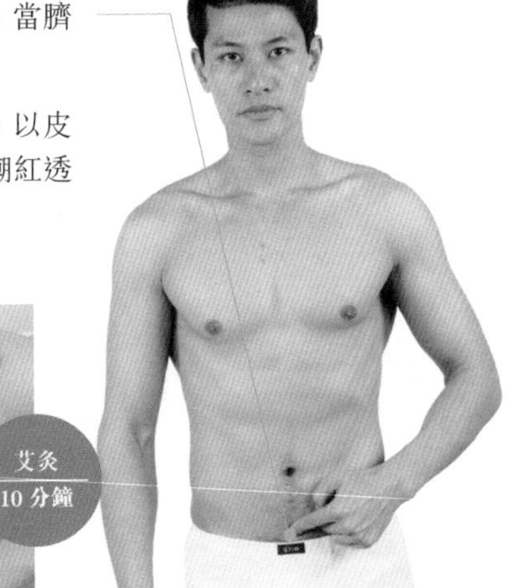

膻中 行氣活血、化痰散結

定位▸ 在胸部，當前正中線上，平第四肋間，兩乳頭連線的中點。

艾灸▸ 用艾條溫和灸法灸治膻中穴，施灸時以局部皮膚紅潤並有灼熱感為度，注意施灸溫度的調節。

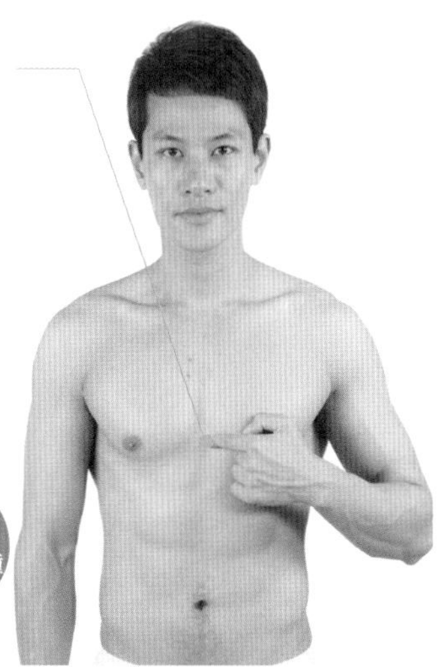

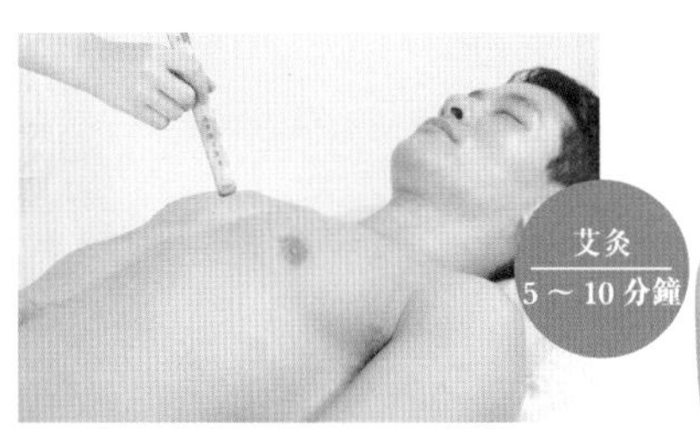

中脘 健脾和胃、化濕降逆

定位▸ 在上腹部，前正中線上，當臍中上 4 寸。

艾灸▸ 點燃艾灸盒灸治中脘穴，以皮膚有溫熱感為宜，至局部皮膚潮紅透熱為度。

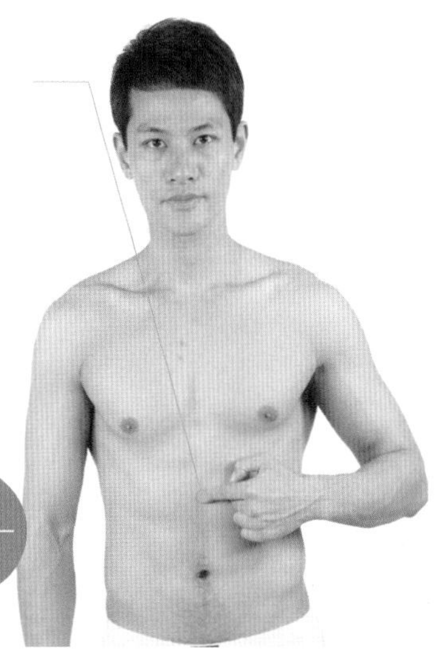

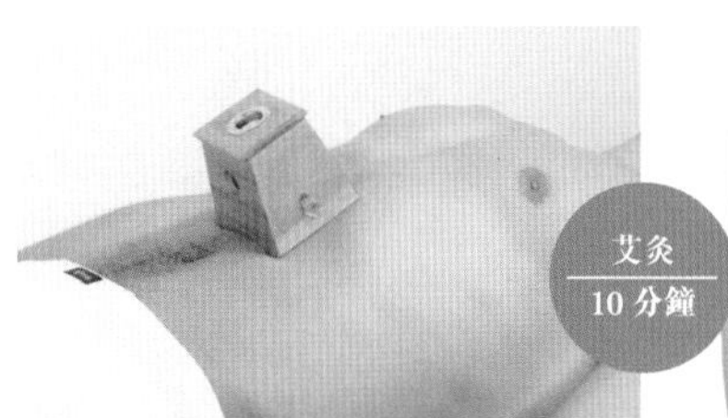

地方性甲狀腺腫大

地方性甲狀腺腫大是碘缺乏病的主要表現之一。碘是甲狀腺合成甲狀腺激素的重要原料之一，碘缺乏時合成甲狀腺激素不足，就會引起垂體分泌過量的促甲狀腺素，刺激甲狀腺增生肥大。甲狀腺長期在促甲狀腺素刺激下會出現增生或區域萎縮、出血、纖維化和鈣化，也可出現自主性功能增高。

特效穴位 **1. 天突　2. 豐隆　3. 合谷**
另外再加上灸治曲池（見 018 頁）、足三里（見 017 頁）效果會更佳。

天突 理氣化痰、清咽開音

定位▸ 在頸部，當前正中線上，胸骨上窩中央。

艾灸▸ 用艾條迴旋灸法灸治天突穴，以皮膚有溫熱感為宜，至局部皮膚潮紅透熱為度。

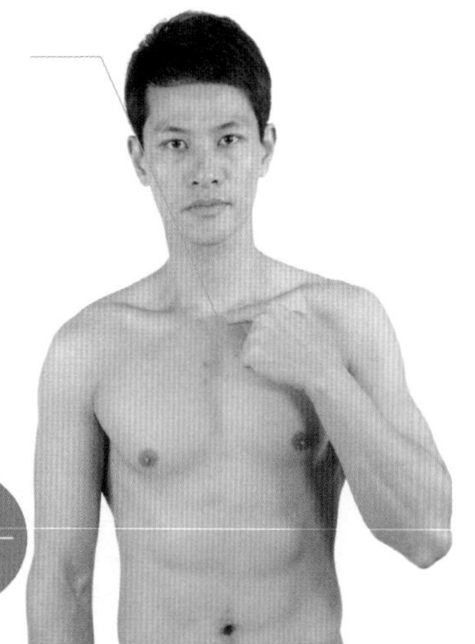

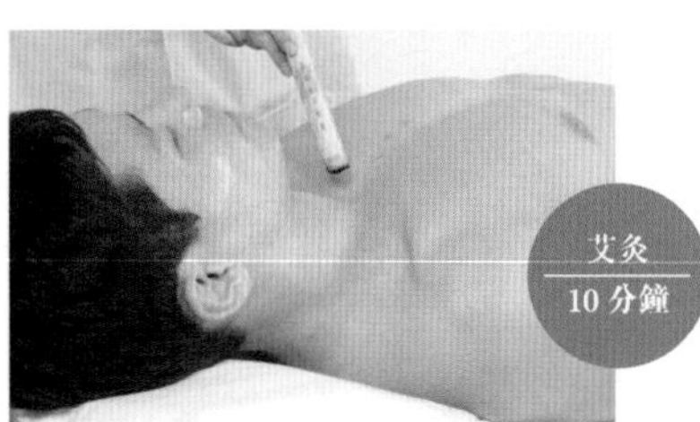

艾灸
10 分鐘

豐隆 化痰濕、清神志

定位▸ 在小腿前外側，外踝尖上 8 寸，條口外，距脛骨前緣二橫指（中指）。

艾灸▸ 用艾條迴旋灸法灸治豐隆穴，以出現明顯的循經感傳現象為佳。對側以同樣的方法操作。

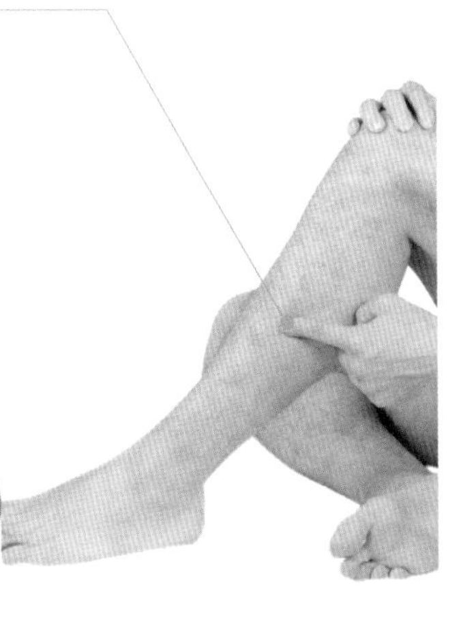

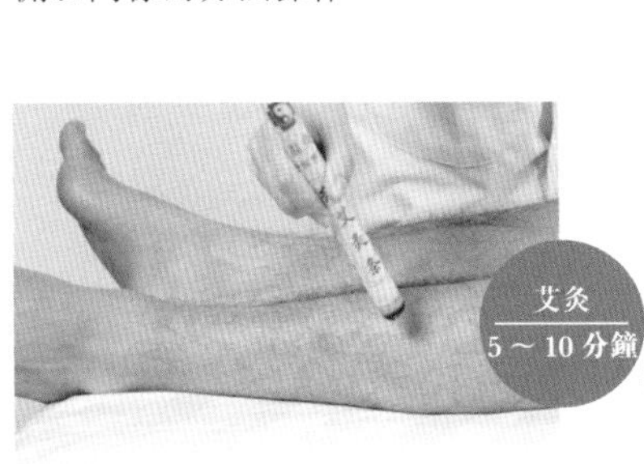

合谷 行氣活血、消腫散結

定位▸ 在手背，第一、第二掌骨間，當第二掌骨橈側的中點處。

艾灸▸ 用艾條溫和灸法灸治合谷穴，以施灸部位出現紅暈為度，注意不可灼傷皮膚。

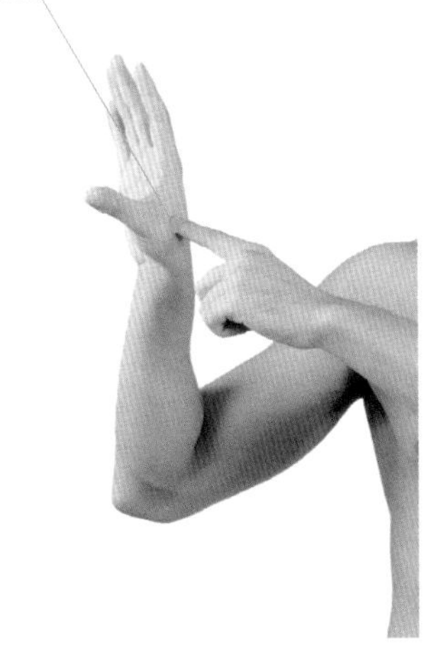

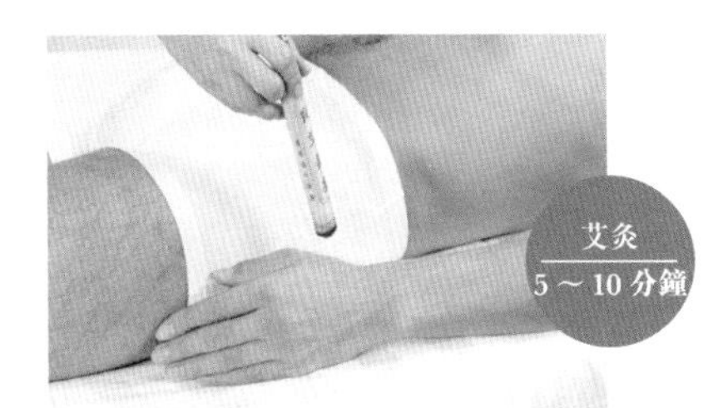

痛風

痛風又稱「高尿痠血症」，是由於人體體內嘌呤物質新陳代謝發生紊亂，導致尿痠產生過多或排出減少所引起的疾病，屬於關節炎的一種。尿痠過高，尿痠鹽結晶沉積在關節、軟骨和腎臟中，則病變常侵犯關節、腎臟等組織引起反覆發作性炎性疾病，如急性關節炎、痛風石、尿路結石、腎絞痛等病症。

特效穴位 **1. 曲池 2. 關元 3. 豐隆**
另外再加上灸治足三里（見 017 頁）、太溪（見 181 頁）效果會更佳。

曲池 清熱利濕、通絡止痛

定位▸ 在肘部，肘橫紋外側端，屈肘，當尺澤與肱骨外上髁連線中點。

艾灸▸ 用艾條迴旋灸法灸治曲池穴，以出現明顯的循經感傳現象為佳。對側以同樣的方法操作。

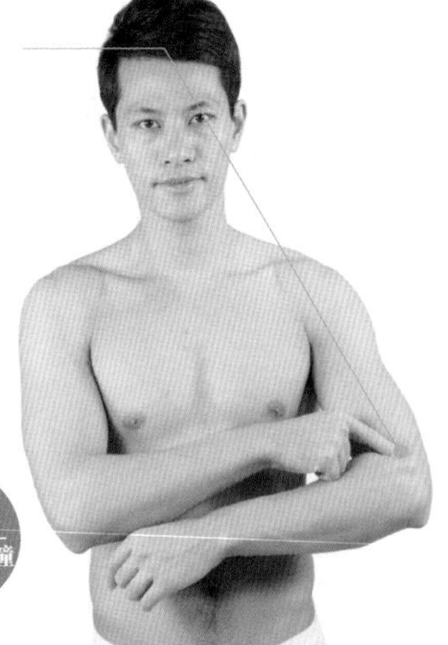

關元 補益腎氣、導赤通淋

定位▸ 在下腹部，前正中線上，當臍中下 3 寸。

艾灸▸ 點燃艾灸盒灸治關元穴，以皮膚有溫熱感為宜，至局部皮膚潮紅透熱為度。

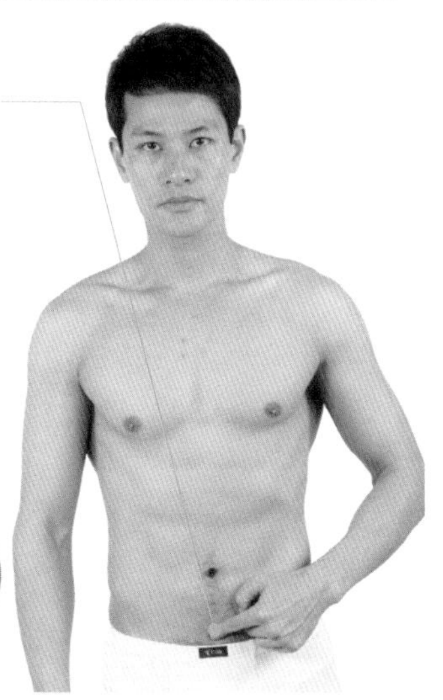

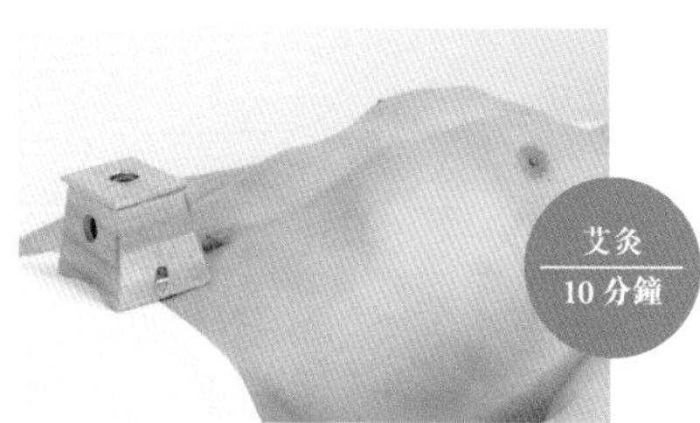

艾灸
10 分鐘

豐隆 祛濕、化痰、止痛

定位▸ 在小腿前外側，外踝尖上 8 寸，條口外，距脛骨前緣二橫指（中指）。

艾灸▸ 用艾條迴旋灸法灸治豐隆穴，以皮膚有溫熱感為宜。對側以同樣的方法操作。

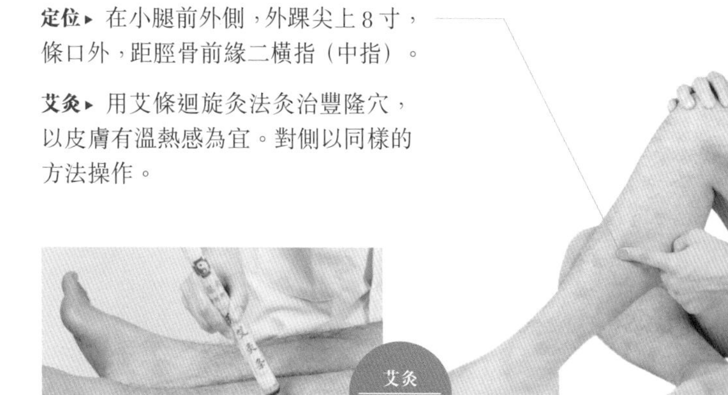

艾灸
5～10 分鐘

水腫

水腫是指血管外的組織間隙內體液增多，它是全身出現氣化功能障礙的一種表現，與肺、脾、腎、三焦各臟腑密切相關。依據症狀表現不同而分為陽水、陰水二類，常見於腎炎、肺心病、肝硬化、營養障礙及內分泌失調等疾病。

特效穴位 **1. 脾俞　2. 水分　3. 三陰交**
另外再加上灸治腎俞（見 051 頁）、太溪（見 181 頁）效果會更佳。

脾俞　扶脾統血、清熱利濕

定位▸ 在背部，當第十一胸椎棘突下，旁開 1.5 寸。

艾灸▸ 點燃艾灸盒灸治脾俞穴，以皮膚有溫熱感為宜，至患者感覺局部皮膚溫熱舒適而不灼燙為度。

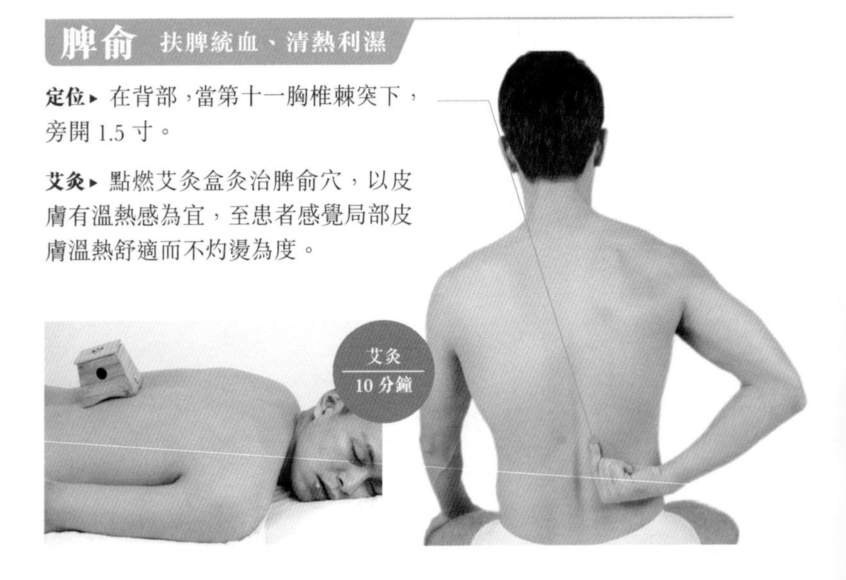

水分 通利水道、利尿行水

定位▸ 在上腹部，前正中線上，當臍中上1寸。

艾灸▸ 用艾炷隔薑灸灸治水分穴。若患者感到局部皮膚有灼痛感時，可略略提起薑片。

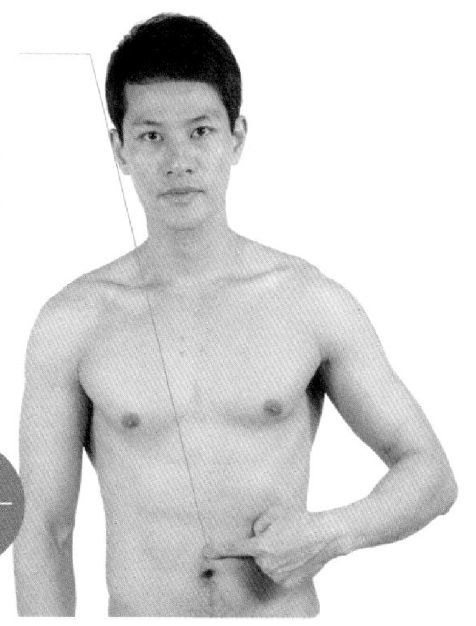

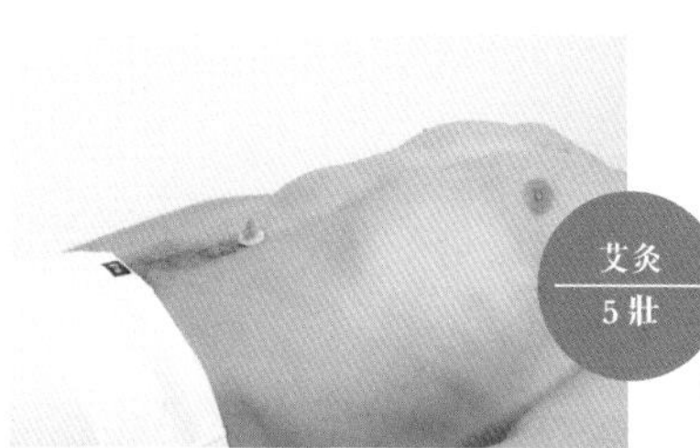

三陰交 健脾利濕、調節肝腎

定位▸ 在小腿內側，當足內踝尖上3寸，脛骨內側緣後方。

艾灸▸ 用艾條迴旋灸法來回灸治三陰交穴，以皮膚有溫熱感為宜。對側以同樣的方法操作。

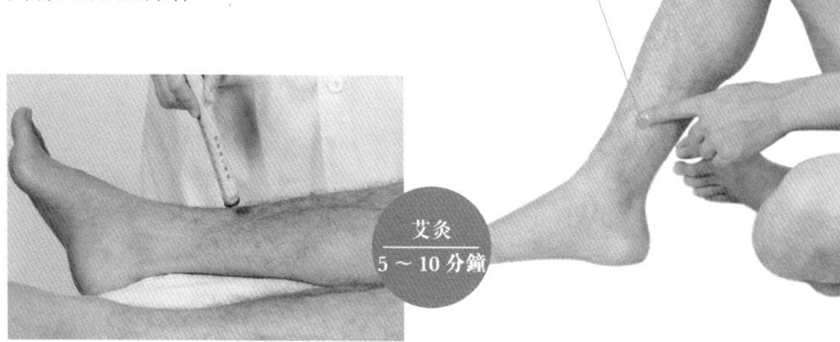

肥胖症

肥胖是指一定程度的明顯超重與脂肪層過厚，是體內脂肪尤其是三酰甘油積聚過多而導致的一種狀態。肥胖嚴重者容易引起高血壓、心血管病、肝臟病變、腫瘤、睡眠呼吸暫停等一系列的問題。本症狀是由於食物攝入過多或機體代謝改變而導致體內脂肪積聚過多，造成體重過度增長。

特效穴位 **1. 中脘　2. 豐隆　3. 三陰交**
另外再加上灸治足三里（見 017 頁）、湧泉（見 040 頁）效果會更佳。

中脘 通利腸腑、降濁化濕

定位▸ 在上腹部，前正中線上，當臍中上 4 寸。

艾灸▸ 點燃艾灸盒灸治中脘穴，以皮膚有溫熱感為宜，至局部皮膚潮紅透熱為度。

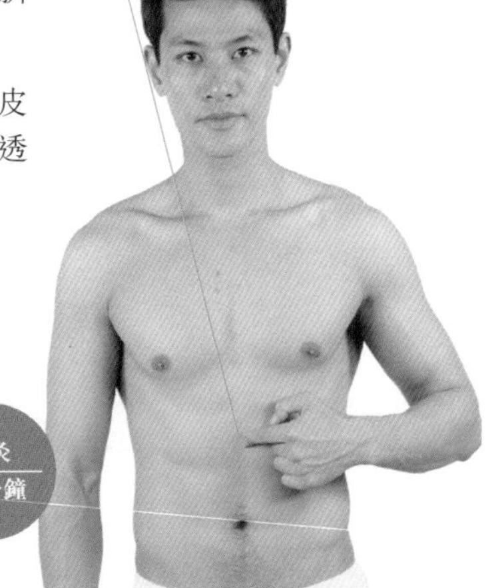

豐隆 健脾祛濕、化痰

定位▸ 在小腿前外側，外踝尖上 8 寸，條口外，距脛骨前緣二橫指（中指）。

艾灸▸ 用艾條迴旋灸法來回灸治豐隆穴，以皮膚有溫熱感為宜。對側以同樣的方法操作。

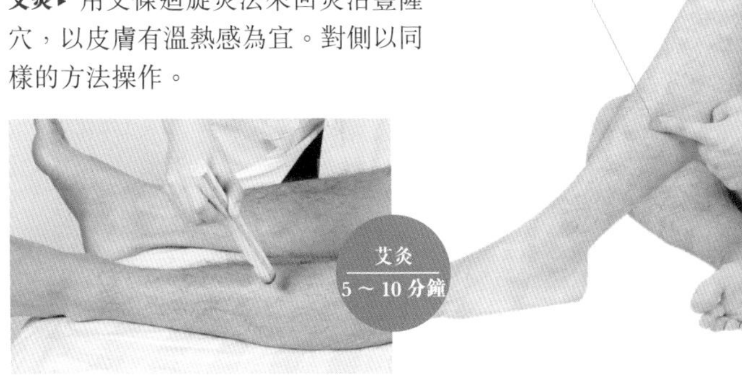

三陰交 健脾利濕、調節肝腎

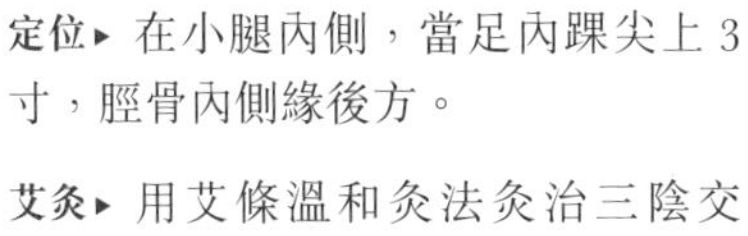

定位▸ 在小腿內側，當足內踝尖上 3 寸，脛骨內側緣後方。

艾灸▸ 用艾條溫和灸法灸治三陰交穴，以出現明顯的循經感傳現象為佳。對側以同樣的方法操作。

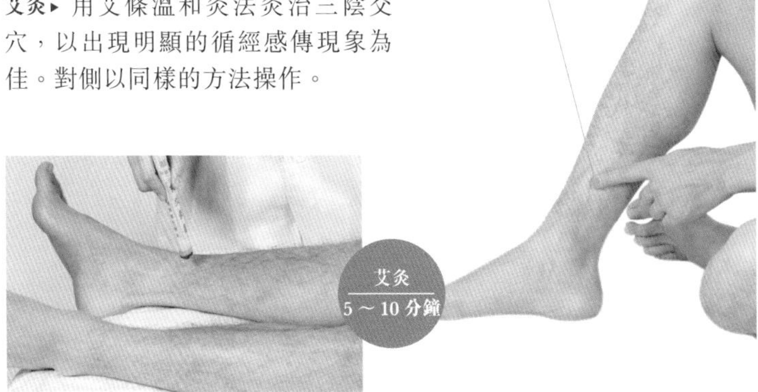

疝氣

疝氣，即人體組織或器官一部份離開了原來的部位，通過人體間隙、缺損或薄弱部位進入另一部位的狀態，俗稱「小腸串氣」，有臍疝、腹股溝直疝、斜疝、切口疝、手術復發疝、白線疝、股疝等。疝氣多是因為打噴嚏、用力過度、腹部過肥、用力排便、老年腹壁強度退行性病變等原因引起。

特效穴位 1. 中極　2. 足三里　3. 大敦

另外再加上灸治百會（見 140 頁）、關元（見 025 頁）效果會更佳。

中極　益腎固精、調理沖任

定位▸ 在下腹部，前正中線上，當臍中下 4 寸。

艾灸▸ 將燃着的艾灸盒放於中極穴上灸治，以患者感覺局部溫熱舒適而不灼燙為宜，注意施灸溫度的調節。

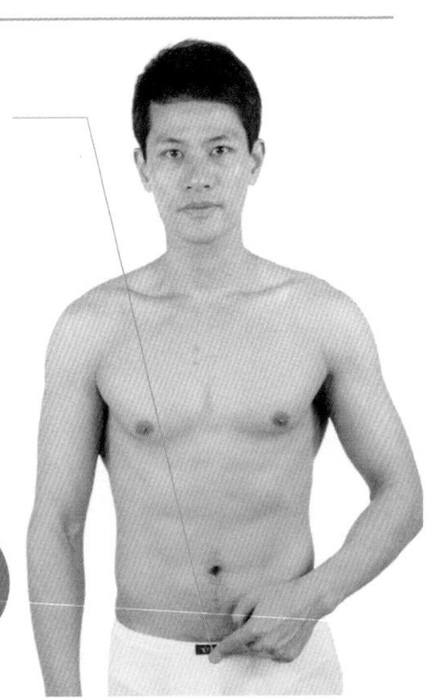

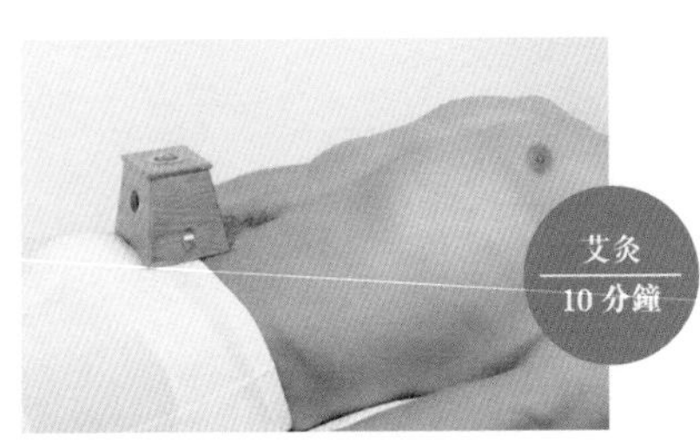

艾灸
10 分鐘

足三里 扶正培元、通經活絡

定位▸ 在小腿前外側，當犢鼻下3寸，距脛骨前緣一橫指（中指）。

艾灸▸ 用艾條溫和灸法灸治足三里穴，以皮膚有溫熱感為宜。對側以同樣的方法操作。

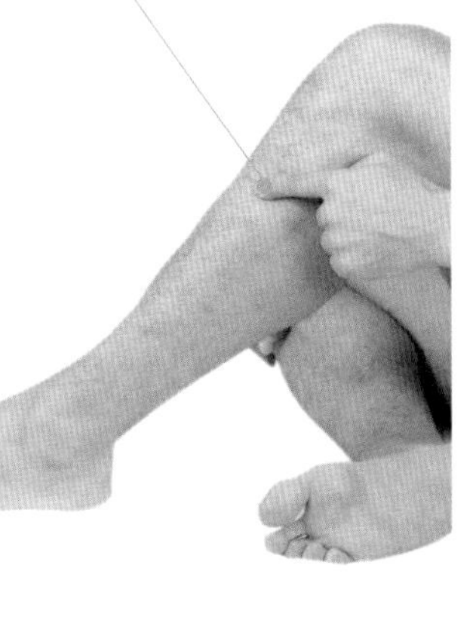

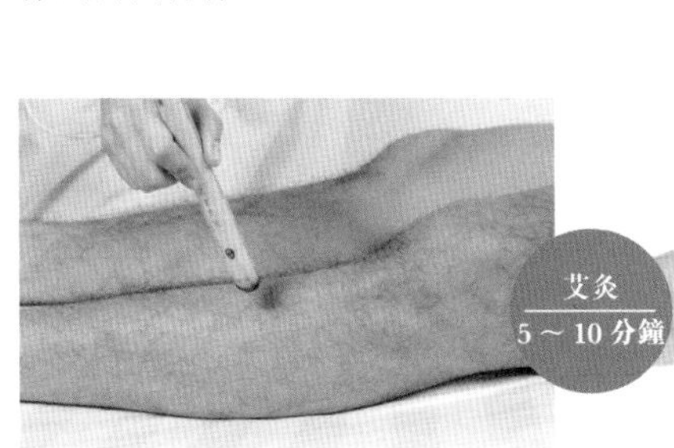

艾灸
5～10分鐘

大敦 疏肝理氣、消腫散結

定位▸ 在足大趾末節外側，距趾甲角0.1寸（指寸）。

艾灸▸ 用艾條溫和灸法灸治大敦穴，以施灸部位出現紅暈為度。對側以同樣的方法操作。

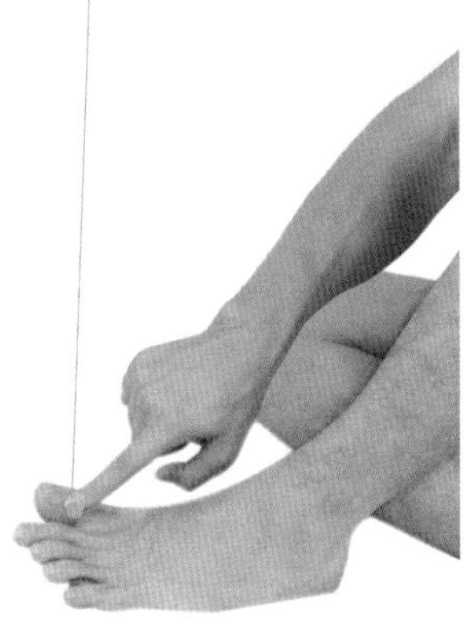

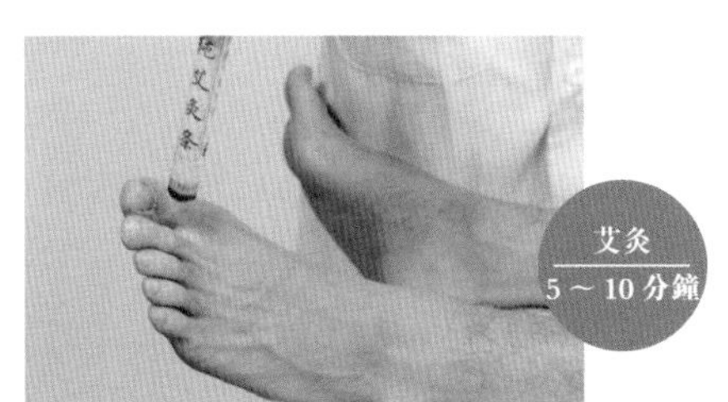

艾灸
5～10分鐘

醉酒

醉酒實際就是急性酒精中毒，是由於一次飲入過量的酒精或酒類飲料而導致中樞神經系統由興奮轉為抑制的狀態，並對肝、腎、胃、脾、心臟等人體重要臟器造成傷害，嚴重的可導致死亡。

特效穴位 **1. 百會　2. 中脘　3. 肝俞**
另外再加上灸治天樞（見 087 頁）、內關（見 027 頁）效果會更佳。

百會　醒神志、蘇厥逆

定位▸ 在頭部，當前髮際正中直上 5 寸，或兩耳尖連線的中點處。

艾灸▸ 用艾條雀啄灸法灸治百會穴，以局部透熱為度，艾灸時可用手按住頭髮，以防艾火燒到頭髮。

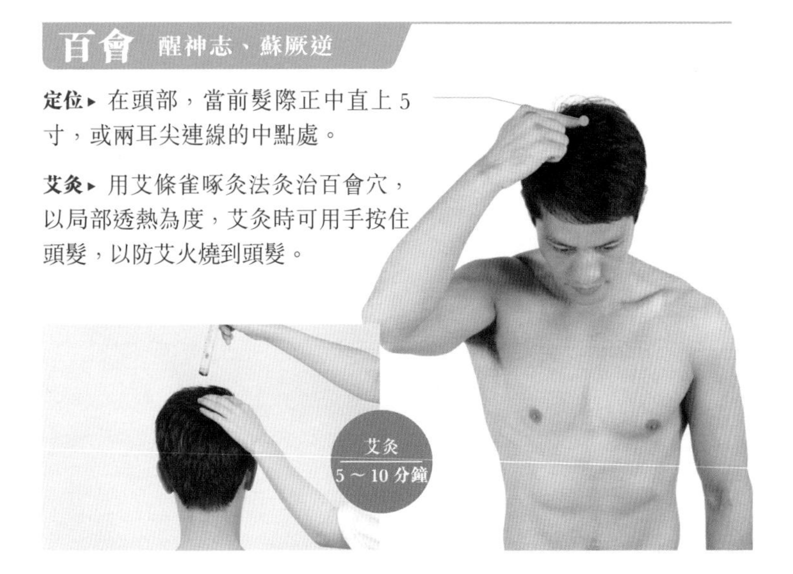

中脘 和胃、降逆、止嘔

定位▸ 在上腹部，前正中線上，當臍中上 4 寸。

艾灸▸ 點燃艾灸盒灸治中脘穴，以皮膚有溫熱感為宜，至患者感覺局部皮膚溫熱舒適而不灼燙為度。

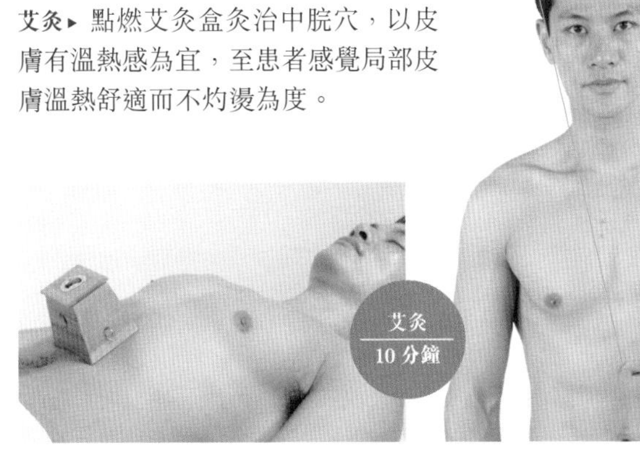

肝俞 疏肝、利膽、排毒

定位▸ 在背部，當第九胸椎棘突下，旁開 1.5 寸。

艾灸▸ 點燃艾灸盒灸治肝俞穴，以皮膚有溫熱感為宜，至患者感覺局部皮膚溫熱舒適而不灼燙為度。

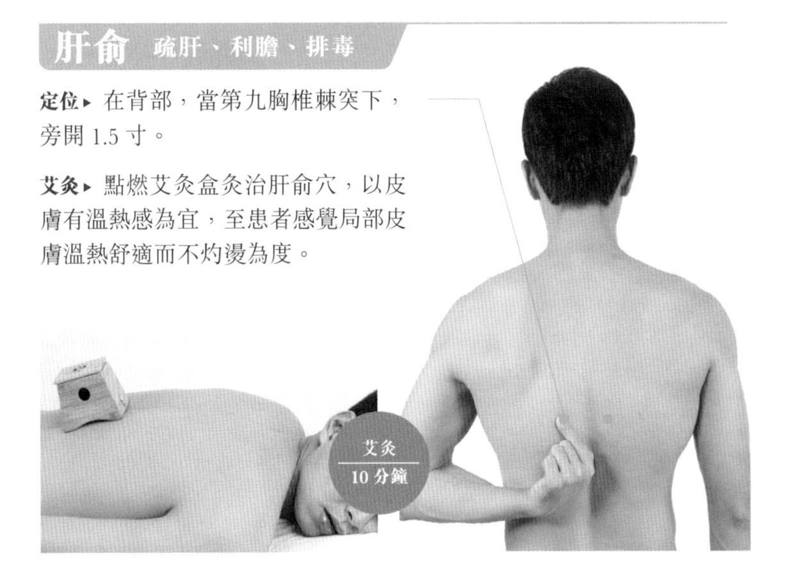

痛經

痛經又稱「月經痛」，是指婦女在月經前後或經期，出現下腹部或腰骶部劇烈疼痛，嚴重時伴有惡心、嘔吐、腹瀉，甚至昏厥。其發病原因常與精神因素、內分泌及生殖器局部病變有關。中醫認為本病多因情志鬱結；或經期受寒飲冷，以致經血滯於胞宮；或體質素弱，胞脈失養引起疼痛。

特效穴位 1. 關元　2. 三陰交　3. 八髎
另外再加上灸治血海（見049頁）、足三里（見017頁）效果會更佳。

關元 溫經散寒、調理沖任

定位▸ 在下腹部，前正中線上，當臍中下3寸。

艾灸▸ 將點燃的艾灸盒放於關元穴上灸治，以皮膚有溫熱感為宜，至局部皮膚潮紅透熱為度。

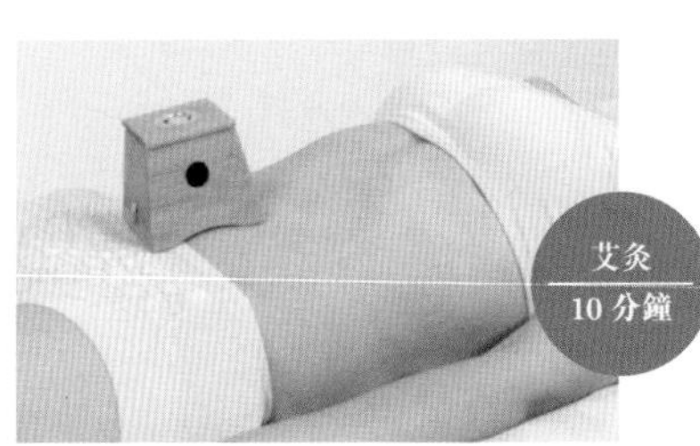

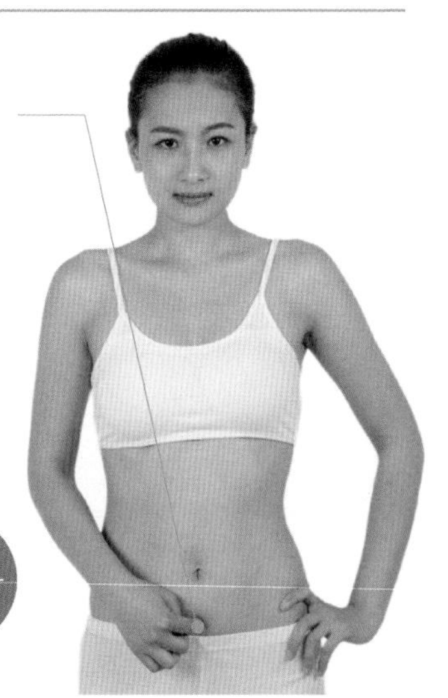

三陰交 健脾利濕、調節肝腎

定位▸ 在小腿內側，當足內踝尖上 3 寸，脛骨內側緣後方。

艾灸▸ 用艾條懸灸法灸治三陰交穴，施灸時以局部皮膚潮紅並有灼熱感為度。對側以同樣的手法操作。

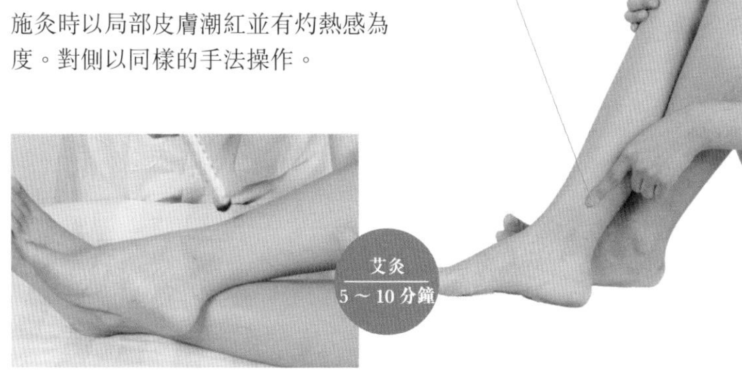

八髎 調經活血、理氣止痛

定位▸ 在腰骶孔處，分為上髎、次髎、中髎、下髎，左右共八個穴位，分別在第一、第二、第三、第四骶後孔中。

艾灸▸ 將點燃的艾灸盒放於八髎穴上灸治，以皮膚有溫熱感為宜，至局部皮膚潮紅透熱為度。

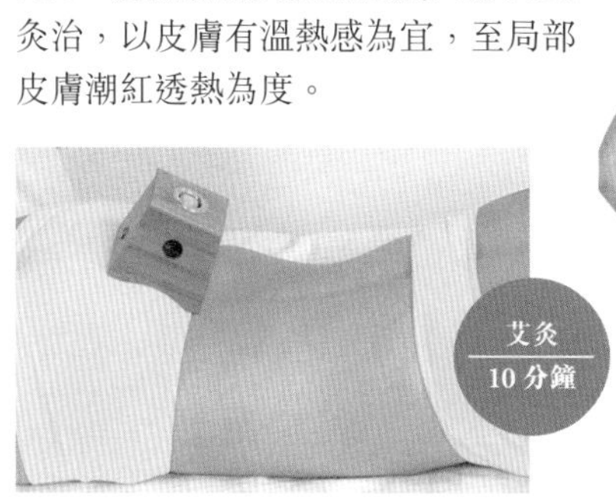

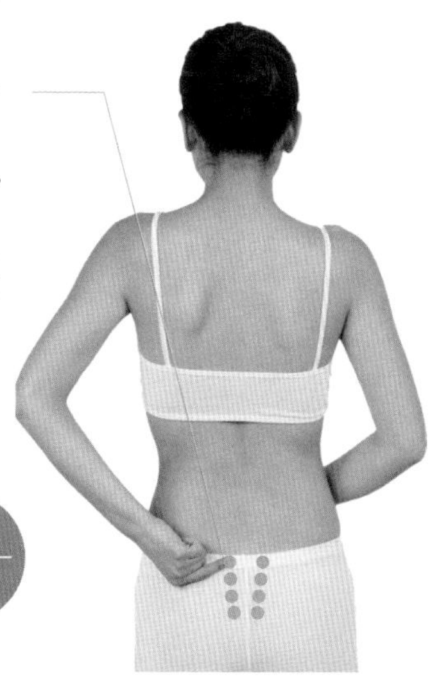

月經不調

月經是機體由於受垂體前葉及卵巢內分泌激素的調節而呈現的有規律的週期性子宮內膜脱落現象。月經不調是指月經的週期、經色、經量、經質發生了改變，如垂體前葉或卵巢功能異常，就會發生月經不調。中醫認為本病多由腎虛而致沖、任功能失調，或肝熱不能藏血、脾虛不能生血等致本病的發生。

特效穴位 **1. 關元　2. 足三里　3. 三陰交**
另外再加上灸治氣海（見 042 頁）、血海（見 049 頁）效果會更佳。

關元 調理沖任、行氣活血

定位▸ 在下腹部，前正中線上，當臍中下 3 寸。

艾灸▸ 將點燃的艾灸盒放於關元穴上灸治，以皮膚有溫熱感為宜，至局部皮膚潮紅透熱為度。

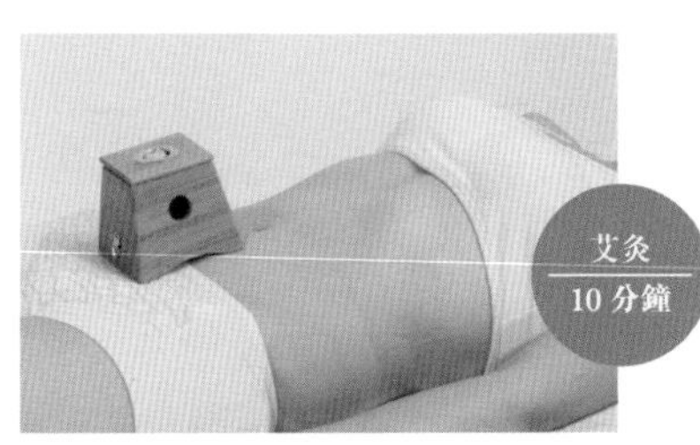

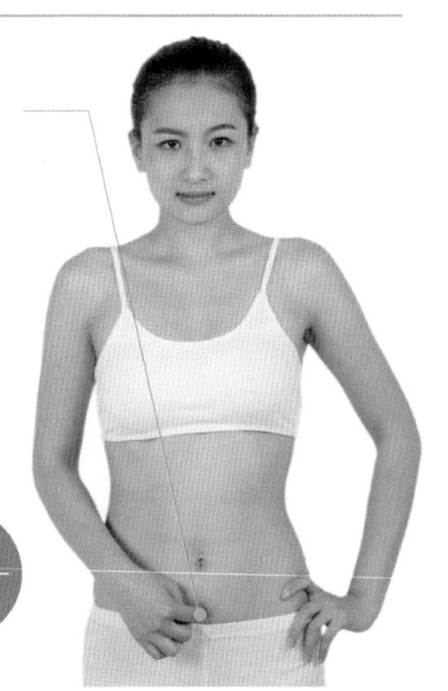

足三里 扶正培元、通經活絡

定位▸ 在小腿前外側，當犢鼻下 3 寸，距脛骨前緣一橫指（中指）。

艾灸▸ 用艾條溫和灸法灸治足三里穴，以出現明顯的循經感傳現象為佳。對側以同樣的方法操作。

艾灸
5～10 分鐘

三陰交 健脾理血、益腎平肝

定位▸ 在小腿內側，當足內踝尖上 3 寸，脛骨內側緣後方。

艾灸▸ 用艾條溫和灸法灸治三陰交穴，施灸時以局部皮膚潮紅並有灼熱感為度。對側以同樣的方法操作。

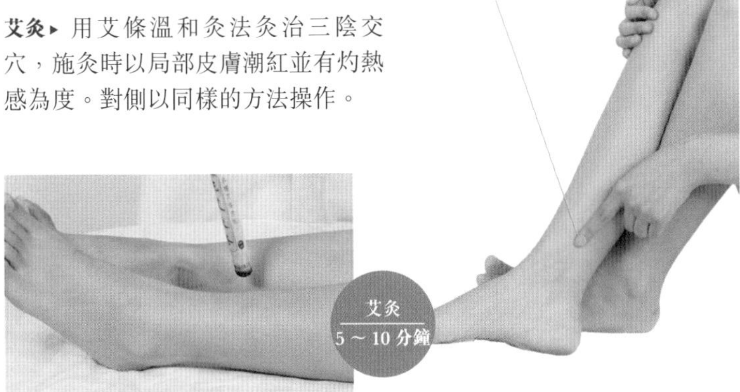

閉經

閉經是指婦女應有月經而超過一定時限仍未來潮者。正常女子一般 14 歲左右月經來潮，凡超過 18 歲尚未來潮者，為原發性閉經。月經週期建立後，又停經 6 個月以上者，為繼發性閉經。本病多為內分泌系統的月經調節功能失常，子宮因素以及全身性疾病所致。

特效穴位 **1. 行間　2. 血海　3. 肝俞**
另外再加上灸治關元（見 025 頁）、三陰交（見 063 頁）、脾俞（見 085 頁）效果會更佳。

行間　清肝瀉熱、涼血安神

定位▸ 在足背側，當第一、第二趾間，趾蹼緣的後方赤白肉際處。

艾灸▸ 用艾條溫和灸法灸治行間穴，以施灸部位出現紅暈為度。對側以同樣的方法操作。

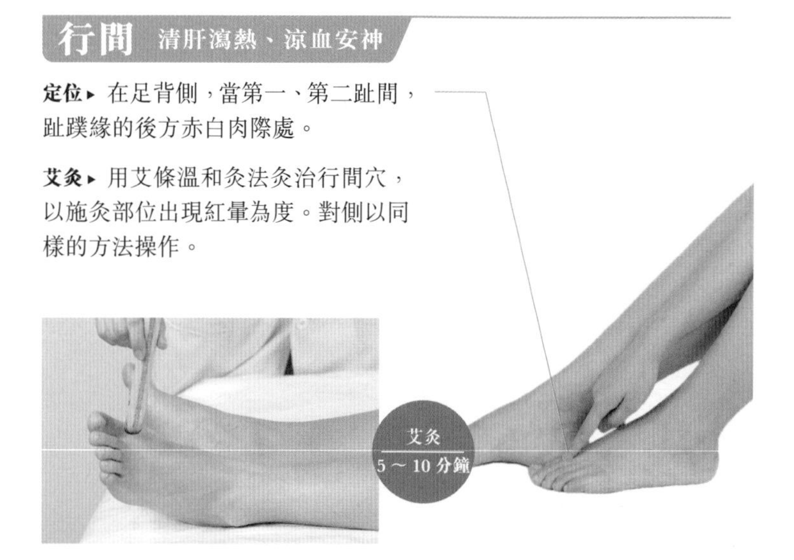

血海 調經統血、健脾化濕

定位▸ 屈膝，在大腿內側，髕底內側端上 2 寸，當股四頭肌內側頭的隆起處。

艾灸▸ 用艾條溫和灸法灸治血海穴，施灸時以局部皮膚紅潤並有灼熱感為度。對側以同樣的方法操作。

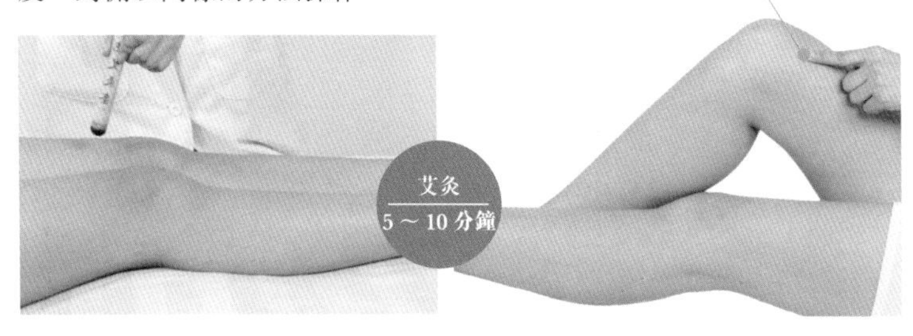

肝俞 清利肝膽、補血消瘀

定位▸ 在背部，當第九胸椎棘突下，旁開 1.5 寸。

艾灸▸ 將點燃的艾灸盒放於肝俞穴上灸治，以皮膚有溫熱感為宜，至局部皮膚潮紅透熱為度。

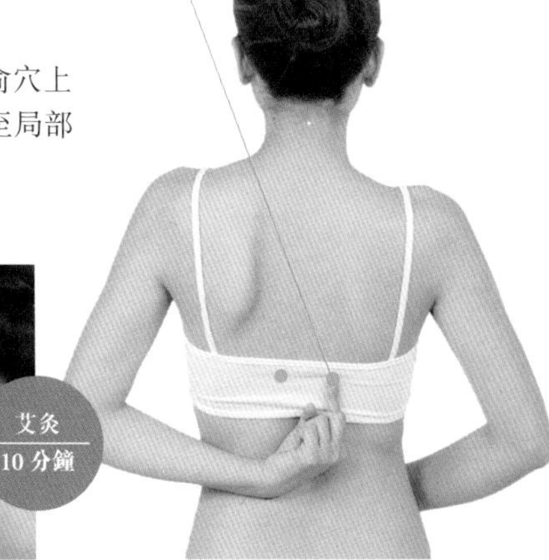

崩漏

崩漏相當於西醫的功能性子宮出血，是指婦女非週期性子宮出血，其發病急驟，暴下如注，大量出血者為「崩」；病勢緩，出血量少，淋漓不絕者為「漏」。崩與漏雖出血情況不同，但在發病過程中兩者常互相轉化，如崩血量漸少，可能轉化為漏，漏勢發展又可能變為崩，故臨床多以「崩漏」並稱。

特效穴位　**1. 關元　2. 隱白　3. 命門**
另外再加上灸治氣海（見 042 頁）、血海（見 049 頁）、三陰交（見 063 頁）效果會更佳。

關元　調沖任、理氣血

定位▸ 在下腹部，前正中線上，當臍中下 3 寸。

艾灸▸ 將點燃的艾灸盒放於關元穴上灸治，以皮膚有溫熱感為宜，至局部皮膚潮紅透熱為度。

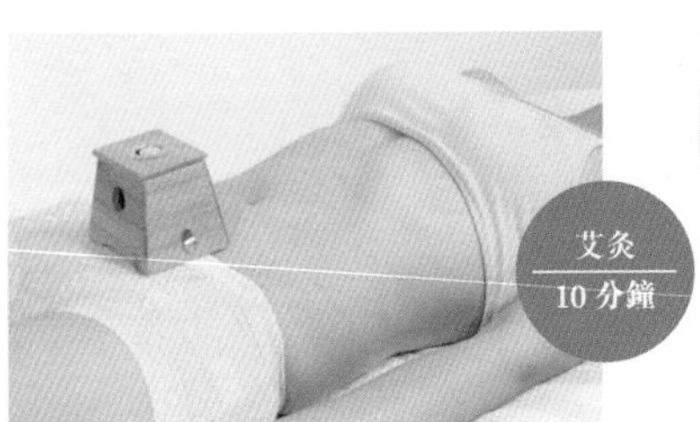

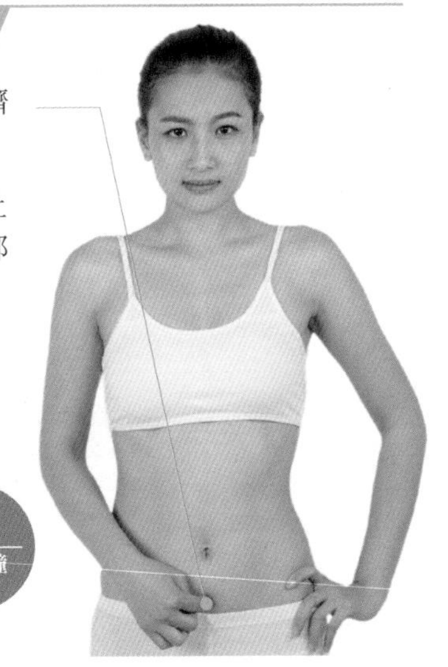

隱白 健脾寧神、調經統血

定位▸ 在足大趾末節內側，距趾甲角0.1寸（指寸）。

艾灸▸ 用艾條溫和灸法灸治隱白穴，施灸時以局部皮膚紅潤並有灼熱感為度。對側以同樣的方法操作。

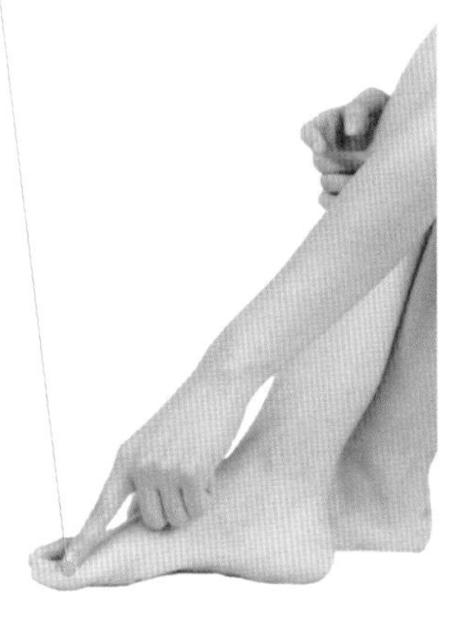

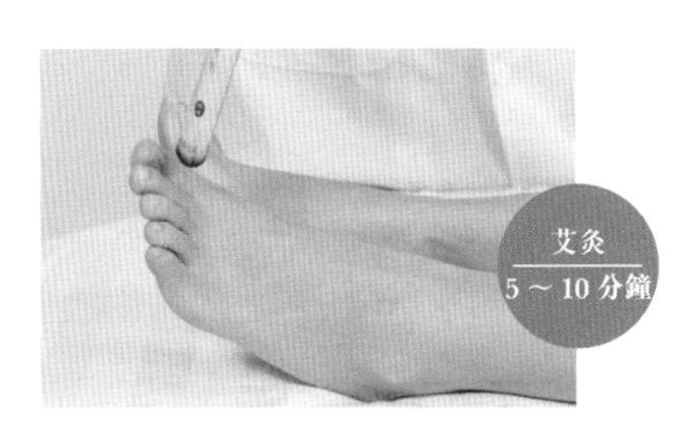

命門 培元補腎、強健腰脊

定位▸ 在腰部，當後正中線上，第二腰椎棘突下凹陷中。

艾灸▸ 將點燃的艾灸盒放於命門穴上灸治，以皮膚有溫熱感為宜，至局部皮膚潮紅透熱為度。

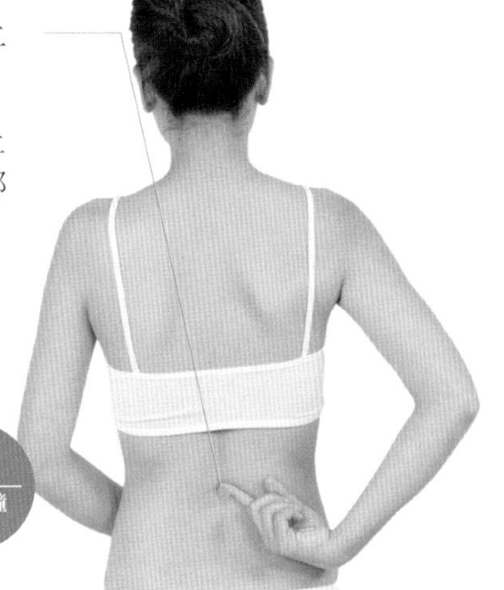

艾灸
10分鐘

帶下病

帶下病指陰道分泌多量或少量的白色分泌物，有臭味及異味，色澤異常，常與生殖系統局部炎症、腫瘤或身體虛弱等因素有關。中醫學認為本病多因濕熱下注或氣血虧虛，致帶脈失約，沖任失調而成。其分為四型：肝火型、脾虛型、濕熱型和腎虛型。

特效穴位 **1. 帶脈　2. 蠡溝　3. 白環俞**
另外再加上灸治氣海（見 042 頁）、足三里（見 017 頁）、三陰交（見 063 頁）效果會更佳。

帶脈 通調氣血、調經止帶

定位▸ 在側腹部，章門下 1.8 寸，當第十一肋骨游離端下方垂線與臍水平線的交點上。

艾灸▸ 用艾條溫和灸法灸治帶脈穴，施灸時以局部皮膚紅潤並有灼熱感為度。對側以同樣的方法操作。

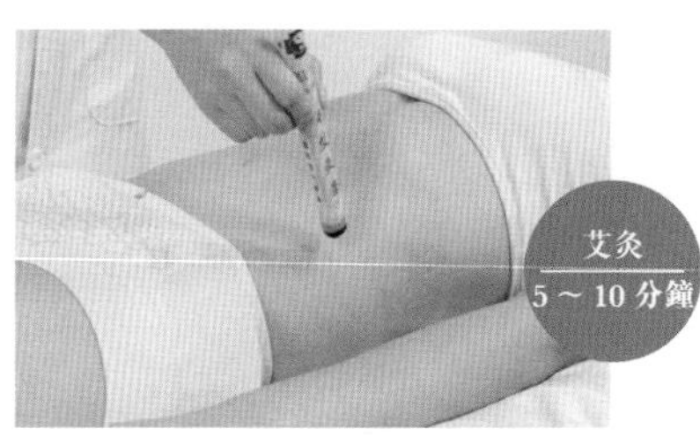

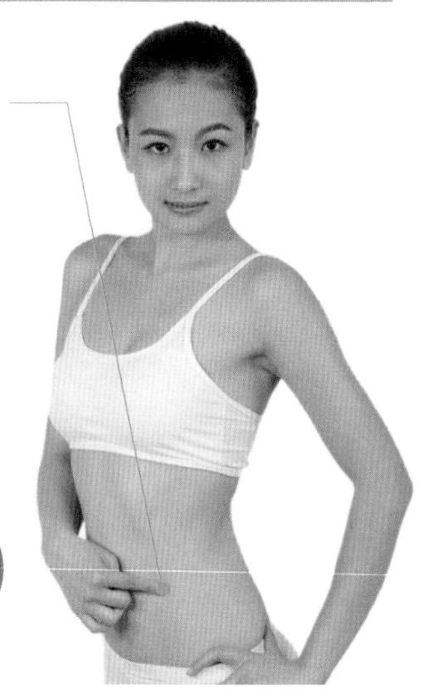

蠡溝　疏肝理氣、調經止帶

定位▸ 在小腿內側，當足內踝尖上 5 寸，脛骨內側面的中央。

艾灸▸ 用艾條溫和灸法灸治蠡溝穴，以皮膚有溫熱感為宜。對側以同樣的方法操作。

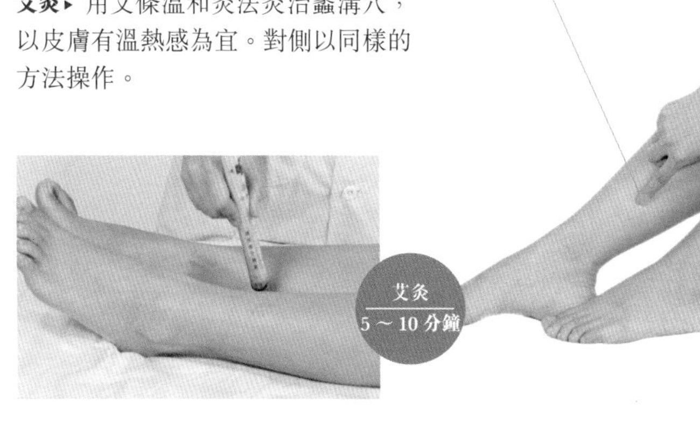

白環俞　清下焦、利濕止帶

定位▸ 在骶部，當骶正中嵴旁 1.5 寸，平第四骶後孔。

艾灸▸ 將點燃的艾灸盒放於白環俞穴上灸治，以皮膚有溫熱感為宜，至局部皮膚潮紅透熱為度。

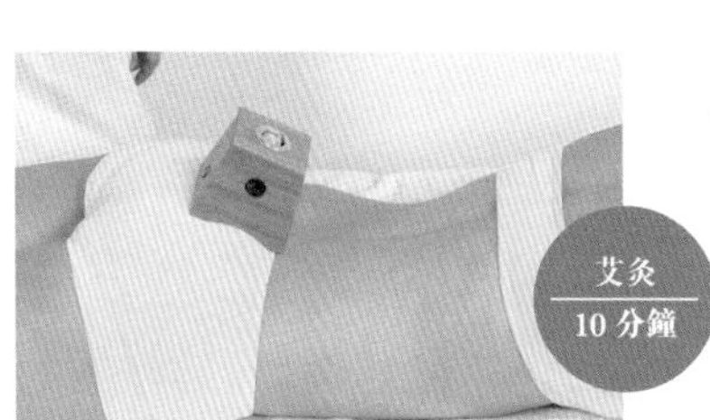

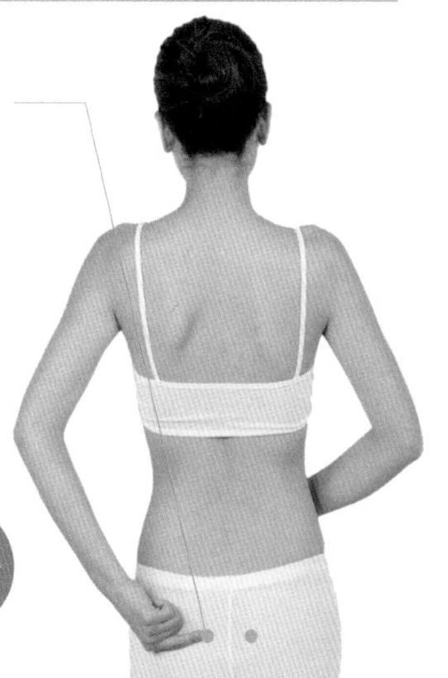

乳腺增生

乳腺增生是女性最常見的乳房疾病，其發病率佔乳腺疾病的首位。乳腺增生是正常乳腺小葉生理性增生與復舊不全，乳腺正常結構出現紊亂，屬於病理性增生，它是既非炎症又非腫瘤的一類疾病。臨床表現為乳房疼痛、乳房腫塊及乳房溢液等。本病多認為由內分泌失調、精神、環境因素、服用激素保健品等所致。

特效穴位 1. 膻中　2. 肩井　3. 肝俞
另外再加上灸治三陰交（見 063 頁）效果會更佳。

膻中　寬胸理氣、活血化瘀

定位▸ 在胸部，當前正中線上，平第四肋間，兩乳頭連線的中點。

艾灸▸ 用艾條溫和灸法灸治膻中穴，施灸時以皮膚有溫熱感為宜，至局部皮膚潮紅透熱為度。

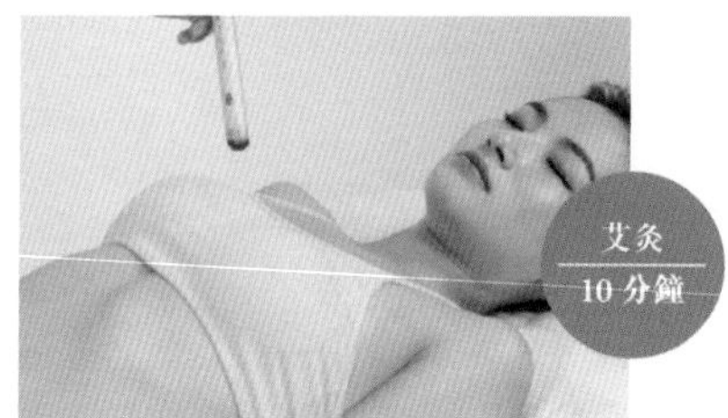

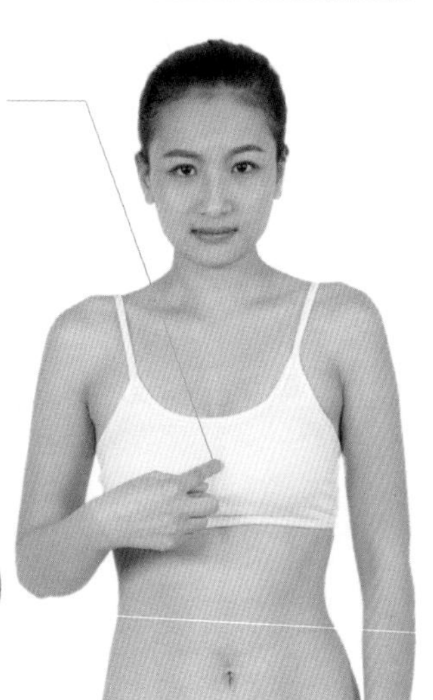

肩井 祛風清熱、活絡消腫

定位▸ 在肩上，前直乳中，當大椎與肩峰端連線的中點上。

艾灸▸ 用艾條溫和灸法灸治肩井穴，施灸時以局部皮膚紅潤並有灼熱感為度。對側以同樣的方法操作。

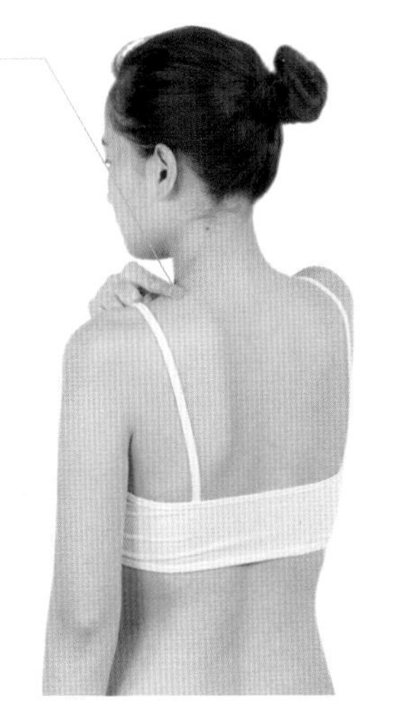

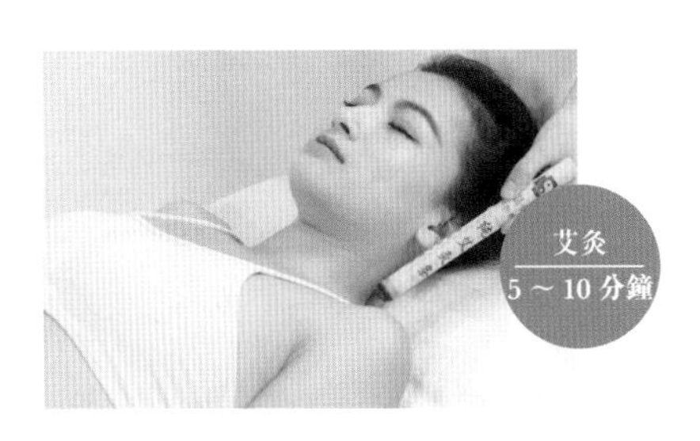

肝俞 清利肝膽、補血消瘀

定位▸ 在背部，當第九胸椎棘突下，旁開 1.5 寸。

艾灸▸ 將點燃的艾灸盒放於肝俞穴上灸治，熱力要能夠深入體內，直達病所，注意施灸溫度的調節。

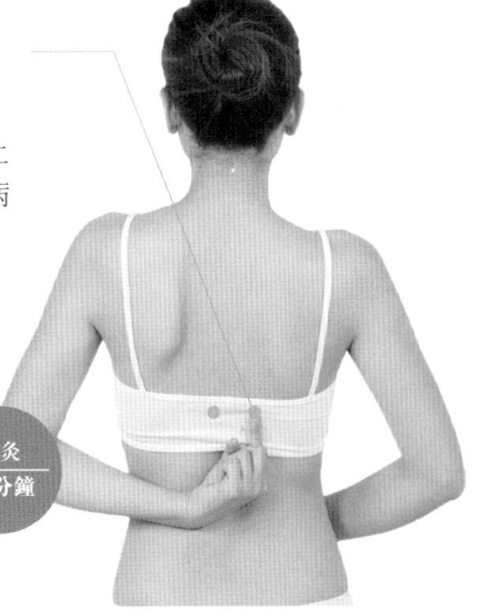

子宮脫垂

子宮脫垂又名子宮脫出，本病是指子宮從正常位置沿陰道向下移位。其病因為支托子宮及盆腔臟器之組織損傷或失去支托力，以及驟然或長期增加腹壓所致。常見症狀為腹部下墜、腰痠，嚴重者會出現排尿困難，或尿頻、尿瀦留、尿失禁及白帶增多等症狀。

特效穴位 **1. 百會　2. 關元　3. 脾俞**
另外再加上灸治中脘（見 027 頁）、三陰交（見 063 頁）、腎俞（見 051 頁）效果會更佳。

百會 升陽舉陷、固攝胞宮

定位▸ 在頭部，當前髮際正中直上 5 寸，或兩耳尖連線的中點處。

艾灸▸ 用艾條迴旋灸法灸治百會穴，以局部透熱為度，艾灸時可用手按住頭髮，以防艾火燒到頭髮。

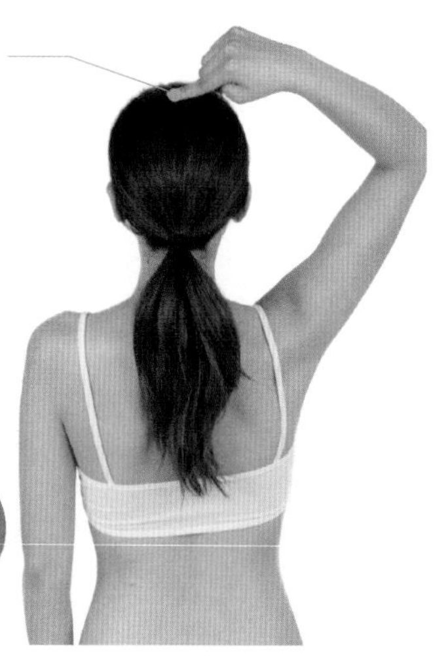

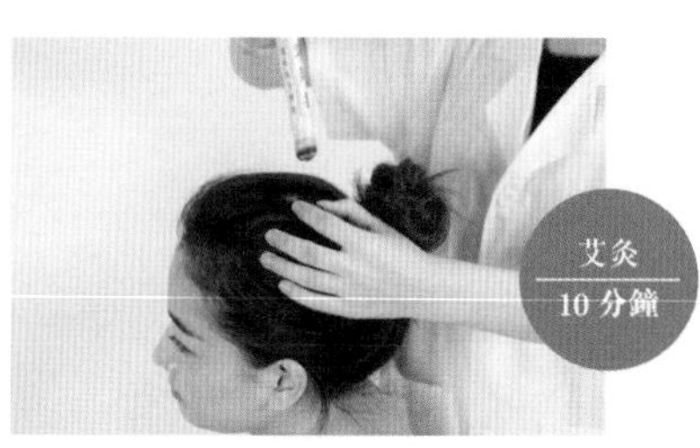

艾灸
10 分鐘

關元　調理沖任、益氣固胞

定位▸ 在下腹部，前正中線上，當臍中下 3 寸。

艾灸▸ 將點燃的艾灸盒放於關元穴上灸治，以皮膚有溫熱感為宜，至局部皮膚潮紅透熱為度。

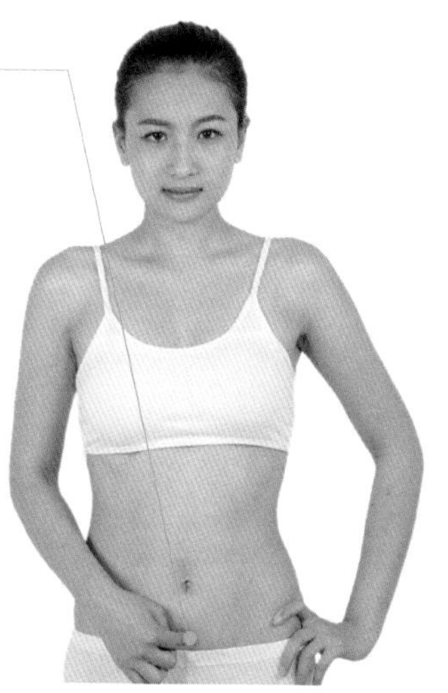

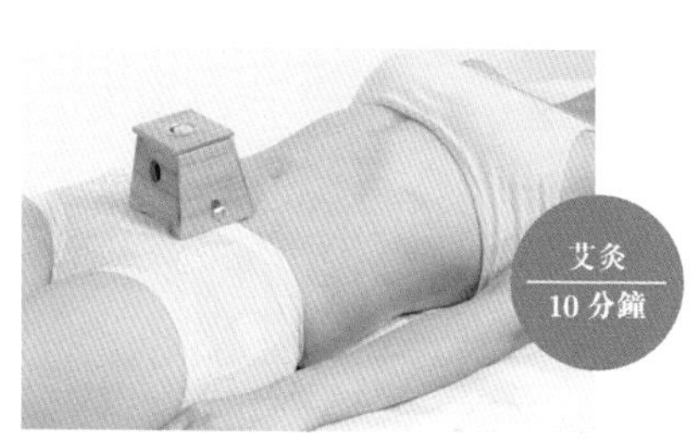

脾俞　健脾益氣、利濕升清

定位▸ 在背部，當第十一胸椎棘突下，旁開 1.5 寸。

艾灸▸ 將點燃的艾灸盒放於脾俞穴上灸治，熱力要能夠深入體內，至達病所，以穴位皮膚潮紅為度。

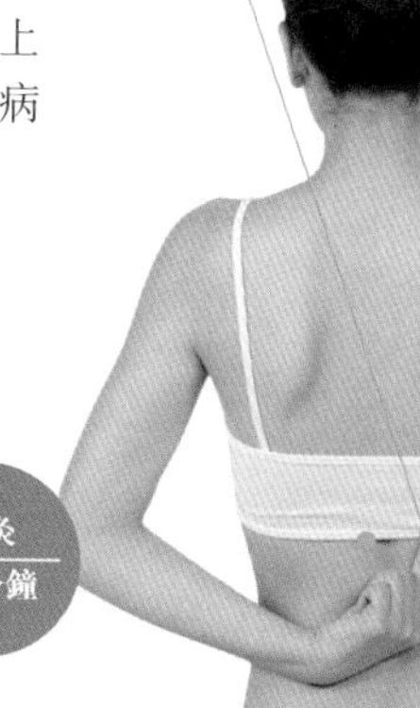

慢性盆腔炎

慢性盆腔炎指的是女性內生殖器官、周圍結締組織及盆腔腹膜發生慢性炎症，反覆發作，經久不癒，常因為急性炎症治療不徹底或因患者體質差，病情遷移所致。臨床表現主要有下腹墜痛或腰骶部痠痛、拒按，伴有低熱、白帶增多、月經不調、不孕等。此症較頑固，當機體抵抗力下降時可誘發急性發作。

特效穴位 **1. 子宮　2. 白環俞　3. 腰陽關**
另外再加上灸治中脘（見 027 頁）、氣海（見 042 頁）、足三里（見 017 頁）效果會更佳。

子宮　理氣和血、消炎止痛

定位▸ 在下腹部，當臍中下 4 寸，中極旁開 3 寸。

艾灸▸ 將點燃的艾灸盒放於子宮穴上灸治，以皮膚有溫熱感為宜，至局部皮膚潮紅透熱為度。

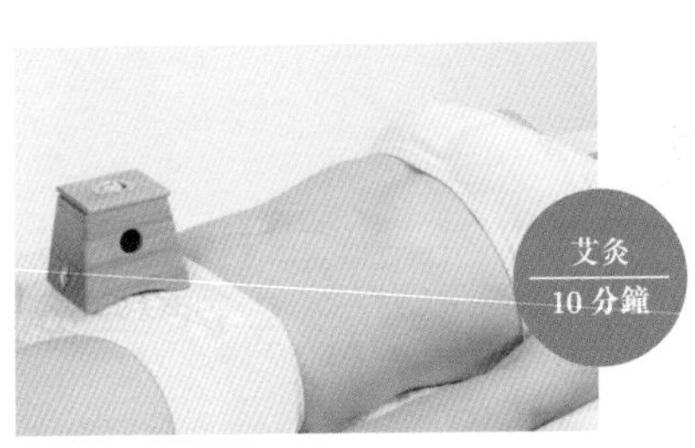

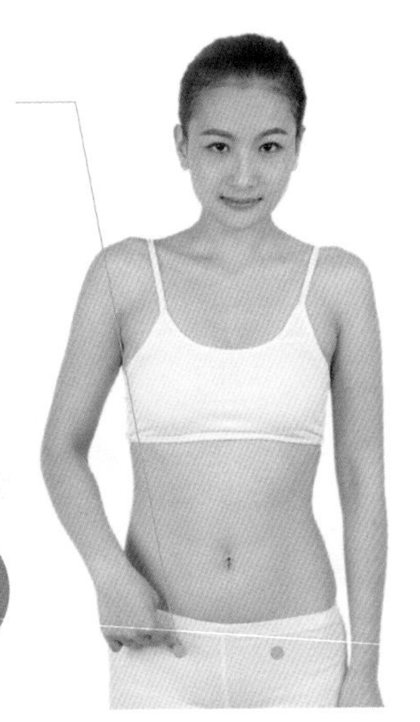

白環俞 清下焦、利濕止帶

定位▸ 在骶部，當骶正中嵴旁 1.5 寸，平第四骶後孔。

艾灸▸ 將點燃的艾灸盒放於白環俞穴上灸治，以皮膚有溫熱感為宜，至局部皮膚潮紅透熱為度。

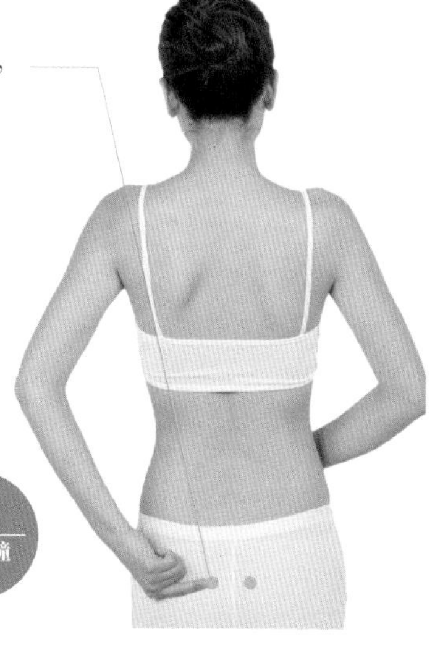

腰陽關 除濕降濁、健脾益腎

定位▸ 在腰部，當後正中線上，第四腰椎棘突下凹陷中。

艾灸▸ 將點燃的艾灸盒放於腰陽關穴上灸治，熱力要能夠深入體內，直達病所，注意施灸溫度的調節。

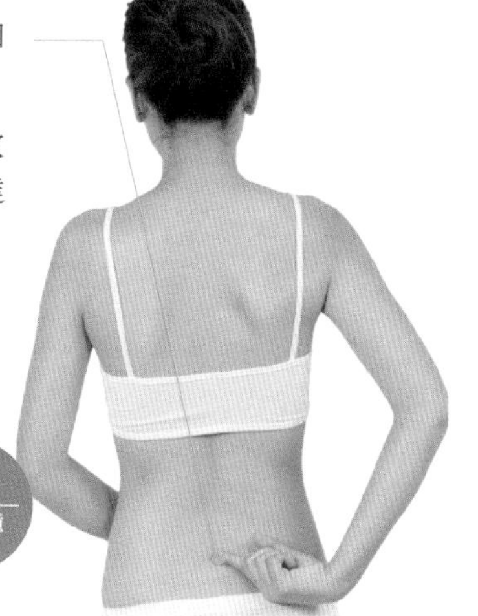

產後腹痛

產後腹痛是指女性分娩後下腹部疼痛，屬於分娩後的一種正常現象，一般疼痛二至三天，而後疼痛自行消失，多則一週以內消失。若超過一週連續腹痛，伴有惡露量增多，有血塊，有臭味等，預示盆腔內有炎症。產後腹痛以小腹部疼痛最為常見。產後飲食宜清淡，可根據產婦的身體狀況做適當的運動。

特效穴位 **1. 神闕　2. 氣海　3. 帶脈**
另外再加上灸治關元（見 025 頁）、八髎（見 143 頁）效果會更佳。

神闕　溫陽救逆、行氣化瘀

定位▸ 在腹中部，臍中央。

艾灸▸ 點燃艾灸盒灸治神闕穴，以皮膚有溫熱感為宜，至患者感覺局部皮膚溫熱舒適而不灼燙為度。

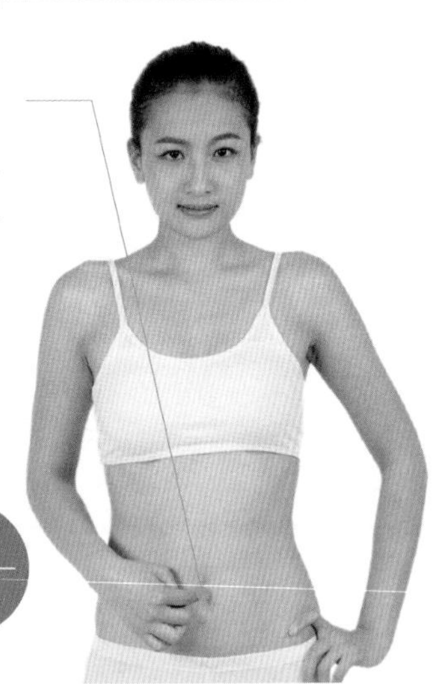

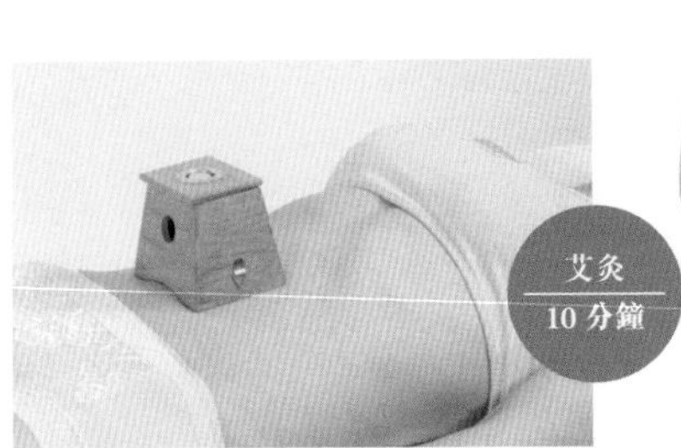

艾灸
10 分鐘

氣海 益氣助陽、調理沖任

定位▸ 在下腹部，前正中線上，當臍中下 1.5 寸。

艾灸▸ 點燃艾灸盒灸治氣海穴，熱力要能夠深入體內，直達病所，以出現明顯的循經感傳現象為佳。

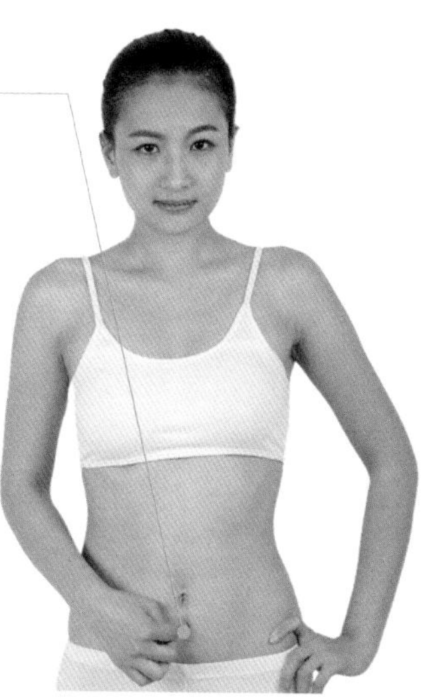

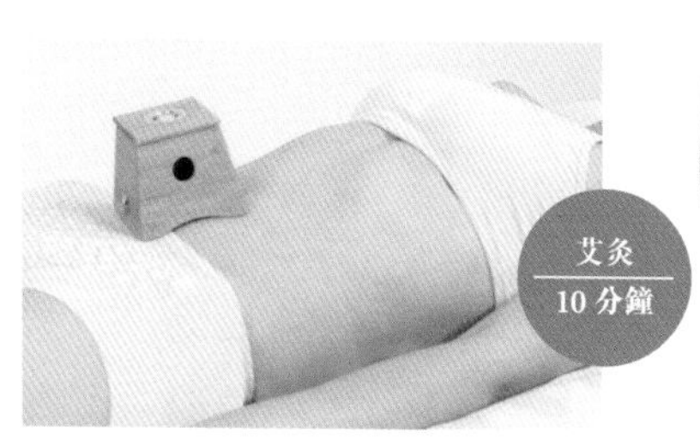

艾灸
10 分鐘

帶脈 調理沖任、消炎止痛

定位▸ 在側腹部，章門下 1.8 寸，當第十一肋骨游離端下方垂線與臍水平線的交點上。

艾灸▸ 用艾條溫和灸法灸治帶脈穴，施灸時以局部皮膚紅潤並有灼熱感為度。對側以同樣的方法操作。

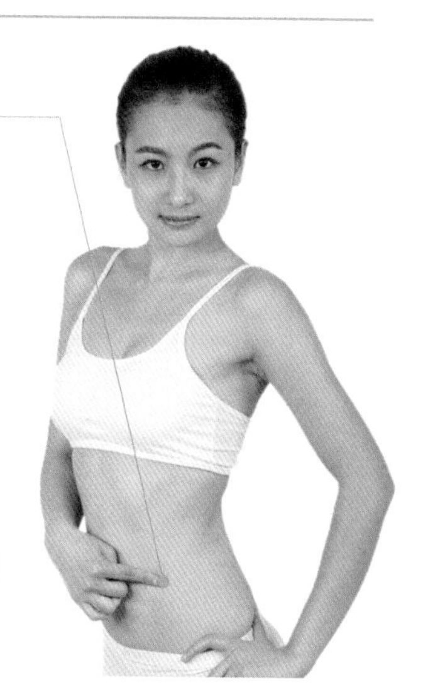

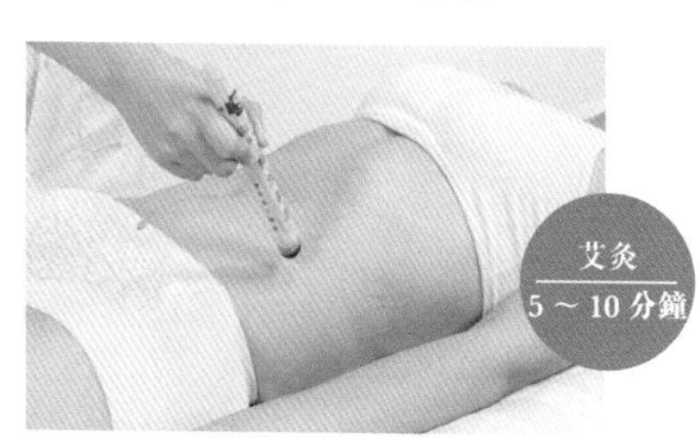

艾灸
5 ~ 10 分鐘

產後缺乳

產後缺乳是指產後乳汁分泌量少，不能滿足嬰兒的需要。乳汁的分泌與乳母的精神、情緒、營養狀況及休息都是有關聯的。中醫認為本病多因素體虛弱，或產期失血過多，以致氣血虧虛，乳汁化源不足，或情志失調，氣機不暢，乳汁壅滞不行所致。

特效穴位　1. 期門　2. 內關　3. 少澤
另外再加上灸治膻中（見 032 頁）、足三里（見 017 頁）、脾俞（見 085 頁）效果會更佳。

期門　疏肝理氣、通絡下乳

定位▸ 在胸部，當乳頭直下，第六肋間隙，前正中線旁開 4 寸。

艾灸▸ 用艾條迴旋灸法來回灸治期門穴，施灸時以局部皮膚紅潤並有灼熱感為度。對側以同樣的方法操作。

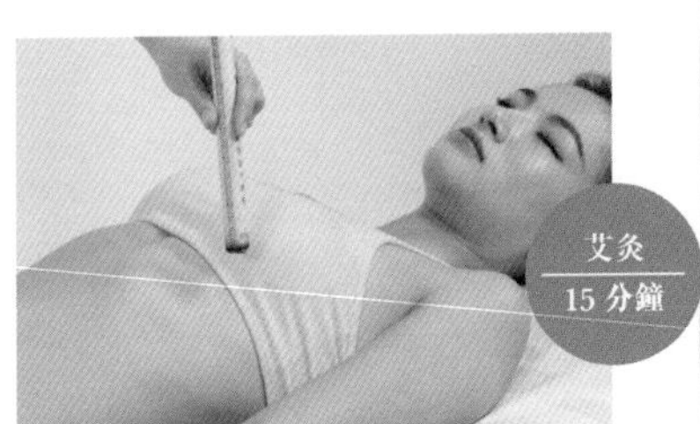

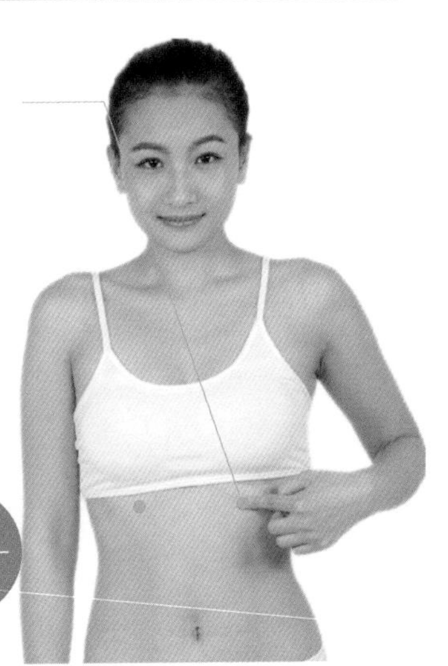

內關 寧心安神、疏肝理氣

定位▸ 在前臂掌側，當曲澤與大陵的連線上，腕橫紋上 2 寸。

艾灸▸ 用艾條溫和灸法灸治內關穴，施灸時以局部皮膚紅潤並有灼熱感為度。對側以同樣的方法操作。

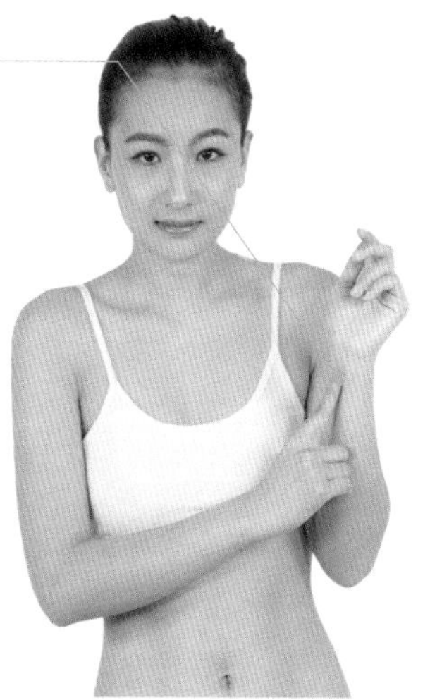

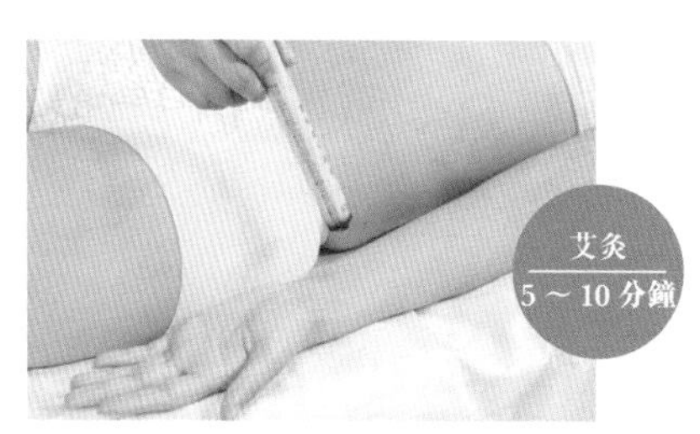

少澤 通乳經驗特效穴

定位▸ 在手小指末節尺側，距指甲角 0.1 寸（指寸）。

艾灸▸ 用艾條溫和灸法灸治少澤穴，以出現明顯的循經感傳現象為佳。對側以同樣的方法操作。

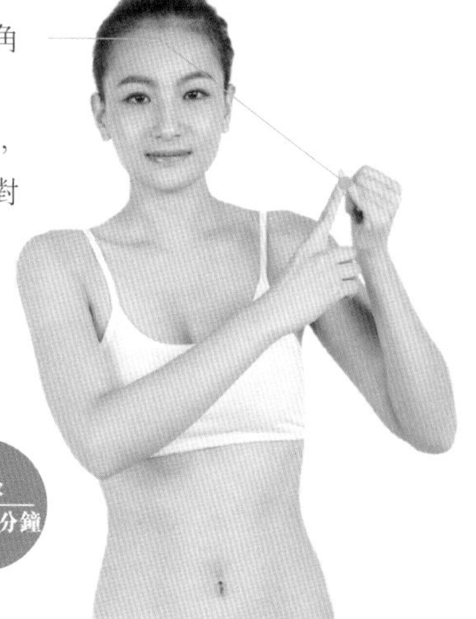

不孕症

不孕症是指夫婦同居而未避孕，經過較長時間不懷孕者。臨床上分原發性不孕和繼發性不孕兩種。同居三年以上未受孕者，稱原發性不孕；婚後曾有過妊娠，相距三年以上未受孕者，稱繼發性不孕。不孕是由多種因素引起的，一般多由於流產、婦科疾病、壓力大及減肥等引起。

特效穴位 **1. 神闕　2. 足三里　3. 子宮**
另外再加上灸治關元（見 025 頁）、三陰交（見 063 頁）效果會更佳。

神闕　補益腎陽、暖宮散寒

定位▸ 在腹中部，臍中央。

艾灸▸ 將點燃的艾灸盒放於神闕穴上灸治，以皮膚有溫熱感為宜，至局部皮膚透熱為度。

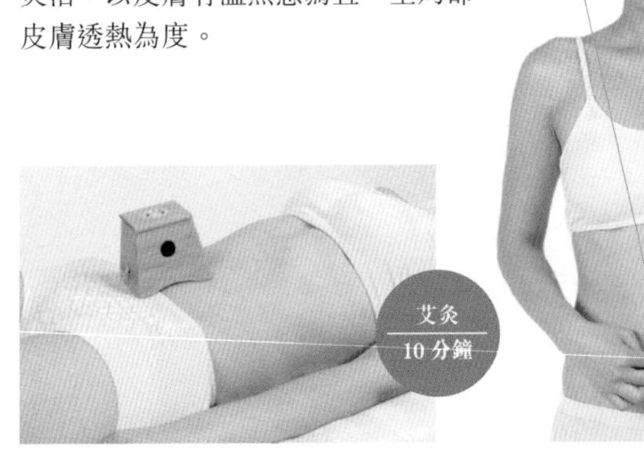

足三里 扶正培元、補中益氣

定位▸ 在小腿前外側，當犢鼻下 3 寸，距脛骨前緣一橫指（中指）。

艾灸▸ 用艾條迴旋灸法灸治足三里穴，以皮膚有溫熱感為宜。對側以同樣的方法操作。

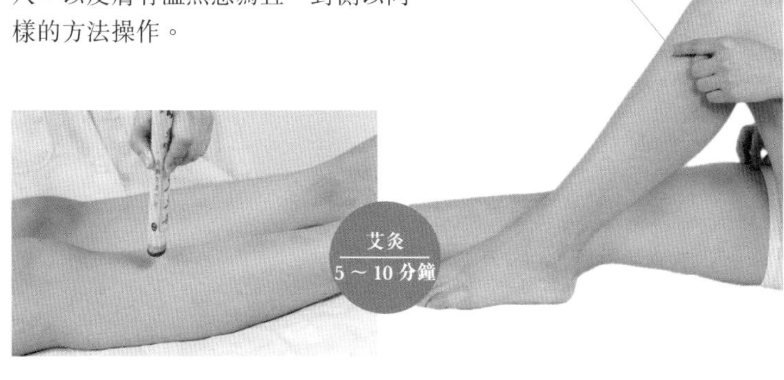

子宮 治療不孕經驗特效穴

定位▸ 在下腹部，當臍中下 4 寸，中極旁開 3 寸。

艾灸▸ 用艾條迴旋灸法灸治子宮穴，以皮膚有溫熱感為宜。對側以同樣的方法操作。

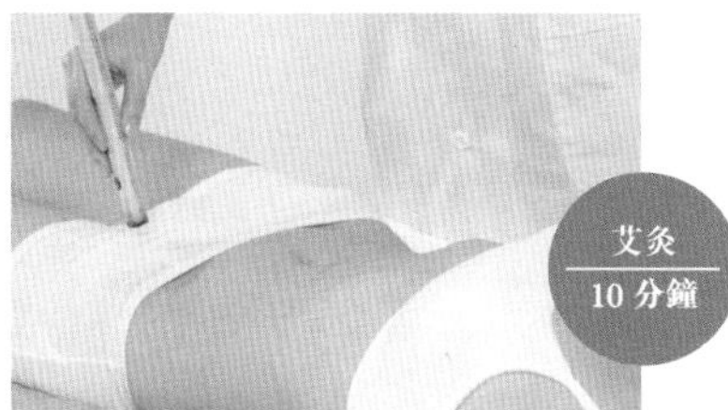

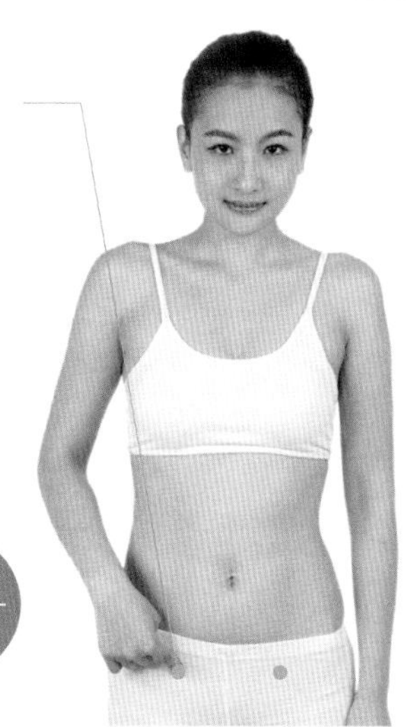

宮頸炎

宮頸炎是一種常見的婦科疾病，多發生於育齡婦女。常見的臨床表現為白帶增多，呈黏稠的黏液或膿性黏液，有時可伴有血絲或夾有血絲。引起宮頸炎的主要原因有性生活過頻或習慣性流產、分娩及人工流產術感染等。宮頸炎有多種表現，如宮頸糜爛、宮頸肥大、宮頸瘜肉、宮頸腺體囊腫、宮頸內膜炎等，其中以宮頸糜爛最為多見。

特效穴位 1. 子宮　2. 三陰交　3. 八髎
另外再加上灸治中極（見 114 頁）效果會更佳。

子宮　調經止帶

定位▸ 在下腹部，當臍中下 4 寸，中極旁開 3 寸。

艾灸▸ 將點燃的艾灸盒放於子宮穴上灸治，以皮膚有溫熱感為宜，至局部皮膚潮紅透熱為度。

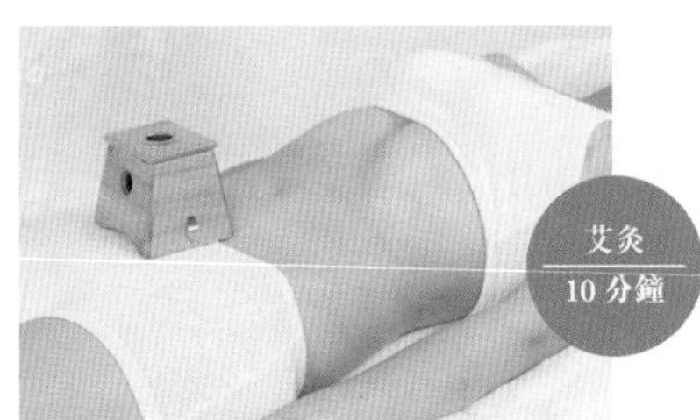

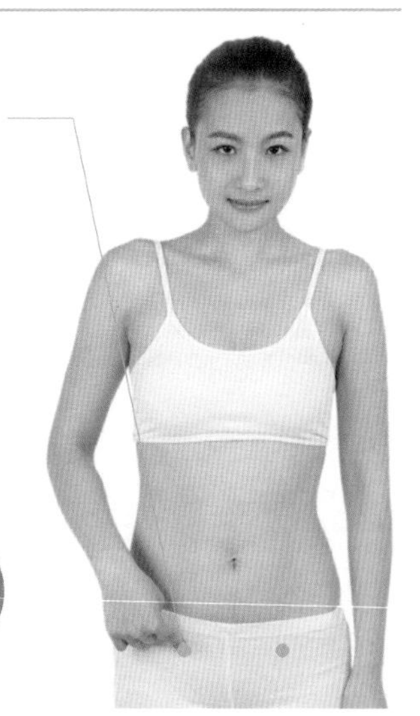

三陰交 健脾理血、益腎平肝

定位▸ 在小腿內側，當足內踝尖上3寸，脛骨內側緣後方。

艾灸▸ 用艾條溫和灸法灸治三陰交穴，以受灸者能忍受的最大熱度為佳。對側以同樣的方法操作。

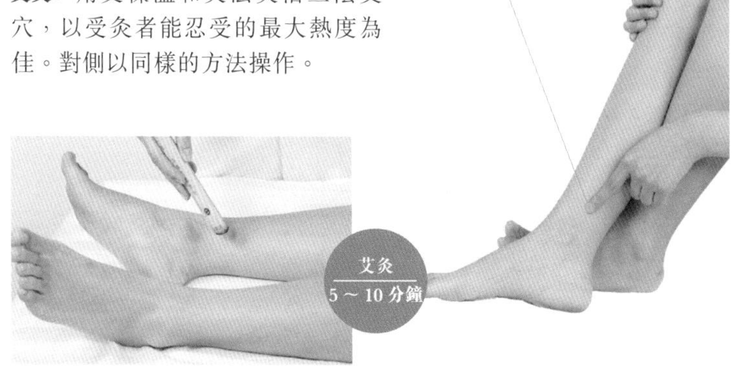

八髎 調理婦科病症

定位▸ 在骶椎，又稱上髎、次髎、中髎和下髎，左右共八個穴位，分別在第一、第二、第三、第四骶後孔中，合稱「八髎穴」。

艾灸▸ 將點燃的艾灸盒放於八髎穴上灸治，以施灸部位出現紅暈為度。

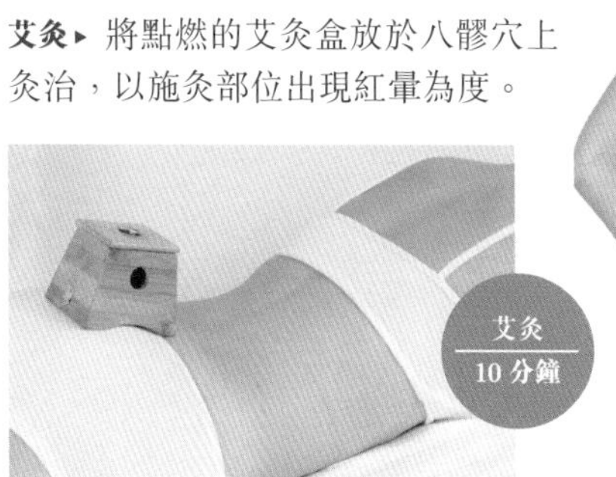

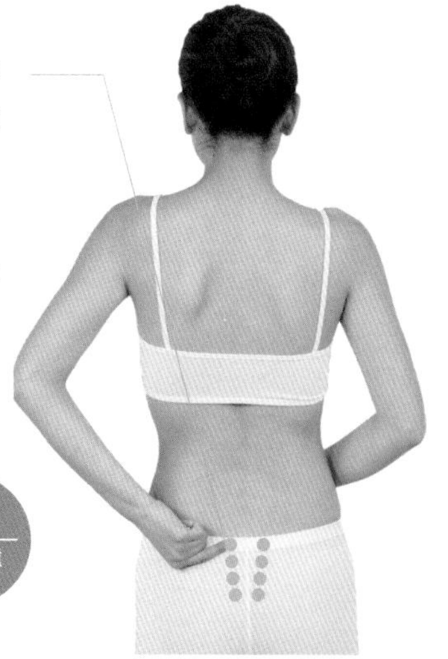

子宮內膜炎

子宮內膜炎是由各種原因引起的子宮內膜結構發生炎性改變。子宮內膜炎可分為急性子宮內膜炎和慢性子宮內膜炎。慢性子宮內膜炎是導致流產的最常見原因。臨床表現為盆腔區域疼痛、白帶增多、月經不調、痛經等。

特效穴位 **1. 肓俞　2. 中極　3. 三陰交**
另外再加上灸治氣海（見 042 頁）、命門（見 025 頁）、腎俞（見 051 頁）、太溪（見 181 頁）效果會更佳。

肓俞　調腸理氣、溫中利尿

定位▸ 在腹中部，當臍中旁開 0.5 寸。

艾灸▸ 將點燃的艾灸盒放於肓俞穴上灸治，以皮膚有溫熱感為宜，至局部皮膚潮紅透熱為度，注意施灸溫度的調節。

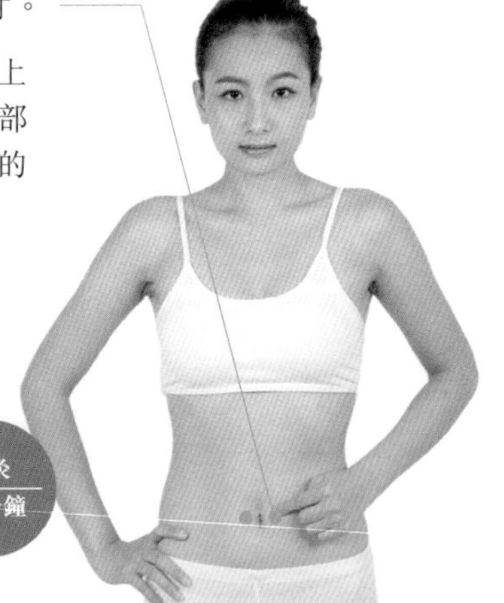

中極 調經止帶、消炎止痛

定位▸ 在下腹部，前正中線上，當臍中下 4 寸。

艾灸▸ 將點燃的艾條盒放於中極穴上灸治，以皮膚有溫熱感為宜，至局部皮膚潮紅透熱為度。

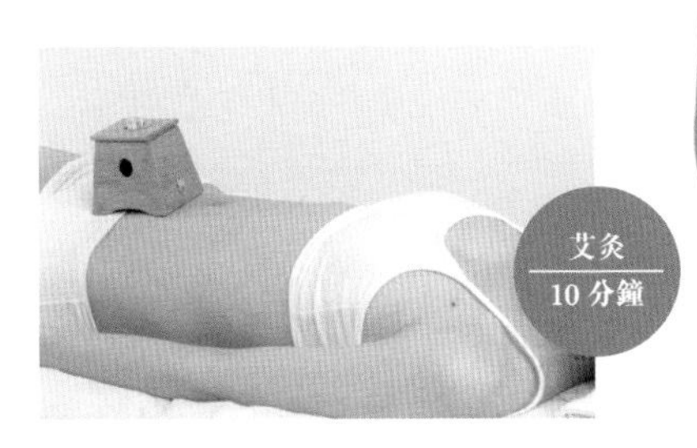

艾灸
10 分鐘

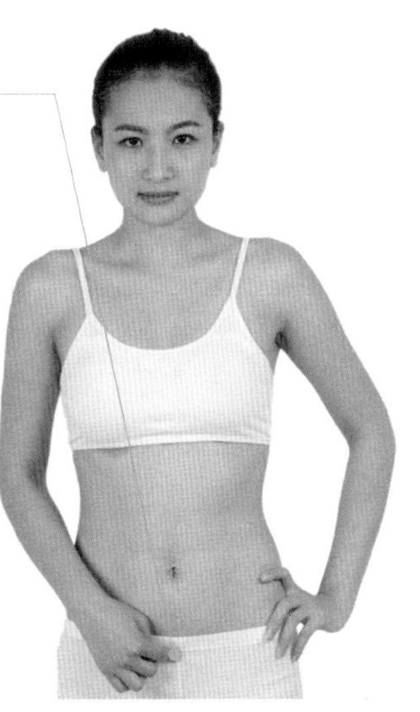

三陰交 健脾理血、益腎平肝

定位▸ 在小腿內側，當足內踝尖上 3 寸，脛骨內側緣後方。

艾灸▸ 用艾條溫和灸法灸治三陰交穴，以出現循經感傳現象為佳。對側以同樣的方法操作。

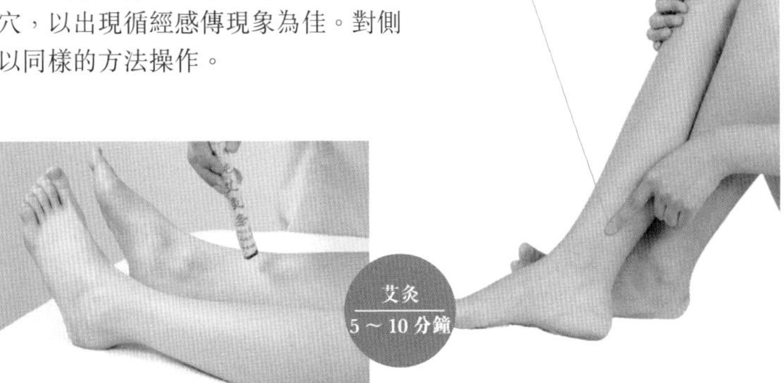

艾灸
5 ~ 10 分鐘

陰道炎

　　陰道炎是一種常見的婦科疾病，是陰道黏膜及黏膜下結締組織的炎症，各個年齡階段都可以罹患。臨床上以白帶的性狀發生改變以及外陰瘙癢、灼痛為主要臨床特點，性交痛也常見，感染累及尿道時，可有尿痛、尿急等症狀。平時要注意衛生，避免通過性交直接傳染和其他途徑的間接傳染，不亂用抗生素，穿透氣性能好的棉質內衣、內褲，並用熱水浸泡。

特效穴位　1. 氣海　2. 中極　3. 行間
另外再加上灸治關元（見 025 頁）、足三里（見 017 頁）效果會更佳。

氣海　益氣補虛、調經止帶

定位▸ 在下腹部，前正中線上，當臍中下 1.5 寸。

艾灸▸ 將點燃的艾灸盒放於氣海穴上灸治，以皮膚有溫熱感為宜，至局部皮膚潮紅透熱為度。

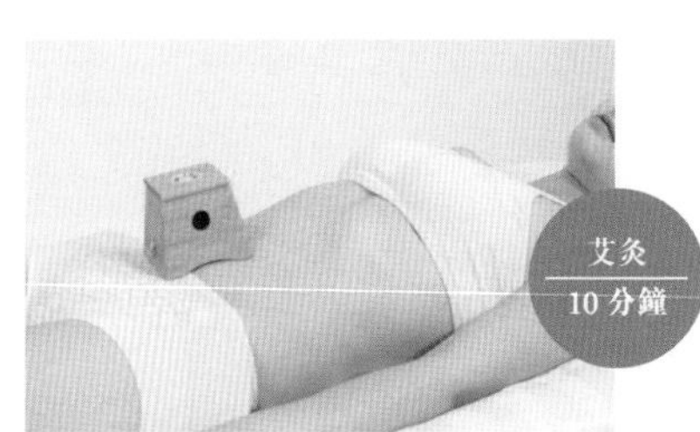

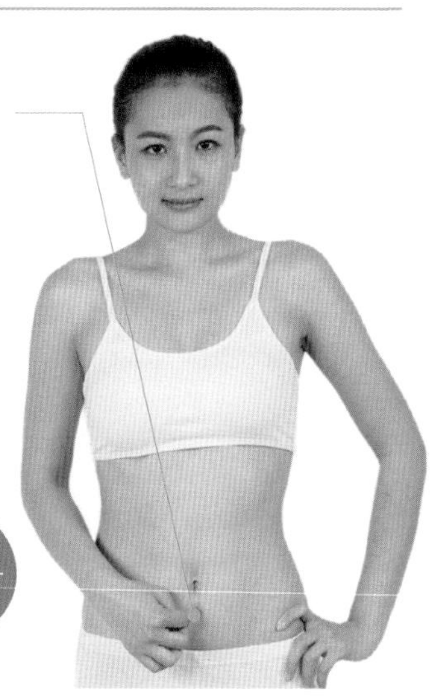

中極 益腎興陽、通經止帶

定位▸ 在下腹部，前正中線上，當臍中下 4 寸。

艾灸▸ 將點燃的艾灸盒放於中極穴上灸治，熱力要能夠深入體內，直達病所，注意施灸溫度的調節。

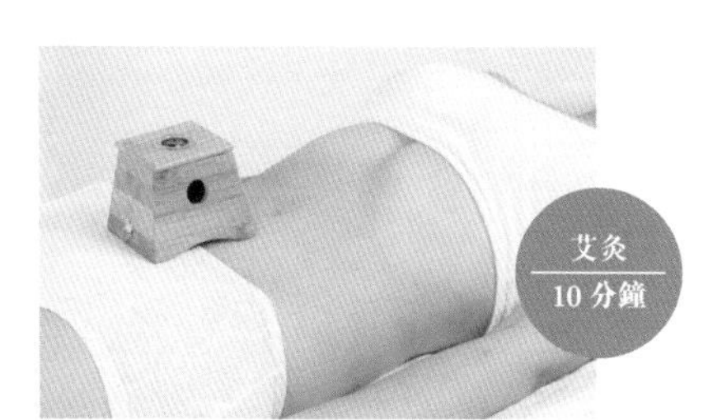

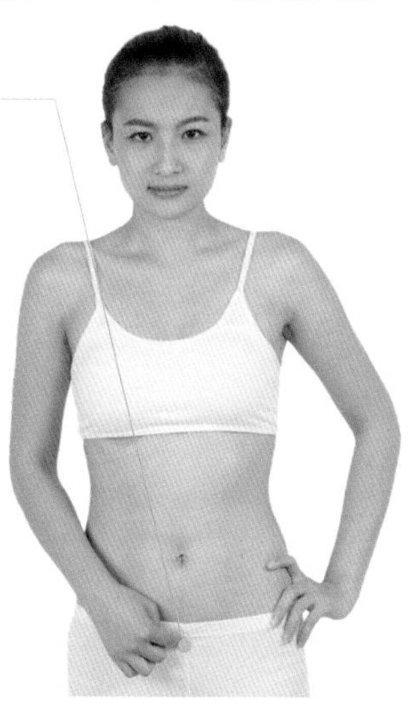

行間 調經止帶、清熱祛濕

定位▸ 在足背側，當第一、第二趾間，趾蹼緣的後方赤白肉際處。

艾灸▸ 用艾條溫和灸法灸治行間穴，以皮膚有溫熱感為宜。對側以同樣的方法操作。

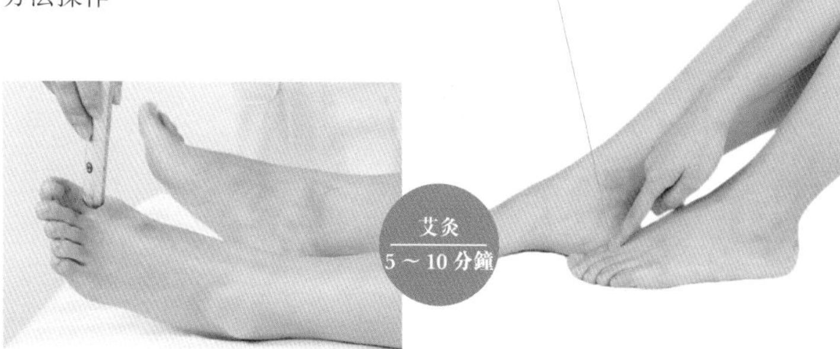

更年期綜合徵

更年期綜合徵是指女性從生育期向老年期過渡期間，因卵巢功能逐漸衰退，導致人體雌激素分泌量減少，從而引起植物神經功能失調、代謝障礙為主的一系列疾病。本病多發於 45 歲以上的女性，其主要臨床表現有月經紊亂不規則，伴潮熱、心悸、胸悶、煩躁不安、失眠等症狀。

特效穴位 **1. 腎俞　2. 足三里　3. 湧泉**
另外再加上灸治三陰交（見 063 頁）、太溪（見 181 頁）效果會更佳。

腎俞 培補腎氣、強健腰腎

定位▸ 在腰部，當第二腰椎棘突下，旁開 1.5 寸。

艾灸▸ 點燃艾灸盒灸治腎俞穴，以皮膚有溫熱感為宜，施灸完後，用拇指揉按腎俞穴，有痠脹感為度。

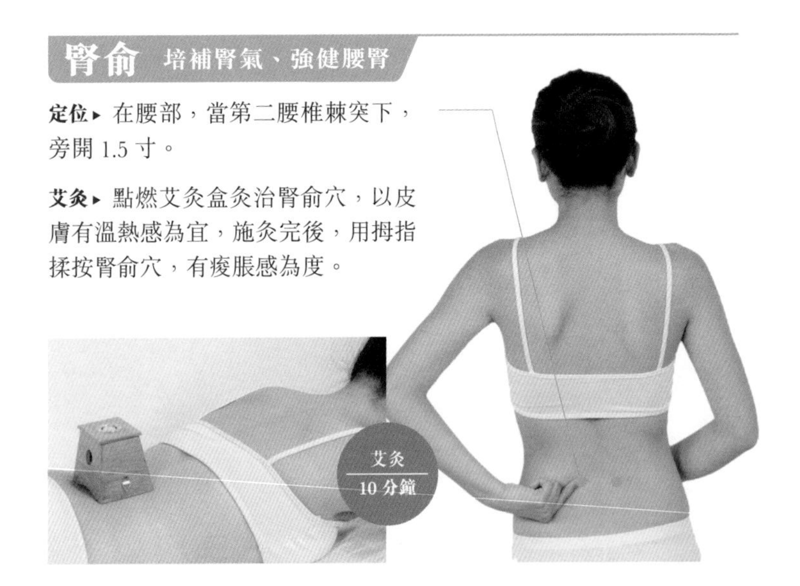

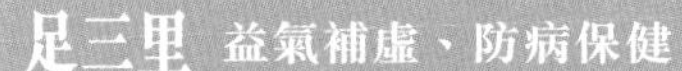

足三里 益氣補虛、防病保健

定位▸ 在小腿前外側，當犢鼻下 3 寸，距脛骨前緣一橫指（中指）。

艾灸▸ 用艾條溫和灸法灸治足三里穴，以出現明顯的循經感傳現象為佳。對側以同樣的方法操作。

艾灸
5～10 分鐘

湧泉 滋陰益腎、平肝熄風

定位▸ 在足前部凹陷處，足掌心前 1/3 與後 2/3 交點凹陷處。

艾灸▸ 用艾條溫和灸法灸治湧泉穴，以皮膚有溫熱感為宜。對側以同樣的方法操作。

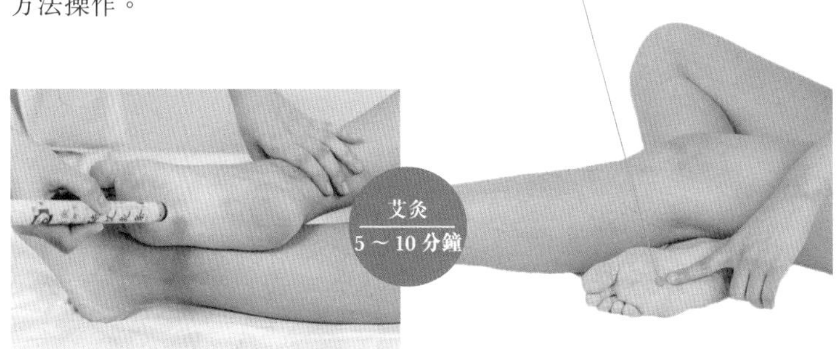

頸椎病

頸椎病多因頸椎骨、椎間盤及其周圍纖維結構損害，致使頸椎間隙變窄，關節囊鬆弛，內平衡失調的頸椎綜合徵。主要臨床表現為頭、頸、肩、臂、上胸背疼痛或麻木、痠沉、放射性痛，頭暈，無力，上肢及手感覺功能明顯減退，部份患者有明顯的肌肉萎縮。中醫認為本病多因督脈受損，經絡閉阻，或氣血不足所致。

特效穴位　**1. 風池　2. 天宗　3. 肩髃**
另外再加上灸治大椎（見 019 頁）、肩井（見 153 頁）效果會更佳。

風池　祛風、通絡、止痛

定位▸ 在項部，當枕骨之下，與風府相平，胸鎖乳突肌與斜方肌上端之間的凹陷處。

艾灸▸ 用艾條溫和灸法灸治風池穴，以皮膚有溫熱感為宜。對側以同樣的方法操作。

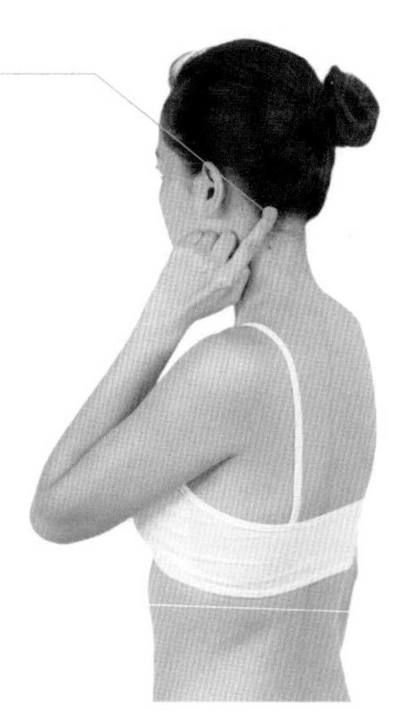

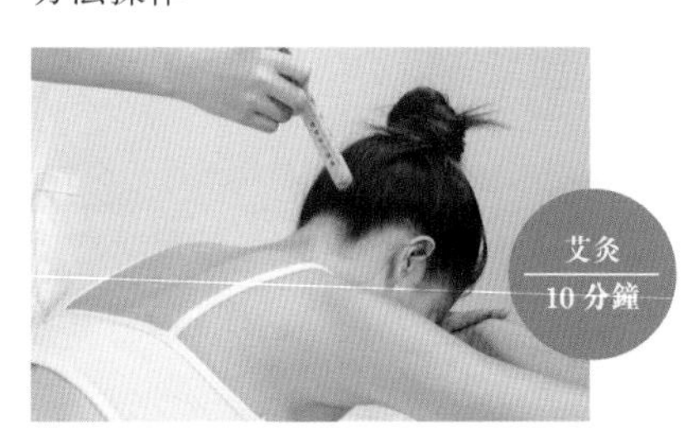

天宗 舒筋活絡、理氣消腫

定位▸ 在肩胛部，當岡下窩中央凹陷處，與第四胸椎相平。

艾灸▸ 用艾條雀啄灸法灸治天宗穴，以皮膚有溫熱感為宜，至局部皮膚潮紅透熱為度。對側以同樣的方法操作。

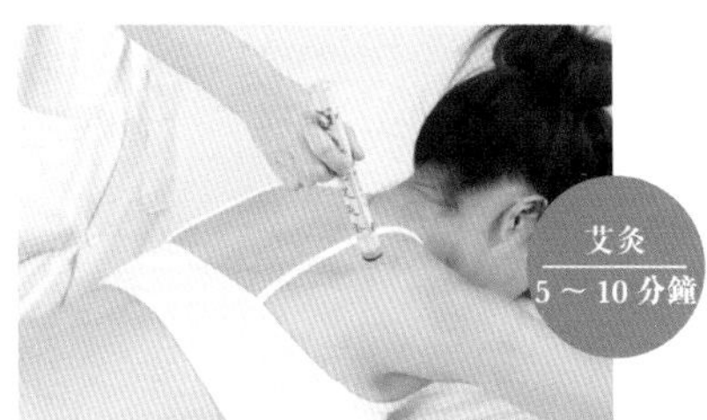

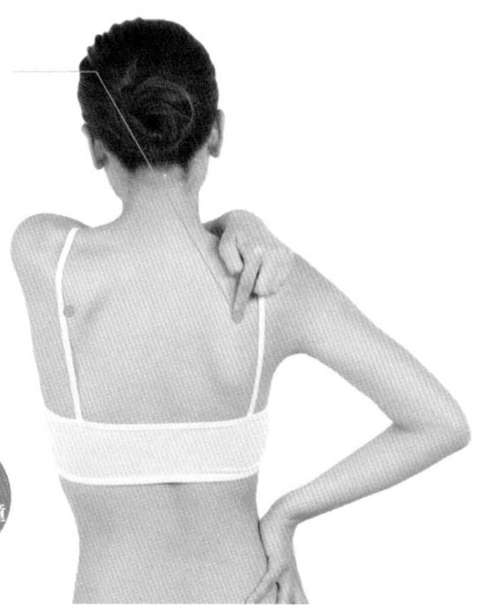

肩髃 通經活絡止痛

定位▸ 在臂外側，三角肌上，臂外展或向前平伸時，當肩峰前下方凹陷處。

艾灸▸ 用艾條溫和灸法灸治肩髃穴，以出現明顯的循經感傳現象為佳。對側以同樣的方法操作。

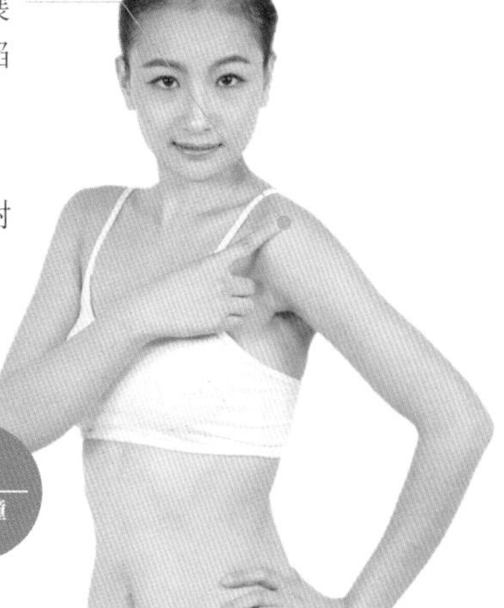

肩周炎

肩周炎是肩部關節囊和關節周圍軟組織的一種退行性炎症性慢性疾患。主要臨床表現為患肢肩關節疼痛，晝輕夜重，活動受限，日久肩關節肌肉可出現廢用性萎縮。中醫認為本病多由氣血不足，營衛不固，風、寒、濕之邪侵襲肩部經絡，致使筋脈收引，氣血運行不暢而成，或因外傷勞損，氣血滯澀所致。

特效穴位　**1. 天宗　2. 肩髎　3. 肩貞**

另外再加上灸治肩井（見 153 頁）效果會更佳。

天宗　理氣消腫、舒筋活絡

定位▸ 在肩胛部，當岡下窩中央凹陷處，與第四胸椎相平。

艾灸▸ 用艾條隔薑灸法灸治天宗穴，以皮膚有溫熱感為宜。對側以同樣的方法操作。

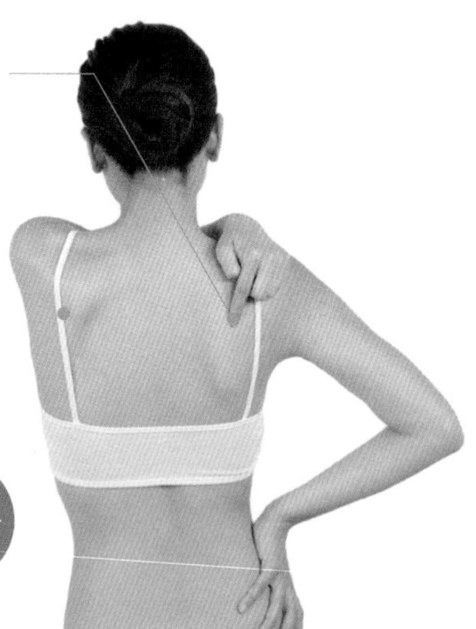

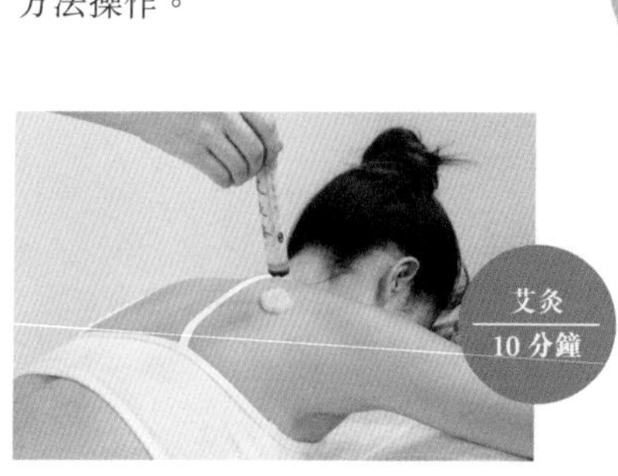

艾灸
10 分鐘

肩髎 祛濕通絡止痛

定位▸ 在肩部，肩髃後方，當臂外展時，於肩峰後下方呈現凹陷處。

艾灸▸ 用艾條迴旋灸法灸治肩髎穴，以出現明顯的循經感傳現象為佳。對側以同樣的方法操作。

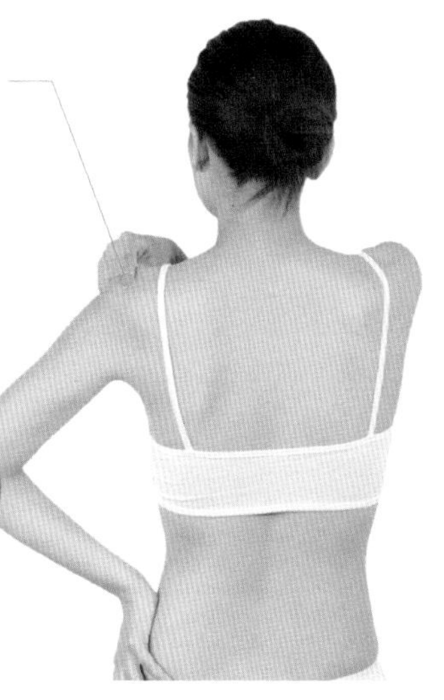

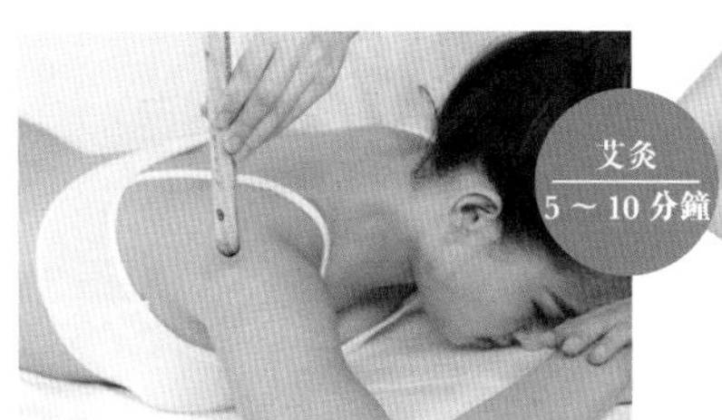

肩貞 祛風散寒、疏筋通絡

定位▸ 在肩關節後下方，臂內收時，腋後紋頭上1寸（指寸）。

艾灸▸ 用艾條迴旋灸法灸治肩貞穴，熱力要能夠深入體內，直達病所。對側以同樣的方法操作。

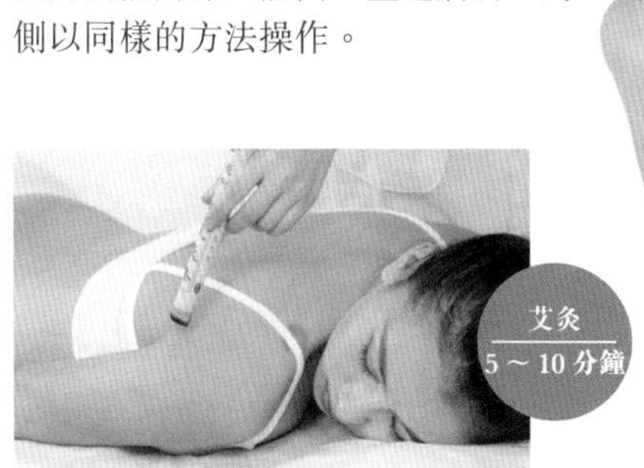

落枕

落枕多因睡臥時體位不當，造成頸部肌肉損傷，或頸部感受風寒，或外傷致使經絡不通，氣血凝滯，筋脈拘急而成。臨床主要表現為頸項部強直痠痛不適，不能轉動自如，並向一側歪斜，甚至疼痛牽引患側肩背及上肢。中醫有很多治療落枕的方法，推拿、針灸、熱敷等均有良好的效果。

特效穴位　**1. 大椎　2. 外勞宮　3. 天柱**

大椎　祛風散寒、舒筋通絡

定位▸ 在後正中線上，第七頸椎棘突下凹陷中。

艾灸▸ 用艾條迴旋灸法灸治大椎穴，熱力要能夠深入體內，直達病所，以穴位皮膚潮紅為度。

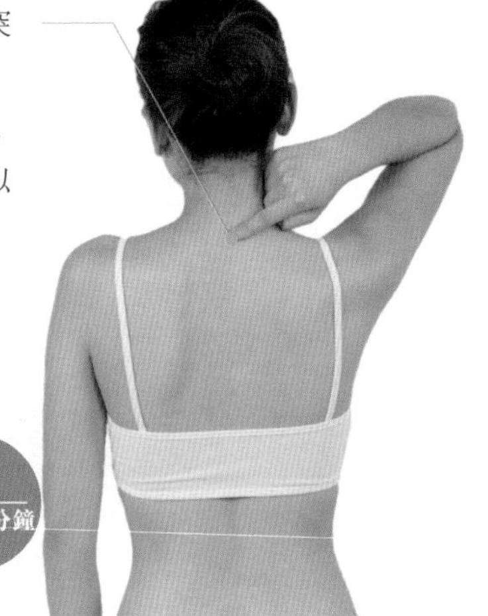

艾灸
5～10 分鐘

外勞宮 活血通絡、解痙鎮痛

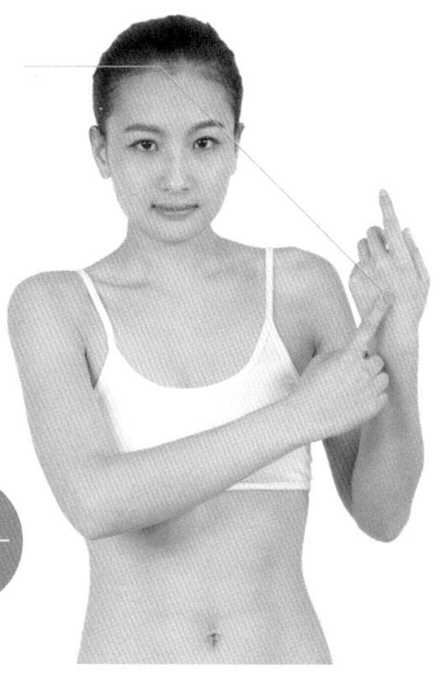

定位▸ 在手背側，當第二、第三掌骨之間，掌指關節後 0.5 寸。

艾灸▸ 用艾條迴旋灸法灸治外勞宮穴，以皮膚有溫熱感為宜。對側以同樣的方法操作。

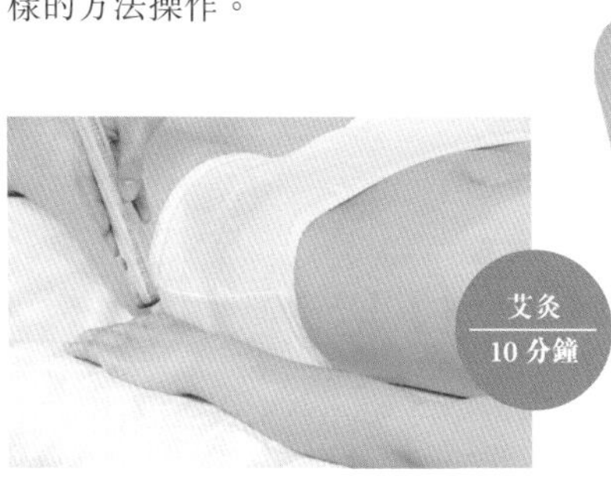

天柱 舒筋活絡、祛風止痛

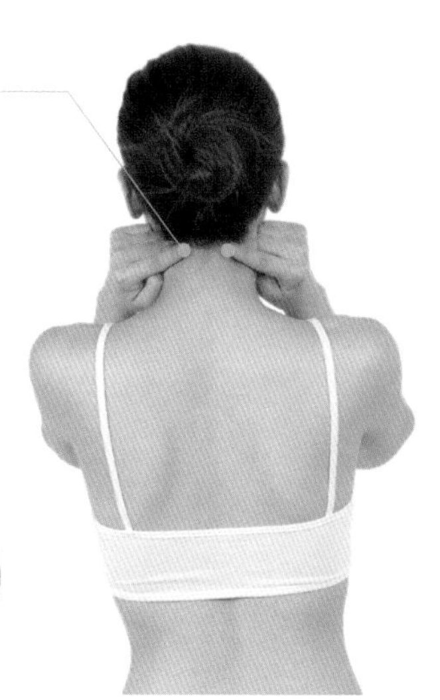

定位▸ 在項部大筋（斜方肌）外緣之後髮際凹陷中，約當後髮際正中旁開 1.3 寸。

艾灸▸ 用艾條雀啄灸法灸治天柱穴，以出現明顯的循經感傳現象為佳，有溫熱感為度。

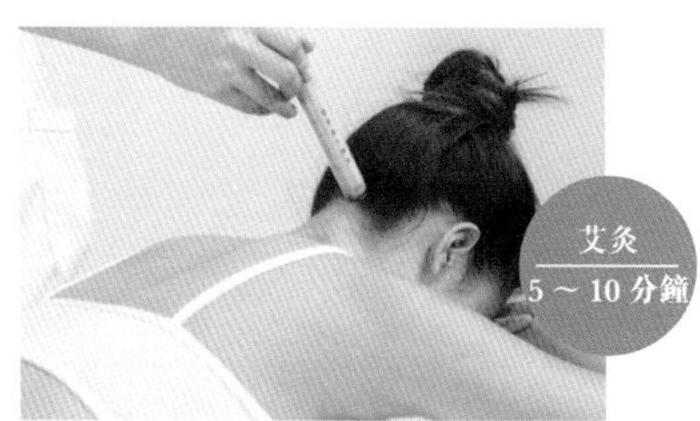

膝關節炎

膝關節炎是最常見的關節炎，是軟骨退行性病變和關節邊緣骨贅的慢性進行性疾病，以軟骨磨損為其主要發病因素，好發於體重偏重者和中老年人，在發病的前期，沒有明顯的症狀。其主要症狀為膝關節深部疼痛、壓痛，關節僵硬僵直、麻木、伸屈不利，無法正常活動，關節腫脹等。

特效穴位 **1. 鶴頂　2. 足三里　3. 梁丘**
另外再加上灸治陽陵泉（見 098 頁）、委中（見 182 頁）效果會更佳。

鶴頂　祛風除濕、通絡止痛

定位▸ 在膝上部，髕底的中點上方凹陷處。

艾灸▸ 用艾條隔薑灸法灸治鶴頂穴，以皮膚有溫熱感為宜。對側以同樣的方法操作。

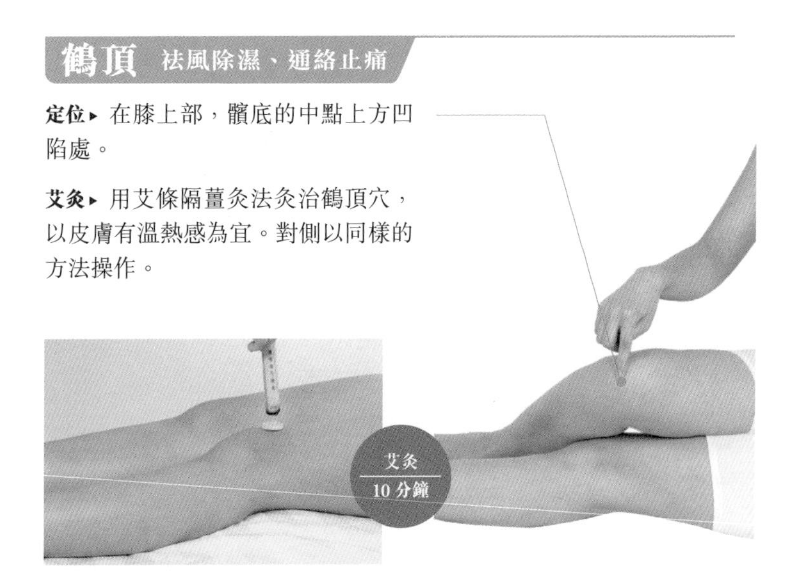

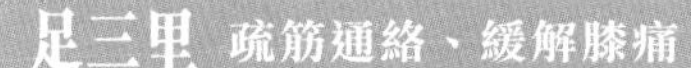

足三里 疏筋通絡、緩解膝痛

定位▸ 在小腿前外側，當犢鼻下 3 寸，距脛骨前緣一橫指（中指）。

艾灸▸ 用艾條迴旋灸法灸治足三里穴，以出現明顯的循經感傳現象為佳。對側以同樣的方法操作。

艾灸
10 分鐘

梁丘 通經活絡、止痛

定位▸ 屈膝，在大腿前面，當髂前上棘與髕底外側端的連線上，髕底上 2 寸。

艾灸▸ 用艾條迴旋灸法灸治梁丘穴，以受灸者能忍受的最大熱度為佳。對側以同樣的方法操作。

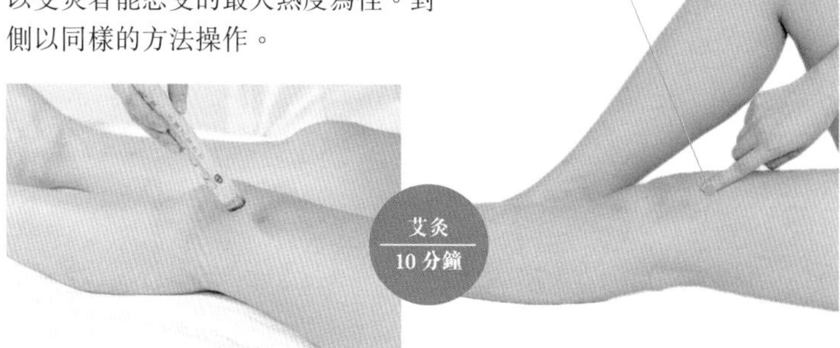

腳踝疼痛

腳踝疼痛是由於不適當的運動超出了腳踝的承受力，造成腳踝軟組織損傷，使它出現了一定的疼痛症狀，嚴重者可造成腳踝滑膜炎、創傷性關節炎等疾病，早期疼痛可以用毛巾包裹冰塊敷在踝部進行冰敷。患者日常生活中不宜扛重物、過度勞累、受寒冷刺激，要注意患肢的保暖，進行適當的活動。

特效穴位 **1. 足三里　2. 太溪　3. 照海**
另外再加上灸治承山（見 183 頁）效果會更佳。

足三里 舒筋活絡、消腫止痛

定位▸ 在小腿前外側，當犢鼻下 3 寸，距脛骨前緣一橫指（中指）。

艾灸▸ 用艾條隔薑灸法灸治足三里穴，以皮膚有溫熱感為宜。對側以同樣的方法操作。

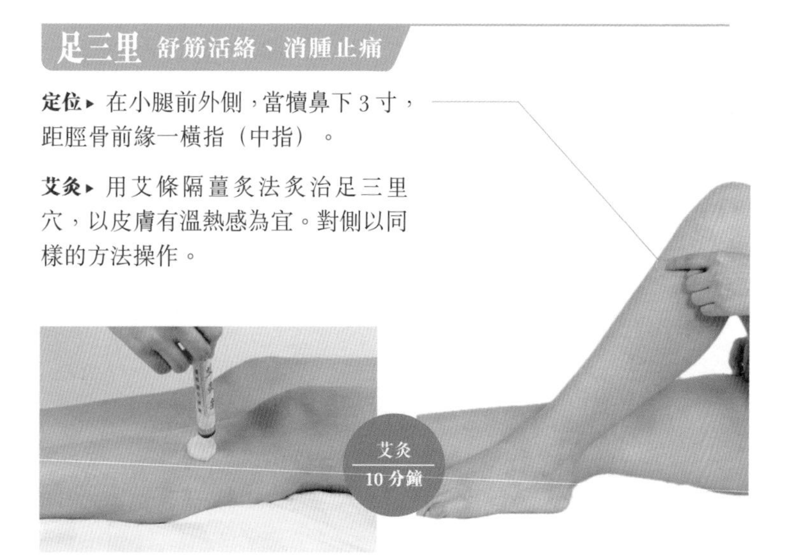

太溪 疏通局部氣血

定位▸ 在足內側，內踝後方，當內踝尖與跟腱之間的凹陷處。

艾灸▸ 用艾條迴旋灸法灸治太溪穴，以施灸部位出現紅暈為度。對側以同樣的方法操作。

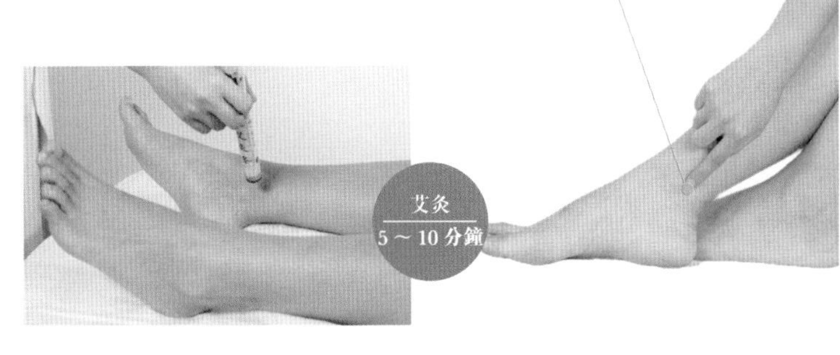

照海 舒筋活絡、消腫止痛

定位▸ 在足內側，內踝尖正下方凹陷處。

艾灸▸ 用艾條迴旋灸法灸治照海穴，熱力要能夠深入體內，直達病所。對側以同樣的方法操作。

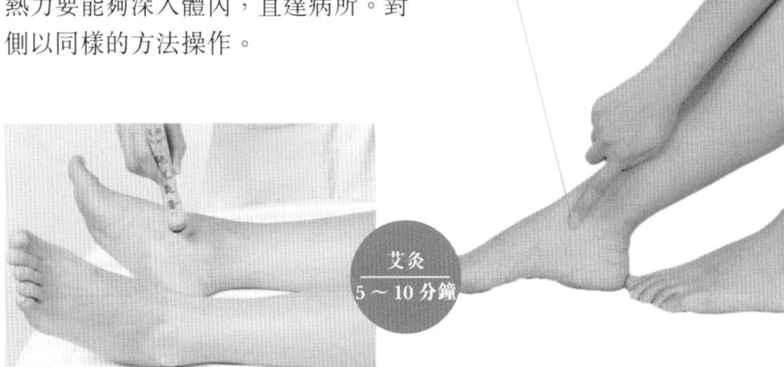

小腿抽筋

小腿抽筋又稱肌肉痙攣，是肌肉自發性的強直性收縮現象。小腿肌肉痙攣最為常見，是由於腓腸肌痙攣所引起，發作時會有痠脹或劇烈的疼痛。外界環境的寒冷刺激、出汗過多、疲勞過度、睡眠不足、缺鈣、睡眠姿勢不當都會引起小腿肌肉痙攣。預防腿腳抽筋要注意保暖，調整好睡眠姿勢，經常鍛煉，適當補鈣。

特效穴位　**1. 委中　2. 承山　3. 陽陵泉**

另外再加上灸治足三里（見 017 頁）效果會更佳。

委中　舒筋通絡、活血散瘀

定位▸ 在膕橫紋中點，當股二頭肌腱與半腱肌肌腱的中間。

艾灸▸ 將點燃的艾灸盒放於委中穴上灸治，以皮膚有溫熱感為宜，至局部皮膚潮紅透熱為度。

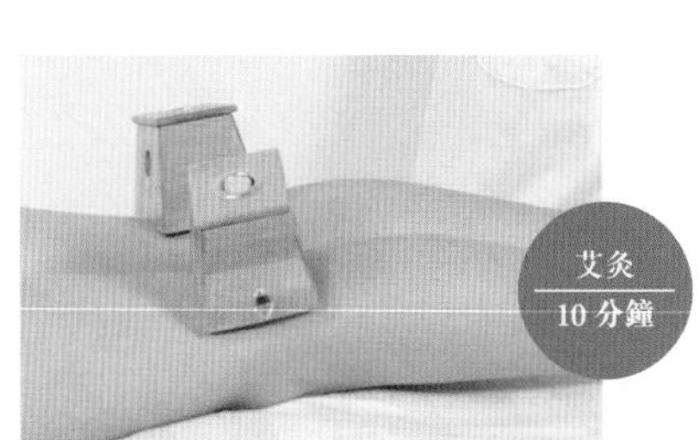

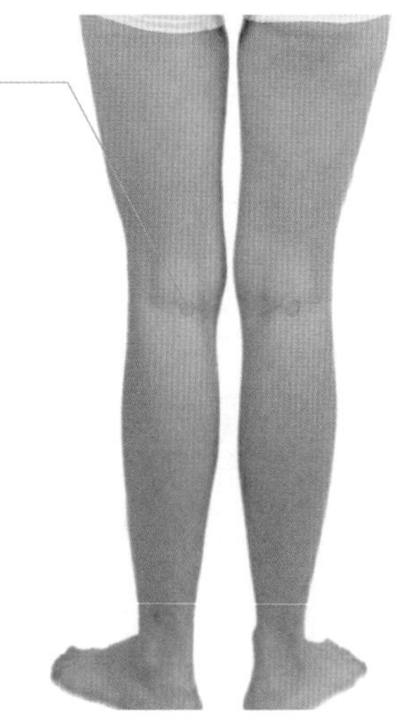

承山 舒筋通絡、行氣活血

定位▸ 在小腿後面正中，當伸直小腿或足跟上提時，腓腸肌肌腹下出現的尖角凹陷處。

艾灸▸ 用艾條溫和灸法灸治承山穴，以皮膚有溫熱感為宜。對側以同樣的方法操作。

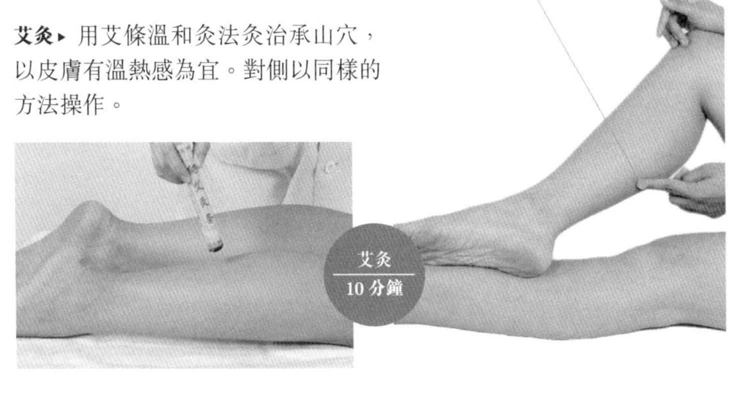

陽陵泉 舒筋活絡、強健腰膝

定位▸ 在小腿外側，當腓骨小頭前下方凹陷處。

艾灸▸ 用艾條溫和灸法灸治陽陵泉穴，以施灸部位出現紅暈為度。對側以同樣的方法操作。

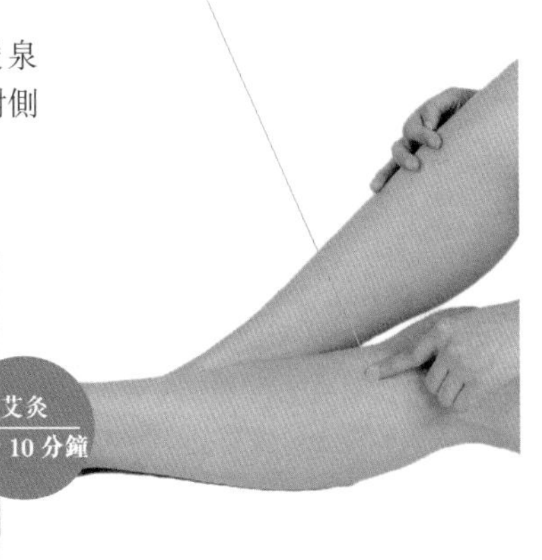

腰痠背痛

　　腰痠背痛是指脊柱骨和關節及其周圍軟組織等病損的一種症狀，常用以形容勞累過度。勞累後加重，休息後可減輕，日積月累，可使肌纖維變性，甚而小量撕裂，形成疤痕或纖維索條，遺留長期慢性腰背痛。中醫認為本病因感受寒濕、濕熱、氣滯血瘀、腎虧體虛或跌仆外傷所致。

特效穴位　**1. 腎俞　2. 委中　3. 大腸俞**
另外再加上灸治命門（見 025 頁）、腰陽關（見 115 頁）效果會更佳。

腎俞　調腎氣、強腰脊

定位▸ 在腰部，當第二腰椎棘突下，旁開 1.5 寸。

艾灸▸ 點燃艾灸盒放於腎俞穴上灸治，熱力要能夠深入體內，直達病所，注意施灸溫度的調節。

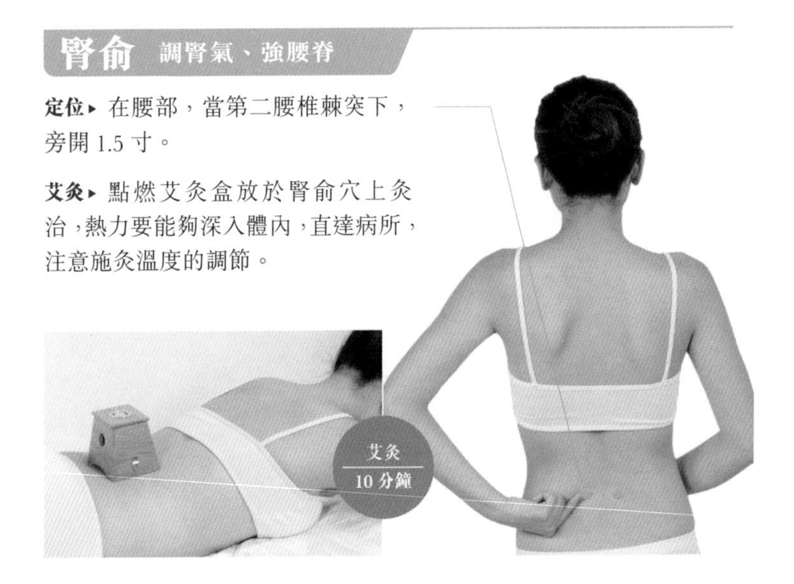

委中 舒筋通絡、祛除風濕

定位▸ 在膕橫紋中點，當股二頭肌腱與半腱肌肌腱的中間。

艾灸▸ 用艾條溫和灸法灸治委中穴，以皮膚有溫熱感為宜。對側以同樣的方法操作。

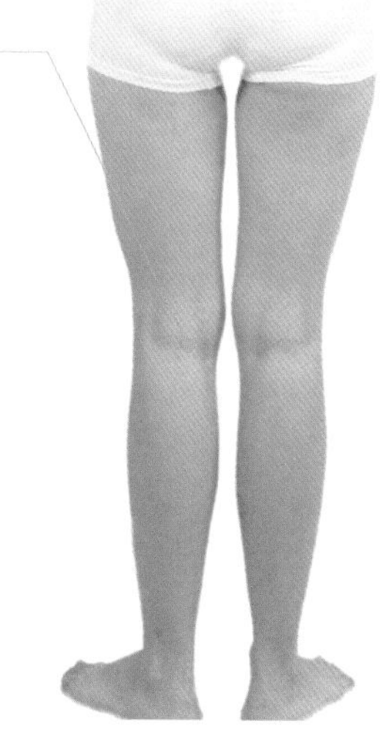

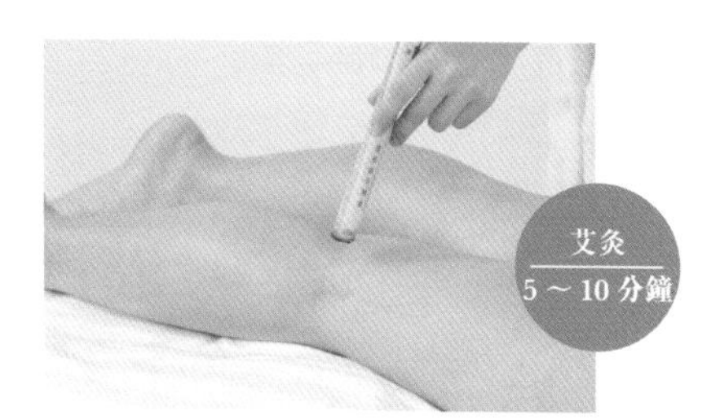

大腸俞 祛濕清熱、理氣化滯

定位▸ 在腰部，當第四腰椎棘突下，旁開 1.5 寸。

艾灸▸ 點燃艾灸盒放於大腸俞穴上灸治，以受灸者能忍受的最大熱度為佳，注意不可灼傷皮膚。

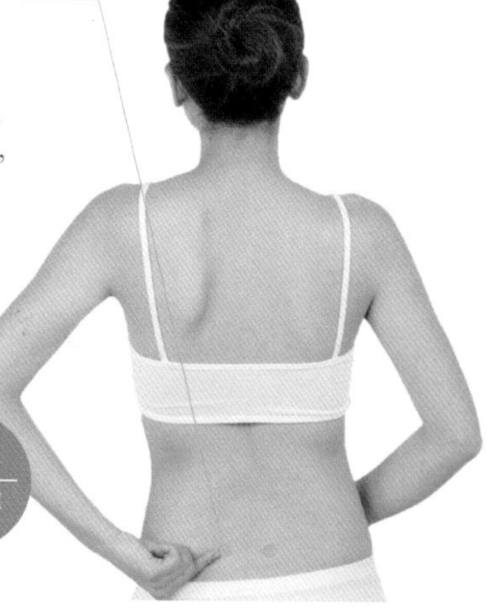

急性腰扭傷

急性腰扭傷是由於腰部的肌肉、筋膜、韌帶等部份軟組織突然受到外力的作用過度牽拉所引起的急性損傷，主要原因有肢體姿勢不當、動作不協調、用力過猛、活動時無準備、活動範圍大等。臨床表現有：傷後立即出現劇烈疼痛，腰部無力，疼痛為持續性的，嚴重時可造成關節突骨折和隱性脊椎裂等疾病。

特效穴位 **1. 腎俞　2. 委中　3. 腰陽關**
另外再加上灸治腰眼（見 116 頁）效果會更佳。

腎俞 調腎氣、強腰脊

定位▸ 在腰部，當第二腰椎棘突下，旁開 1.5 寸。

艾灸▸ 點燃艾灸盒放於腎俞穴上灸治，以受灸者能忍受的最大熱度為佳，注意不可灼傷皮膚。

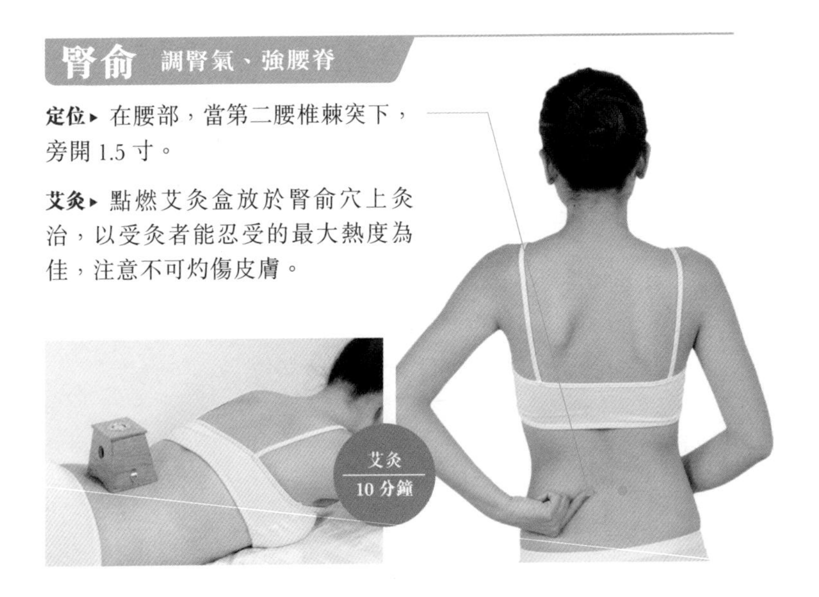

委中 活血化瘀、消腫止痛

定位▸ 在膕橫紋中點，當股二頭肌腱與半腱肌肌腱的中間。

艾灸▸ 點燃艾灸盒放於腰陽關穴上灸治，以皮膚有溫熱感為宜，至局部皮膚潮紅透熱為度。

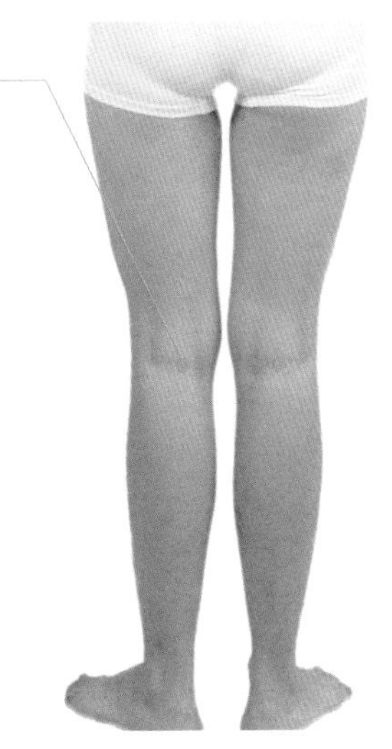

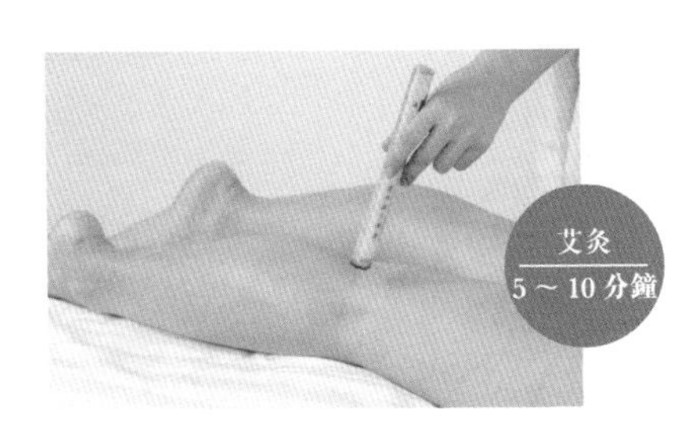

腰陽關 祛寒除濕、舒筋活絡

定位▸ 在腰部，當後正中線上，第四腰椎棘突下凹陷中。

艾灸▸ 點燃艾灸盒放於腰陽關穴上灸治，以皮膚有溫熱感為宜，至局部皮膚潮紅透熱為度。

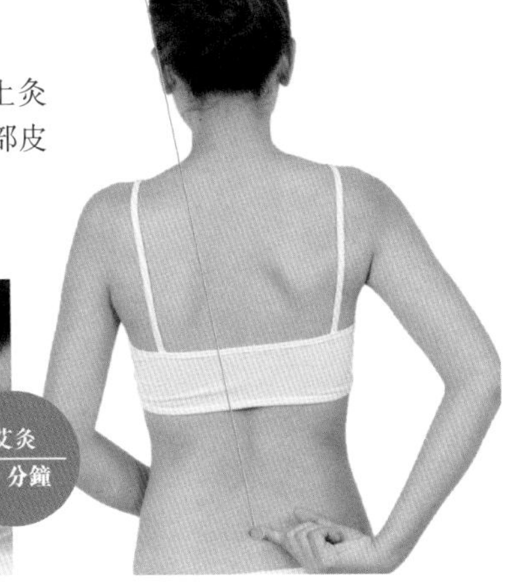

腰椎間盤突出

腰椎間盤突出是指由於腰椎間盤退行性改變後彈性下降而膨出椎間盤，纖維環破裂髓核突出，壓迫神經根、脊髓而引起的以腰腿痛為主的臨床特徵。主要臨床症狀有：腰痛，可伴有臀部、下肢放射狀疼痛，嚴重者會出現大、小便障礙，會陰和肛周異常等症狀。中醫認為本病主要因肝腎虧損，外感風寒濕邪等所致。

特效穴位 **1. 大腸俞　2. 委中　3. 夾脊**
另外再加上灸治陽陵泉（見 098 頁）效果更佳。

大腸俞 舒筋通絡、活血化瘀

定位▸ 在腰部，當第四腰椎棘突下，旁開 1.5 寸。

艾灸▸ 將點燃的艾灸盒放於大腸俞穴上灸治，以皮膚有溫熱感為宜，至局部皮膚潮紅透熱為度。

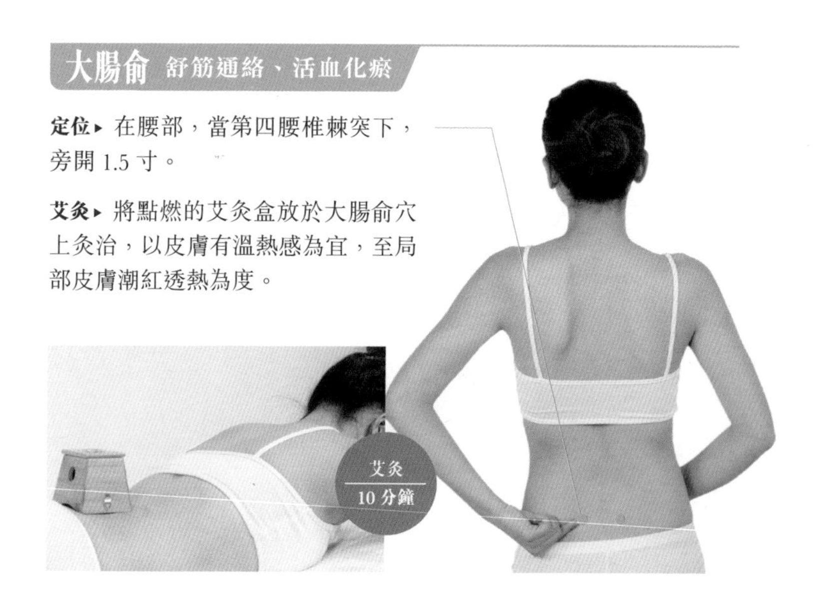

委中 舒筋通絡、活血化瘀

定位▸ 在膕橫紋中點，當股二頭肌腱與半腱肌肌腱的中間。

艾灸▸ 將點燃的艾灸盒放於委中穴上灸治，以皮膚有溫熱感為宜，至局部皮膚潮紅透熱為度。

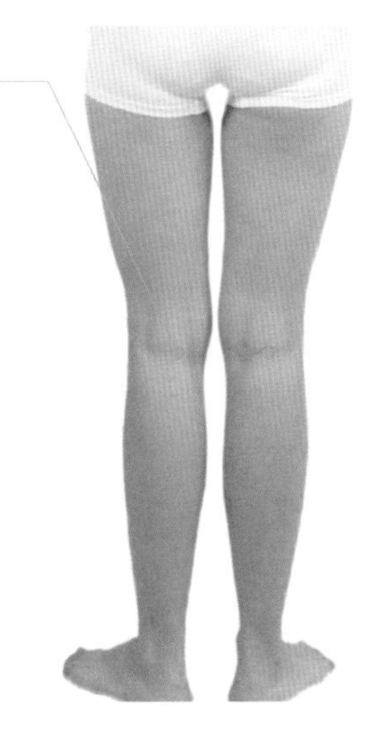

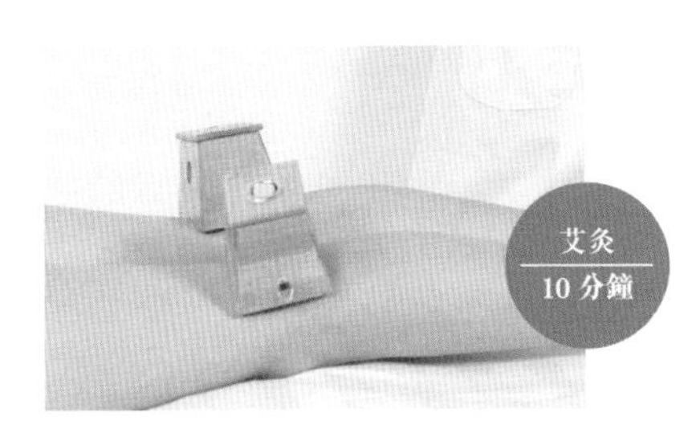

艾灸
10 分鐘

夾脊 舒筋活血、通絡止痛

定位▸ 在第一胸椎至第五腰椎，後正中線旁開 0.5 寸，一側 17 穴。

艾灸▸ 用艾條以迴旋灸法由上至下灸治夾脊穴，熱力要能夠深入體內，直達病所，注意施灸溫度的調節。

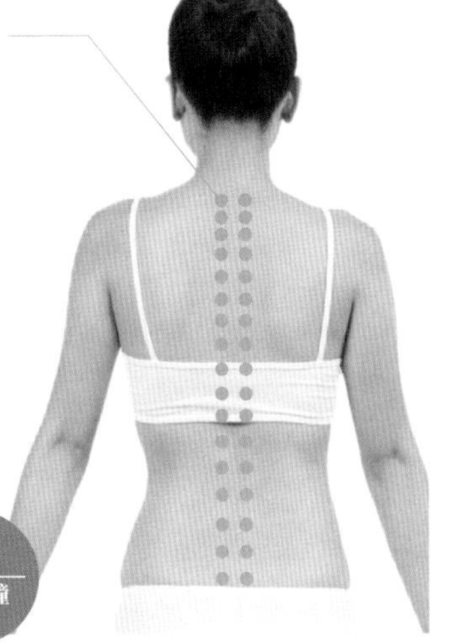

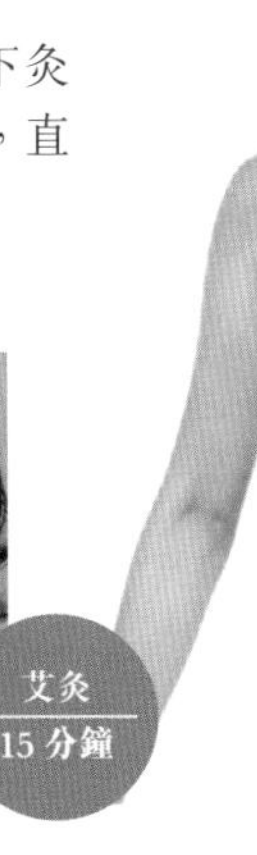

艾灸
15 分鐘

坐骨神經痛

坐骨神經痛指坐骨神經病變，沿坐骨神經通路即腰、臀部、大腿後、小腿後外側和足外側發生的疼痛症候群，呈燒灼樣或刀刺樣疼痛，夜間痛感加重。典型表現為一側腰部、臀部疼痛，並向大腿後側、小腿後外側延展，咳嗽、活動下肢、彎腰、排便時疼痛加重，日久，患側下肢出現肌肉萎縮，或出現跛行。

特效穴位 **1. 環跳　2. 殷門　3. 陽陵泉**
另外再加上灸治腎俞（見 051 頁）、足三里（見 017 頁）效果會更佳。

環跳 通經活絡、舒筋止痛

定位▸ 在股外側面，當股骨大轉子最凸點與骶管裂孔連線的外 1/3 與中 1/3 交點處。

艾灸▸ 用艾條溫和灸法灸治環跳穴，施灸時以局部皮膚紅潤並有灼熱感為度。對側以同樣的手法操作。

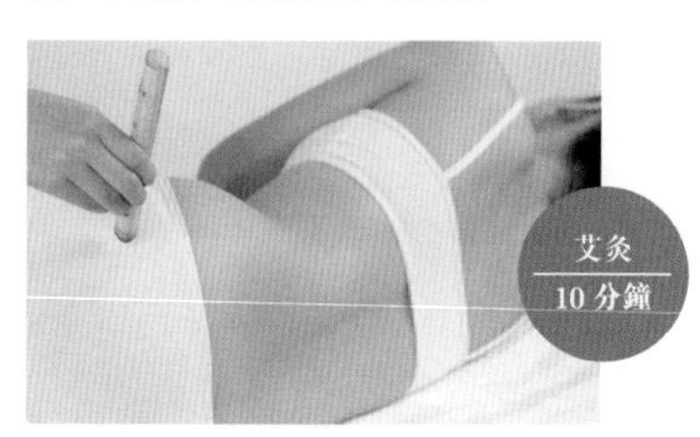

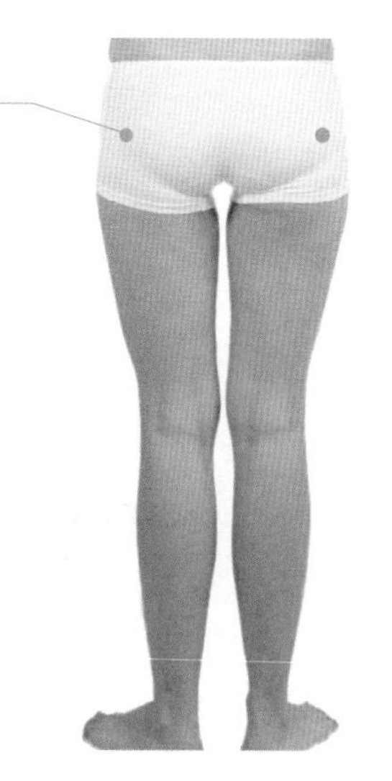

殷門 舒筋、活絡、止痛

定位▸ 在大腿後面，當承扶與委中的連線上，承扶下 6 寸。

艾灸▸ 將點燃的艾灸盒放於殷門穴上灸治，以皮膚有溫熱感為宜，至局部皮膚透熱為度。

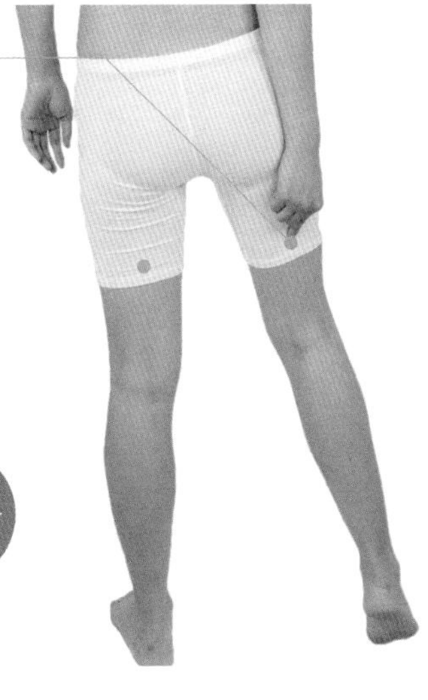

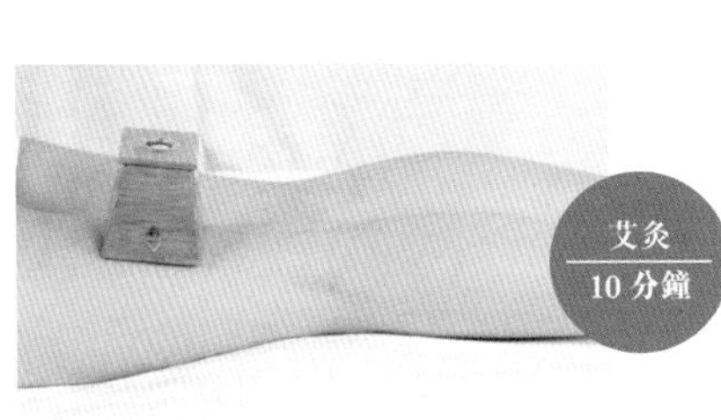

陽陵泉 舒筋活絡、強健腰膝

定位▸ 在小腿外側，當腓骨頭前下方凹陷處。

艾灸▸ 用艾條溫和灸法灸治陽陵泉穴，施灸時以局部皮膚紅潤並有灼熱感為度。對側以同樣的手法操作。

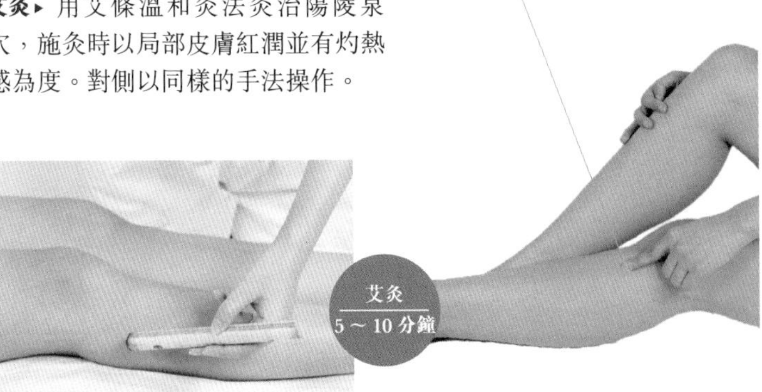

五官科疾病

鼻炎

鼻炎是五官科最常見的疾病之一，一般可分為急性鼻炎、過敏性鼻炎等。急性鼻炎俗稱「傷風」「感冒」，多為急性呼吸道感染的一個併發症，以鼻塞、流涕、打噴嚏為主要症狀。過敏性鼻炎又名變態反應性鼻炎，以鼻黏膜潮濕水腫、黏液腺增生、上皮下嗜痠細胞浸潤為主症狀的一種異常反應。

特效穴位 **1. 迎香　2. 風府　3. 合谷**
另外再加上灸治肺俞（見 023 頁）效果會更佳。

迎香　通鼻竅、散風熱

定位▸ 在鼻翼外緣中點旁，當鼻唇溝中。

艾灸▸ 用艾條迴旋灸法灸治迎香穴，以皮膚有溫熱感為宜，對側以同樣的方法操作。

艾灸
10 分鐘

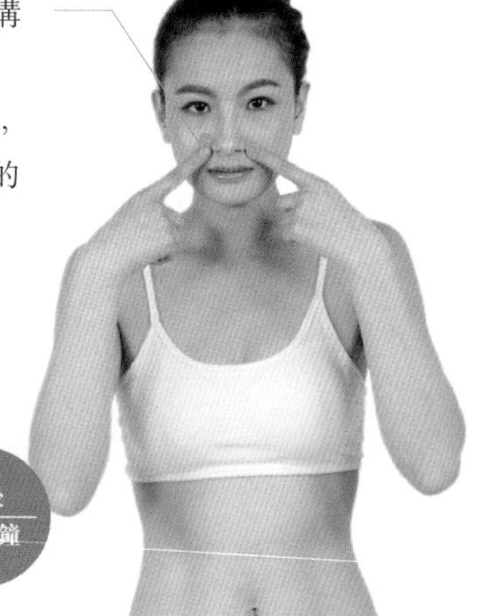

風府 疏風散寒、宣通鼻竅

定位▸ 在項部，當後髮際正中直上1寸，枕外隆凸直下，兩側斜方肌之間凹陷中。

艾灸▸ 用艾條迴旋灸法灸治風府穴，艾灸時可用手按住頭髮，以防艾火燒到頭髮。

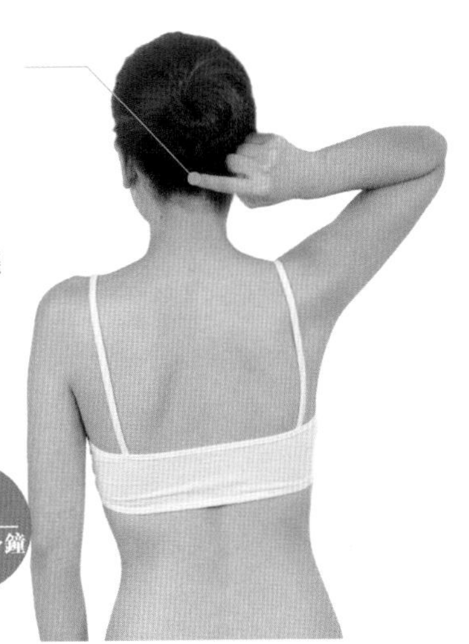

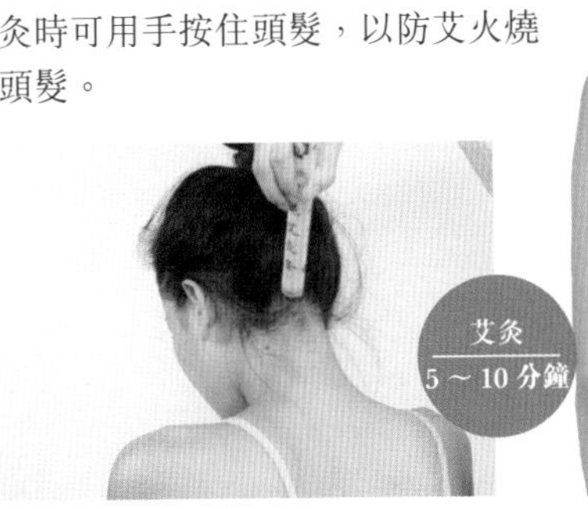

艾灸
5～10分鐘

合谷 通經活經、清熱解表

定位▸ 在手背，第一、第二掌骨間，當第二掌骨橈側的中點處。

艾灸▸ 將艾炷點燃置於合谷上，如患者感覺皮膚灼痛則更換艾炷繼續灸治。

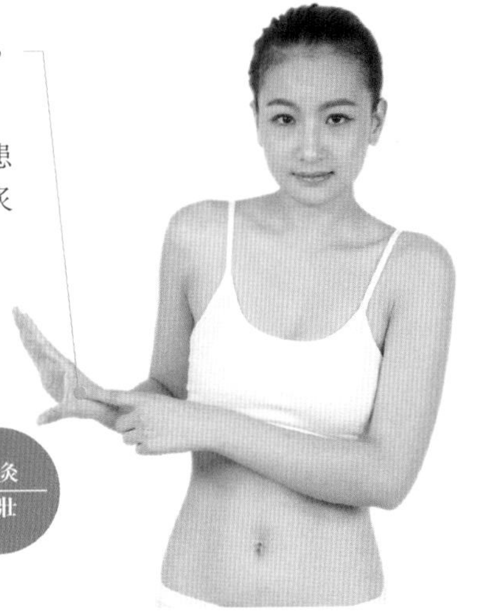

艾灸
5壯

鼻出血

鼻出血是常見的臨床症狀之一，鼻腔黏膜中的微細血管分布很密集，敏感且脆弱，容易破裂而致出血。引起偶爾流鼻血的原因有上火、脾氣暴躁、心情焦慮，被異物撞擊，人為毆打等原因。鼻出血可由鼻腔本身疾病引起，也可能是全身性疾病所誘發。鼻出血的患者平常要多食水果蔬菜類容易消化的食物，勿食刺激性、易上火的食物，做好鼻部保護措施。

特效穴位 1. 迎香 2. 合谷 3. 三陰交

迎香 通鼻竅、散風熱

定位▸ 在鼻翼外緣中點旁，當鼻唇溝中。

艾灸▸ 用艾條懸灸法灸治迎香穴，以皮膚有溫熱感為宜。對側以同樣的方法操作。

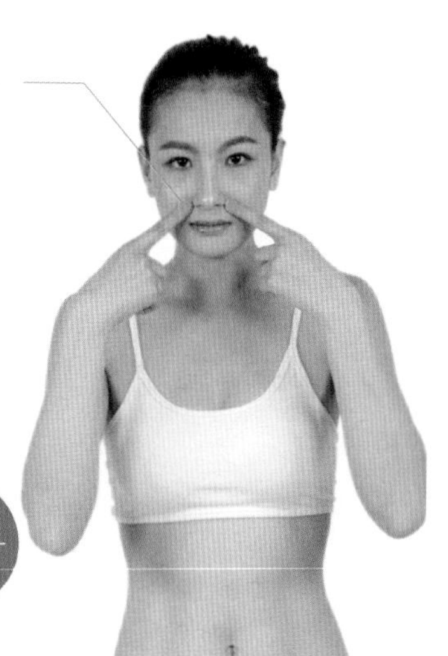

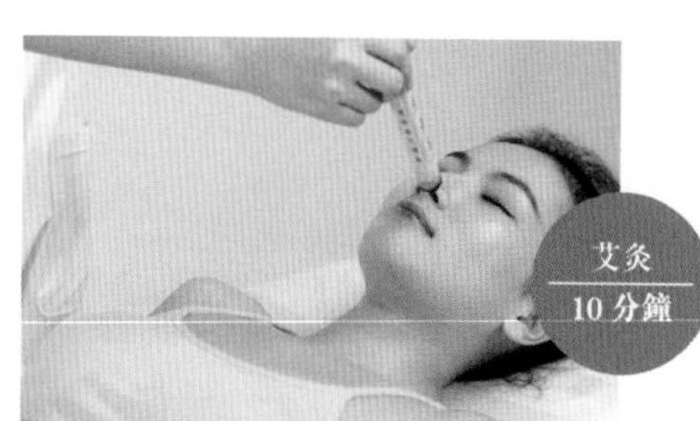

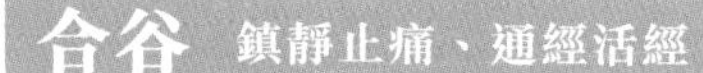

合谷 鎮靜止痛、通經活經

定位▸ 在手背，第一、第二掌骨間，當第二掌骨橈側的中點處。

艾灸▸ 用艾條溫和灸法灸治合谷穴，以皮膚有溫熱感為宜。對側以同樣的方法操作。

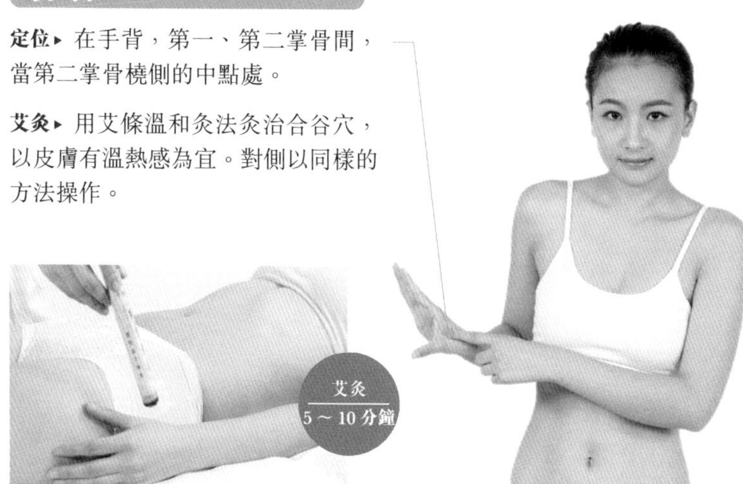

三陰交 健脾理血、益腎平肝

定位▸ 在小腿內側，當足內踝尖上3寸，脛骨內側緣後方。

艾灸▸ 用艾條溫和灸法灸治三陰交穴，以出現循經感傳現象為佳。對側以同樣的方法操作。

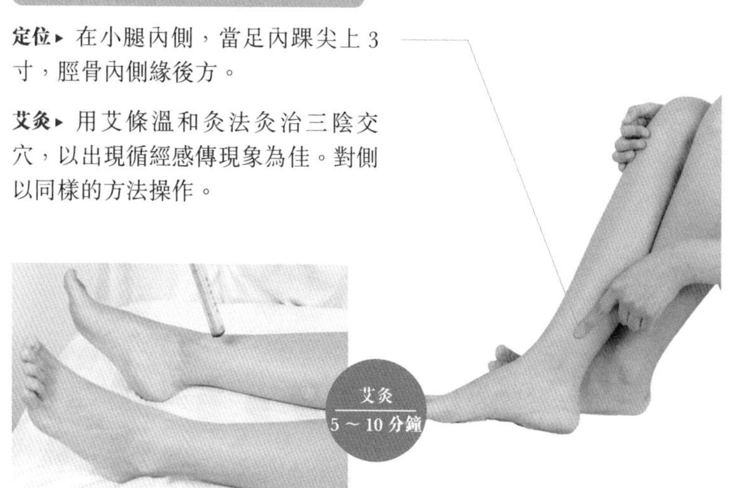

中耳炎

中耳炎可分為非化膿性和化膿性兩大類。化膿性中耳炎以耳內流膿為主要表現，同時還伴有耳內疼痛、胸悶等症狀。化膿性者有急性和慢性之分。非化膿性中耳炎包括分泌性中耳炎、氣壓損傷性中耳炎等。特異性炎症一般比較少見，如結核性中耳炎等。中醫認為，此病屬於「膿耳」「聤耳」。

特效穴位 1. 耳門　2. 翳風　3. 合谷
另外再加上灸治風池（見 172 頁）效果會更佳。

耳門　開竅聰耳、洩熱活絡

定位▸ 在面部，當耳屏上切跡的前方，下頜骨髁突後緣，張口有凹陷處。

艾灸▸ 用艾條迴旋灸法灸治耳門穴，以皮膚有溫熱感為宜。對側以同樣的方法操作。

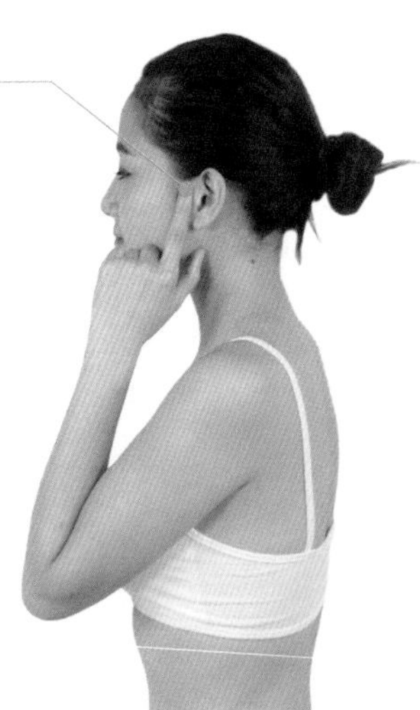

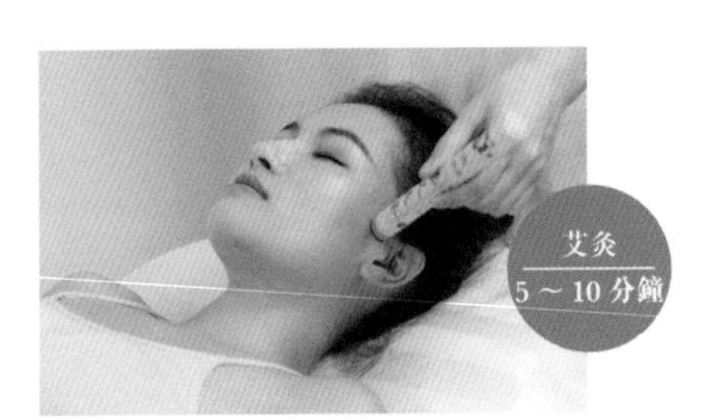

翳風　疏風散熱、行氣開竅

定位▸ 在耳垂後方，當乳突與下頜角之間的凹陷處。

艾灸▸ 用艾條迴旋灸法灸治翳風穴，以出現明顯的循經感傳現象為佳。對側以同樣的方法操作。

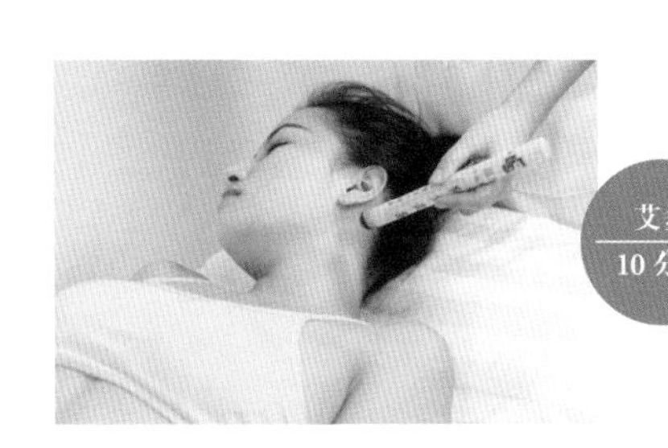

艾灸
10 分鐘

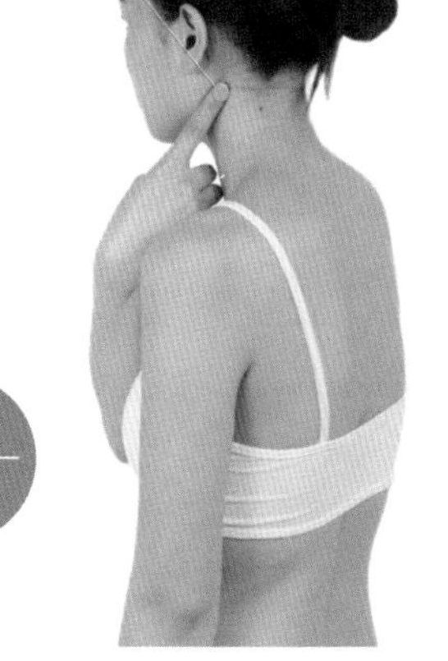

合谷　鎮靜止痛、通經活經

定位▸ 在手背，第一、第二掌骨間，當第二掌骨橈側的中點處。

艾灸▸ 用艾條懸灸法灸治合谷穴，以施灸部位出現紅暈為度。對側以同樣的方法操作。

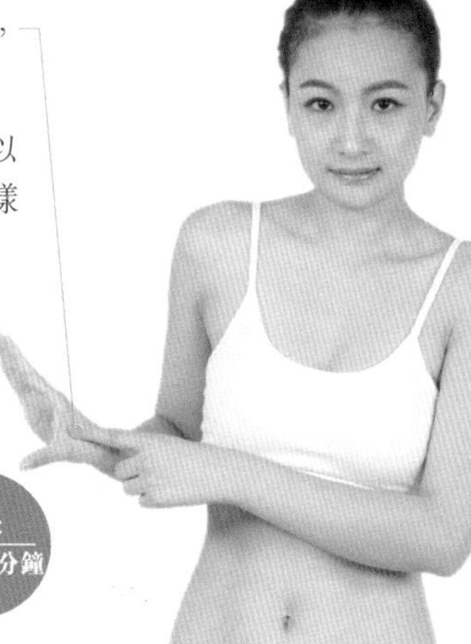

艾灸
5～10 分鐘

口腔潰瘍

　　口腔潰瘍又稱「口瘡」，是因不講衛生或飲食不當，還可能是因身體關係造成的舌尖或口腔黏膜發炎、潰爛，而導致進食不暢。常見症狀有，在口腔內唇、舌、頰黏膜、齒齦、硬齶等處出現白色或淡黃色大小不等的潰爛點，常伴有煩躁不安、身體消瘦、發熱等症狀。患了口瘡，要注意口腔衛生，多喝水。

特效穴位　**1. 地倉　2. 內庭　3. 廉泉**
另外再加上灸治合谷（見 193 頁）、太溪（見 181 頁）效果會更佳。

地倉　祛風止痛、開關通竅

定位▸ 在面部，口角外側，上直對瞳孔。

艾灸▸ 用艾條溫和灸法灸治地倉穴及其周圍組織，以皮膚有溫熱感為宜。對側以同樣的方法操作。

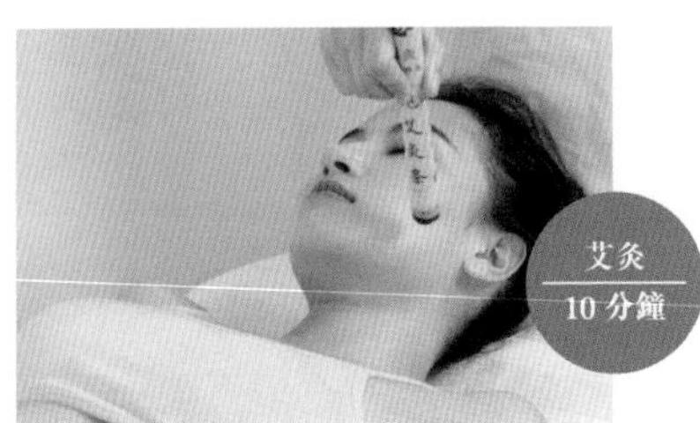

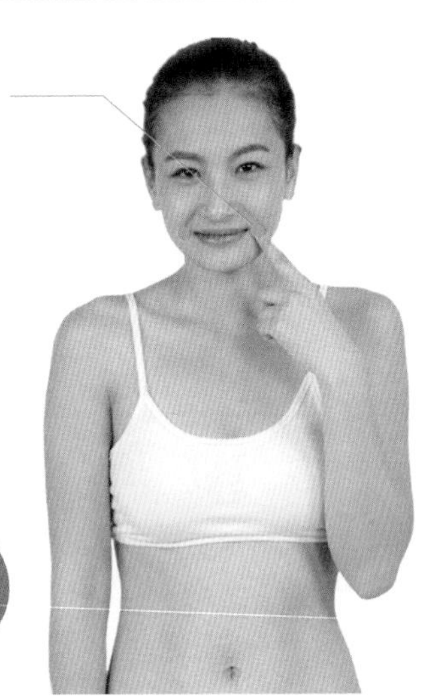

內庭　清胃瀉火、理氣止痛

定位▸ 在足背，當第二、第三趾間，趾蹼緣後方赤白肉際處。

艾灸▸ 用艾條雀啄灸法灸治內庭穴，以出現明顯的循經感傳現象為佳。對側以同樣的方法操作。

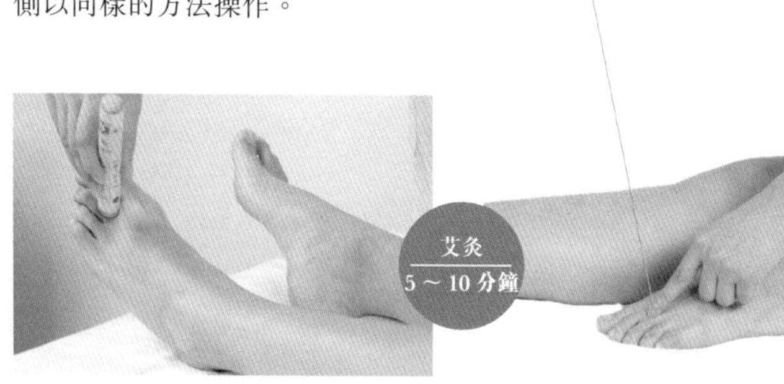

廉泉　清火利咽、消腫止痛

定位▸ 在頸部，當前正中線上，喉結上方，舌骨上緣凹陷處。

艾灸▸ 用艾條溫和灸法灸治廉泉穴，以施灸部位出現紅暈為度。對側以同樣的方法操作。

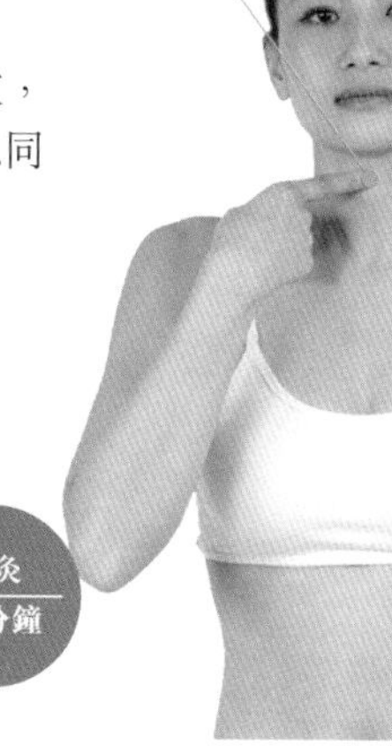

急性扁桃體炎

扁桃體位於扁桃體隱窩內，是上呼吸道感染的第一道免疫器官。但它的免疫能力有限，當吸入的病原微生物數量較多或吸入毒力較強的病原菌時，就會引起相應的症狀，如出現紅腫、疼痛、化膿，高熱畏寒，伴有頭痛、咽痛、發熱等症狀。若治療不及時會轉為慢性扁桃體炎，嚴重者可引起腎炎等併發症。

特效穴位　**1. 列缺　2. 內庭　3. 大椎**
另外再加上灸治曲池（見 018 頁）、肺俞（見 023 頁）效果會更佳。

列缺　宣肺理氣、清熱利咽

定位▸ 在前臂橈側緣，橈骨莖突上方，腕橫紋上 1.5 寸，當肱橈肌與拇長展肌腱之間。

艾灸▸ 用艾條迴旋灸法灸治列缺穴，以皮膚有溫熱感為宜。對側以同樣的方法操作。

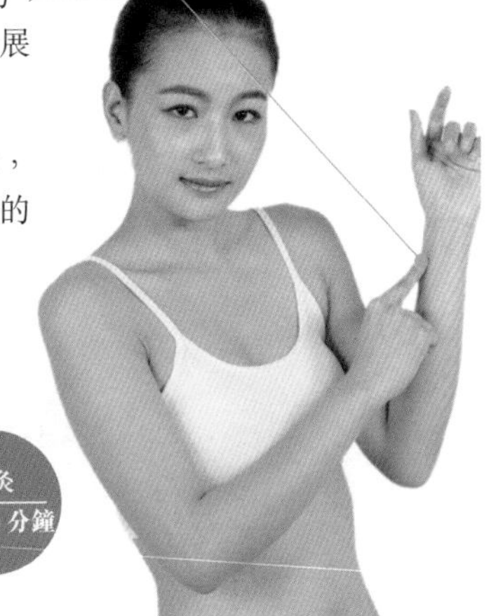

內庭 清胃瀉火、理氣止痛

定位▸ 在足背，當第二、第三趾間，趾蹼緣後方赤白肉際處。

艾灸▸ 用艾條懸灸法灸治內庭穴，以出現明顯的循經感傳現象為佳。對側以同樣的方法操作。

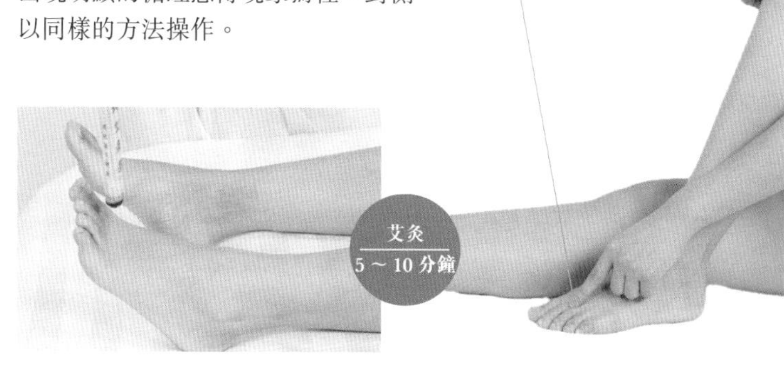

大椎 清熱解表、補虛寧神

定位▸ 在後正中線上，第七頸椎棘突下凹陷中。

艾灸▸ 用艾條懸灸法灸治大椎穴，以受灸者能忍受的最大熱度為佳，至穴位皮膚潮紅為度。

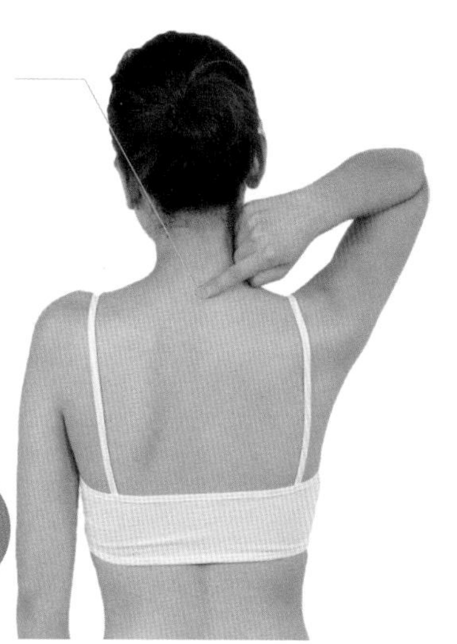

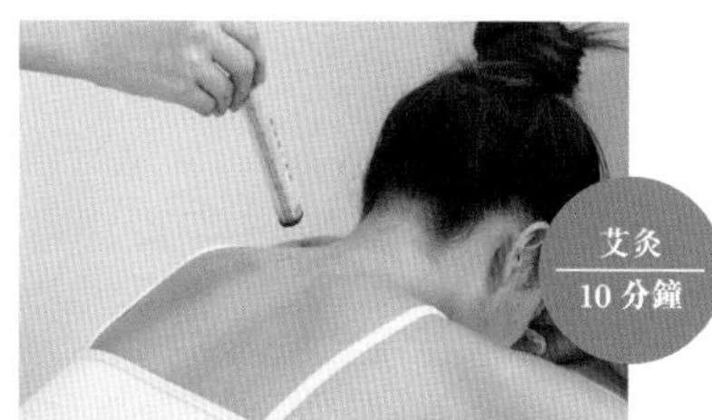

顳下頜關節功能紊亂綜合徵

顳下頜關節功能紊亂綜合徵是指顳下頜關節部位在運動過程中出現雜音、下頜運動障礙、咀嚼肌疼痛等症狀的症候群。本病好發於20～30歲的青壯年，多屬於功能紊亂，或結構紊亂或器質性改變，主要臨床表現為顳下頜關節區痠脹疼痛、運動時彈響、張口運動障礙等，還可伴有顳部疼痛、頭暈、耳鳴等症狀。

特效穴位 **1. 聽宮　2. 下關　3. 頰車**
另外再加上灸治脾俞（見085頁）、肝俞（見055頁）效果會更佳。

聽宮　疏通面頰部經氣

定位▸ 在面部，耳屏前，下頜骨髁狀突的後方，張口時呈凹陷處。

艾灸▸ 用艾條懸灸法灸治聽宮穴，以皮膚有溫熱感為宜。對側以同樣的方法操作。

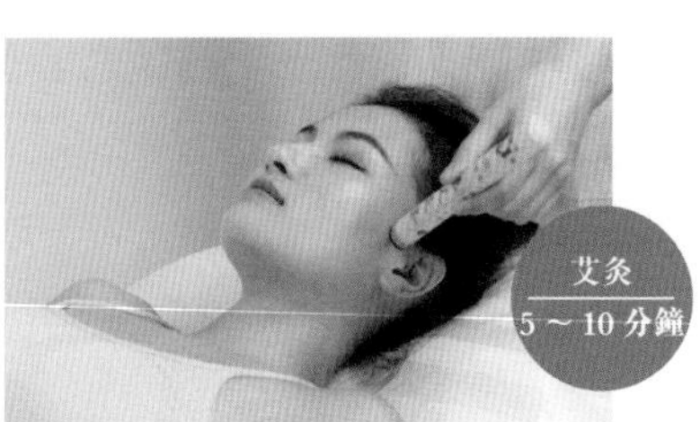

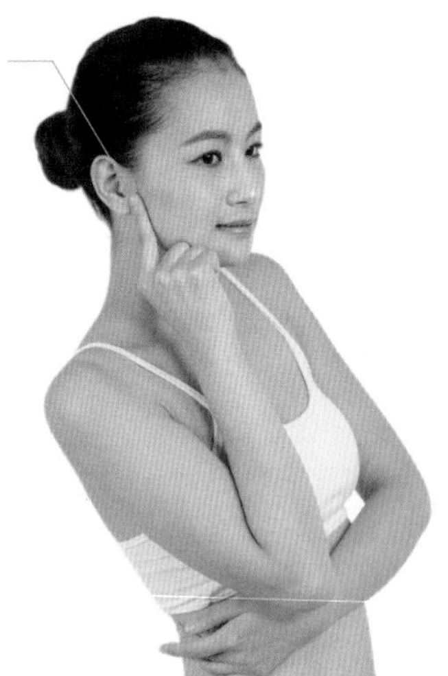

下關 疏散風邪、消腫止痛

定位▸ 在面部耳前方，當顴弓與下頜切跡所形成的凹陷中。

艾灸▸ 用艾條懸灸法灸治下關穴，以出現明顯的循經感傳現象為佳。對側以同樣的方法操作。

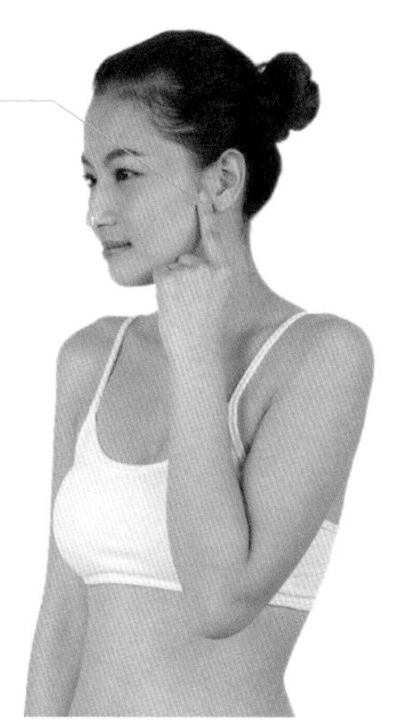

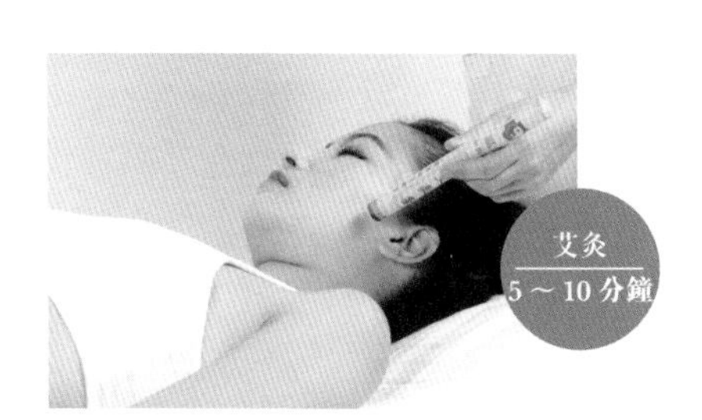

頰車 疏風通絡、利節消腫

定位▸ 在面頰部，下頜角前上方約一橫指（中指），當咀嚼時咬肌隆起，按之凹陷處。

艾灸▸ 用艾條懸灸法灸治頰車穴，以皮膚有溫熱感為宜。對側以同樣的方法操作。

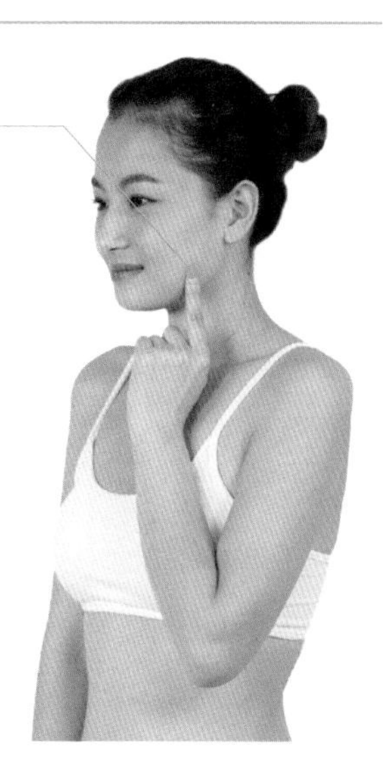

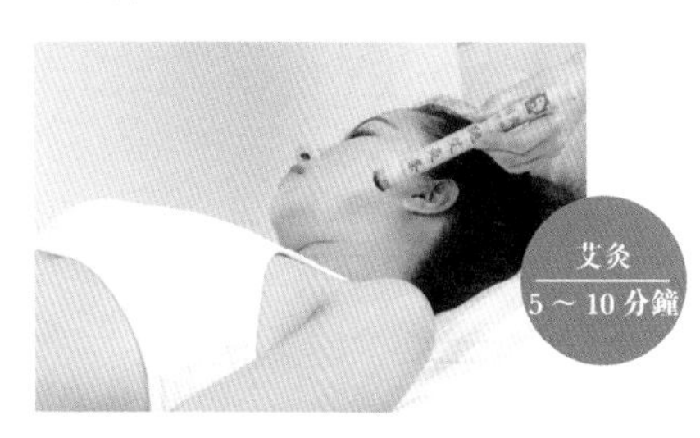

梅尼埃綜合徵

　　梅尼埃綜合徵表現為陣發性突發眩暈、耳聾、耳鳴及耳內悶脹感，持續數分鐘或數週，突然消失或逐漸減輕，常伴惡心、嘔吐、面色蒼白、出冷汗、血壓下降等自主神經反射症狀。其發病因素主要是自主神經功能紊亂、代謝與內分泌功能障礙、內淋巴吸收障礙、遺傳因素等。

特效穴位　**1. 百會　2. 風池　3. 神闕**
另外再加上灸治內關（見 027 頁）、三陰交（見 063 頁）效果會更佳。

百會　提神醒腦、防治眩暈

定位▸ 在頭部，當前髮際正中直上 5 寸，或兩耳尖連線的中點處。

艾灸▸ 用艾條迴旋灸法灸治百會穴，以局部透熱為度，艾灸時可用手按住頭髮，以防艾火燒到頭髮。

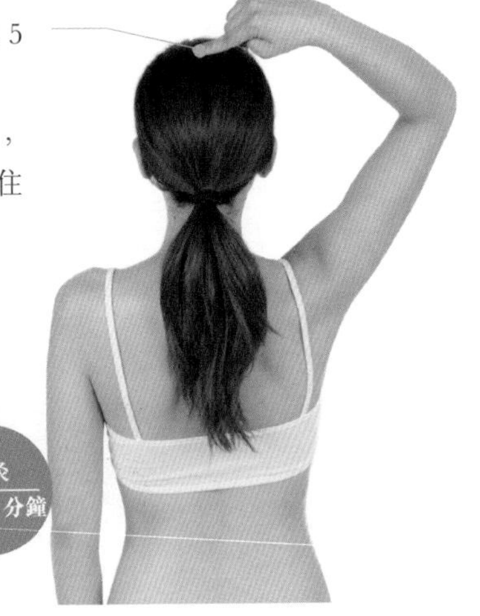

風池 醒腦開竅、平肝熄風

定位▸ 在項部，當枕骨之下，與風府相平，胸鎖乳突肌與斜方肌上端之間的凹陷處。

艾灸▸ 用艾條懸灸法灸治風池穴，以局部透熱為度，艾灸時可用手按住頭髮，以防艾火燒到頭髮。

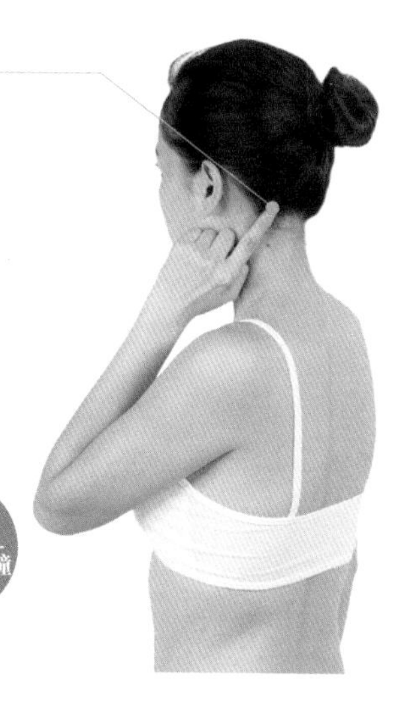

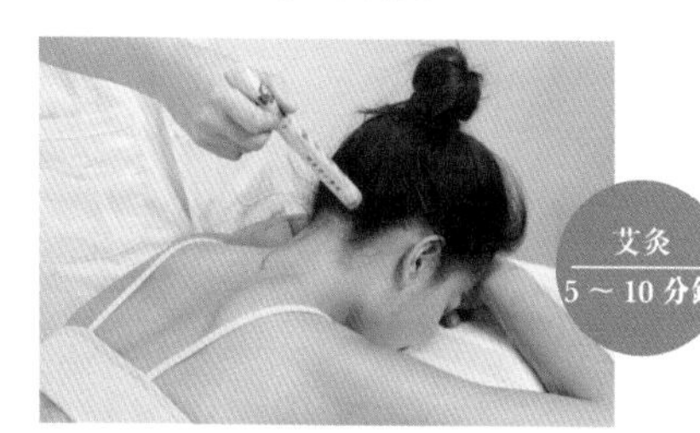

艾灸
5～10分鐘

神闕 溫陽救端、健運脾胃

定位▸ 在腹中部，臍中央。

艾灸▸ 將點燃的艾灸盒放於神闕穴上灸治，以皮膚有溫熱感為宜，至局部皮膚潮紅透熱為度。

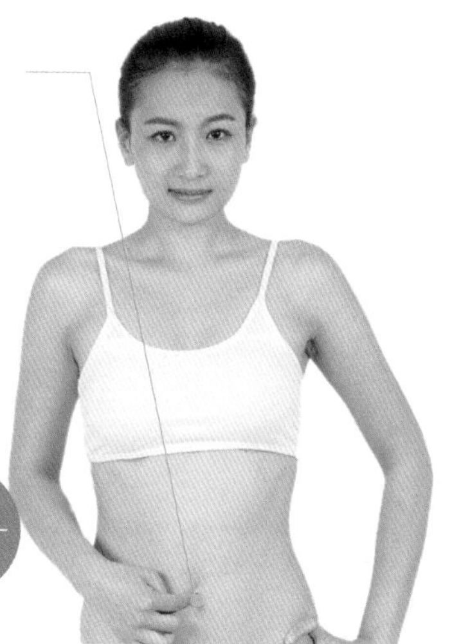

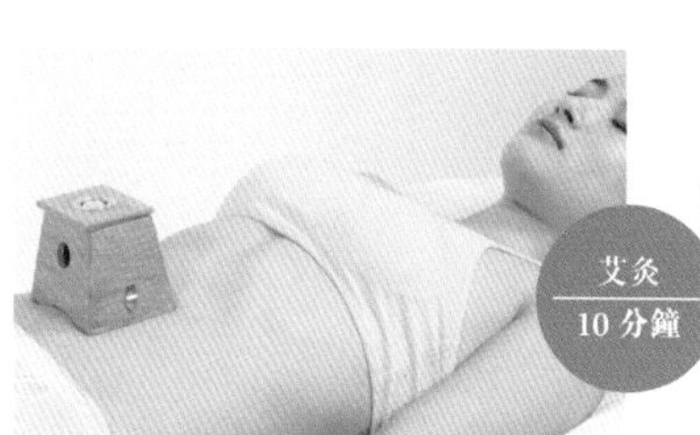

艾灸
10分鐘

皮膚科疾病

痤瘡

痤瘡是美容皮膚科最常見的病症，又叫青春痘、粉刺、毛囊炎，多發於面部。痤瘡的發生原因較複雜，與多種因素有關，如飲食結構不合理、精神緊張、臟腑功能紊亂、生活或工作環境不佳、缺乏某些微量元素、遺傳因素、便秘等。但主要誘因是青春期發育成熟，體內雄性激素水平升高，即形成粉刺。

特效穴位 1. 中脘　2. 曲池　3. 合谷
另外再加上灸治大椎（見201頁）效果會更佳。

中脘　健脾和胃、利濕化痰

定位▸ 在上腹部，前正中線上，當臍中上4寸。

艾灸▸ 將點燃的艾灸盒放於中脘穴上灸治，以皮膚有溫熱感為宜，至局部皮膚潮紅透熱為度。

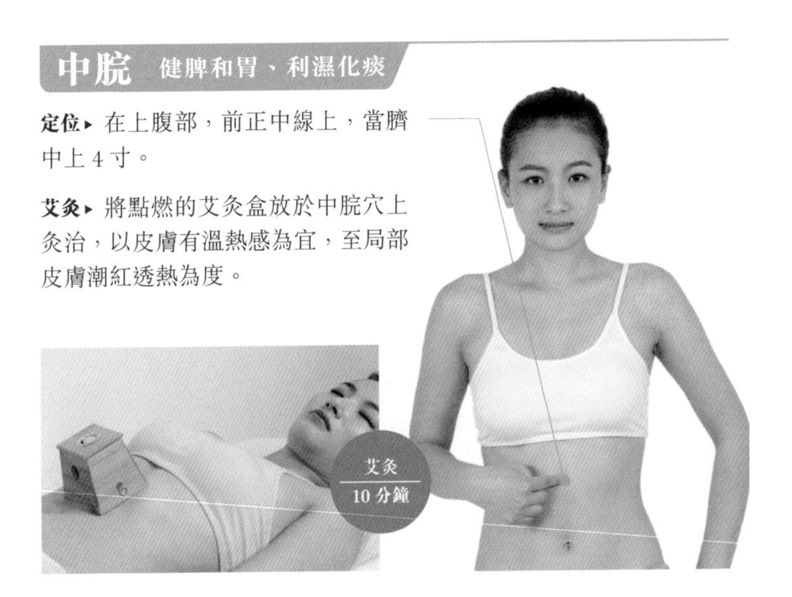

曲池 清熱和營、涼血解毒

定位▸ 在肘橫紋外側端，屈肘，當尺澤與肱骨外上髁連線中點。

艾灸▸ 用艾條雀啄法灸治曲池穴，以出現明顯的循經感傳現象為佳。對側以同樣的方法操作。

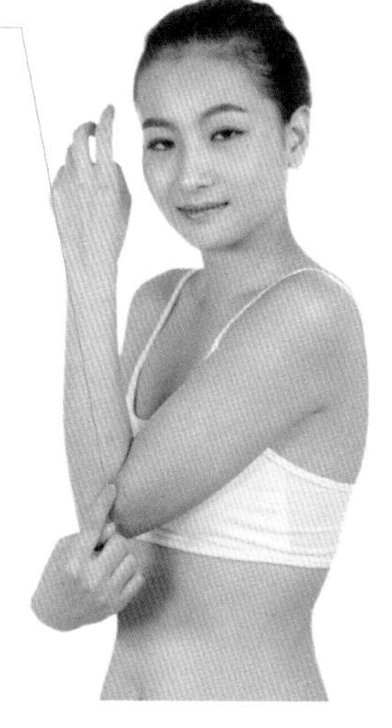

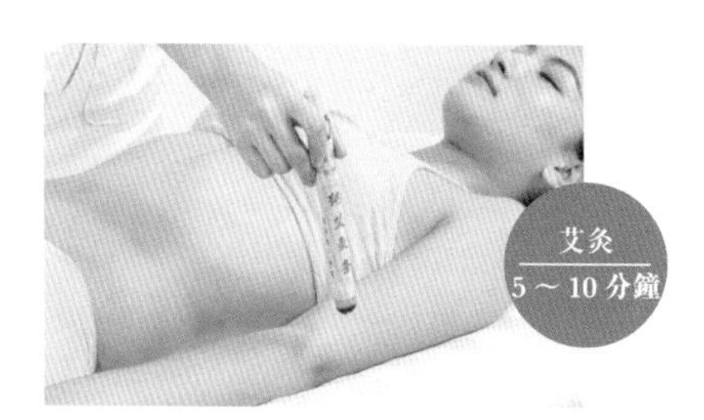

合谷 疏風解表、通經活絡

定位▸ 在手背，第一、第二掌骨間，當第二掌骨橈側的中點處。

艾灸▸ 用艾條雀啄法灸治合谷穴，以皮膚有溫熱感為宜。對側以同樣的方法操作。

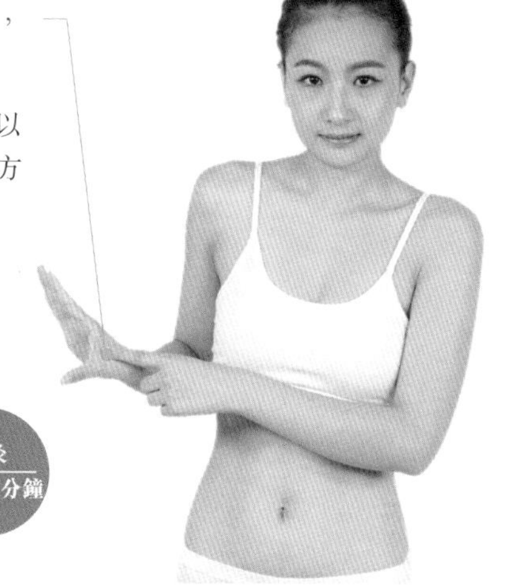

黃褐斑

黃褐斑，又稱「蝴蝶斑」「肝斑」，是有黃褐色色素沉着的皮膚病。內分泌異常是本病發生的主要原因，與妊娠、月經不調、痛經、失眠、慢性肝病及日曬等有一定的關係。臨床主要表現為顏面中部有對稱蝴蝶狀的黃褐色斑片，邊緣清楚。中醫學認為，本病由肝氣鬱結，氣血瘀滯，或腎陽虛寒等所致。

特效穴位 **1. 神闕　2. 顴髎　3. 太沖**
另外再加上灸治脾俞（見 155 頁）、腎俞（見 170 頁）效果會更佳。

神闕　溫腎健脾、行氣散寒

定位▸ 在腹中部，臍中央。

艾灸▸ 在神闕穴上放置 0.2 ～ 0.3 厘米厚的薑片，用艾條隔薑灸法灸治神闕穴，至患者感覺局部溫熱舒適而不灼燙為宜。

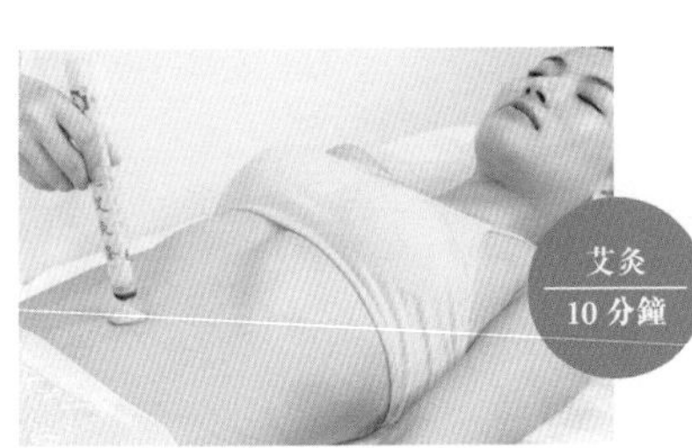

艾灸 10 分鐘

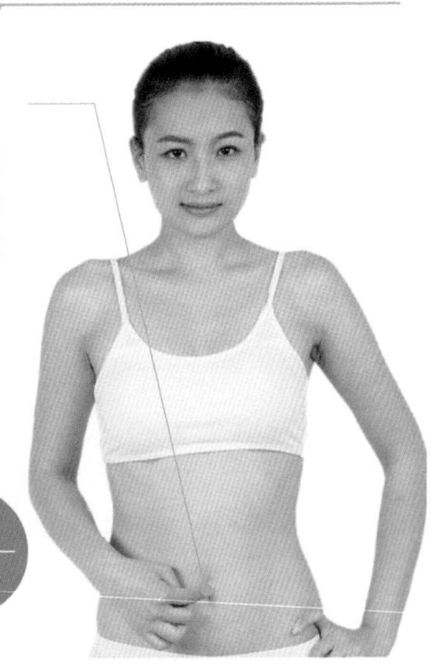

顴髎 疏調面部氣血

定位▸ 在面部，當目外眥直下，顴骨下緣凹陷處。

艾灸▸ 用艾條迴旋灸法灸治顴髎穴，以皮膚有溫熱感為宜。對側以同樣的方法操作。

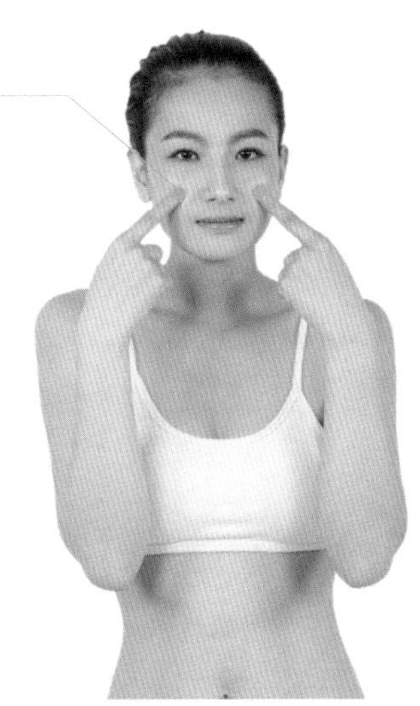

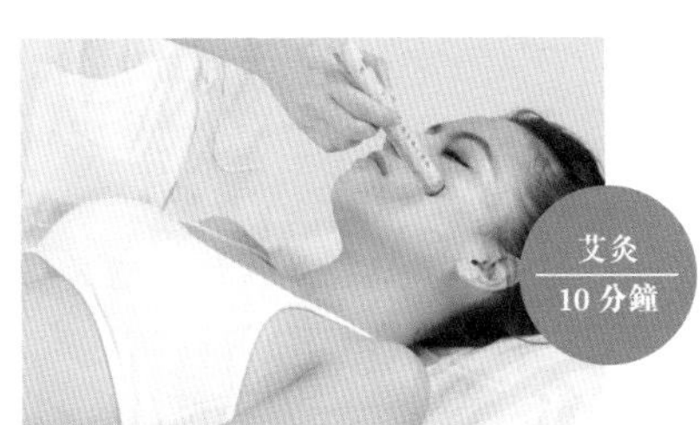

太沖 疏肝理氣、活血化瘀

定位▸ 在足背側，當第一跖骨間隙的後方凹陷處。

艾灸▸ 用艾條迴旋灸法灸治太沖穴，以皮膚有溫熱感為宜。對側以同樣的方法操作。

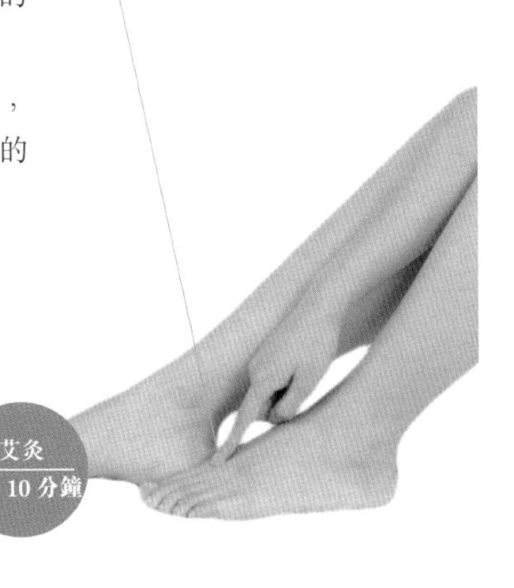

蕁麻疹

蕁麻疹俗稱風疹塊，中醫稱「癮疹」，是一種常見的變態反應性疾病。本病多屬突然發病，常因飲食、藥物、腸道寄生蟲、化學因素、精神因素及全身性疾患等引起發病。輕者以瘙癢為主，疹塊散發出現。重者疹塊大片融合，遍及全身，或伴有惡心、嘔吐、發熱、腹痛、腹瀉，或其他全身症狀。

特效穴位 1. 合谷　2. 行間　3. 風池
另外再加上灸治風府（見 193 頁）、列缺（見 017 頁）效果會更佳。

合谷　疏風清熱、行氣活血

定位▸ 在手背，第一、第二掌骨間，當第二掌骨橈側的中點處。

艾灸▸ 將艾炷點燃置於合谷穴上，如患者感覺皮膚灼痛則更換艾炷繼續灸治。對側以同樣的方法操作。

艾灸
3壯

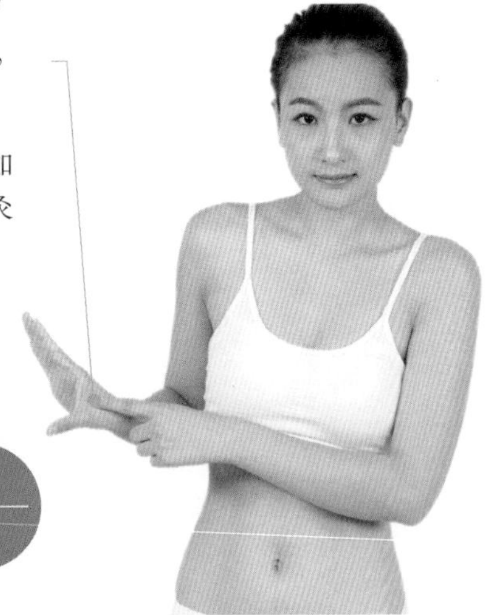

行間 調理肝腎、清熱熄風

定位▸ 在足背側，當第一、第二趾間，趾蹼緣的後方赤白肉際處。

艾灸▸ 用艾炷隔薑灸法灸治行間穴和足背高點穴區，施灸時以局部皮膚紅潤並有灼熱感為度。對側以同樣的方法操作。

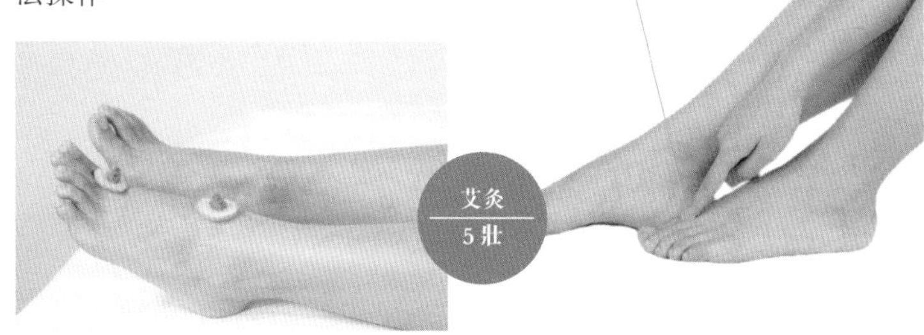

風池 疏風清熱、調和營衛

定位▸ 在項部，當枕骨之下，與風府相平，胸鎖乳突肌與斜方肌上端之間的凹陷處。

艾灸▸ 用艾條懸灸法灸治風池穴，以皮膚有溫熱感為宜。對側以同樣的方法操作。

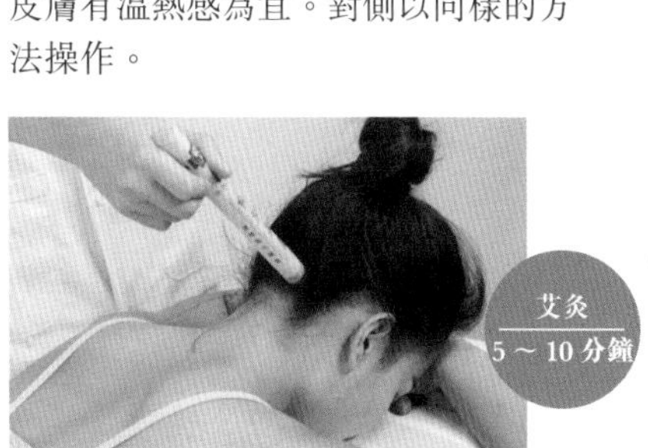

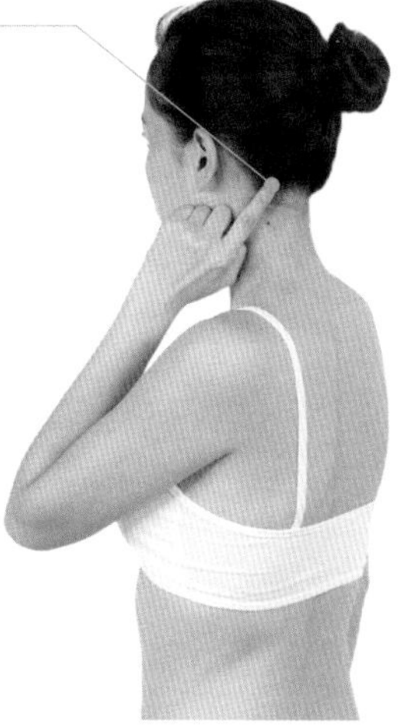

癬

癬（又稱腳氣）俗稱「香港腳」，是一種常見的感染性皮膚病，主要由真菌感染引起。常見的主要致病菌是紅色毛癬菌，好發於足跖部和趾間，皮膚癬菌感染也可延及足跟及足背。成人中 70% 至 80% 的人有癬，其主要症狀是足跖部和腳趾間瘙癢、脱皮、起皰、真菌傳播等，甚至引起手癬。

特效穴位 1. 陽陵泉　2. 足三里　3. 三陰交　4. 豐隆　5. 湧泉

陽陵泉 清熱化濕、涼血止癢

定位▸ 在小腿外側，當腓骨小頭前下方凹陷處。

艾灸▸ 用艾條迴旋灸法灸治陽陵泉穴，以皮膚有溫熱感為宜。對側以同樣的方法操作。

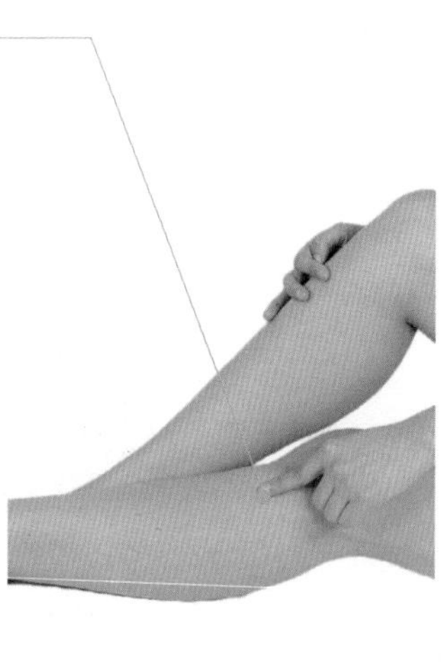

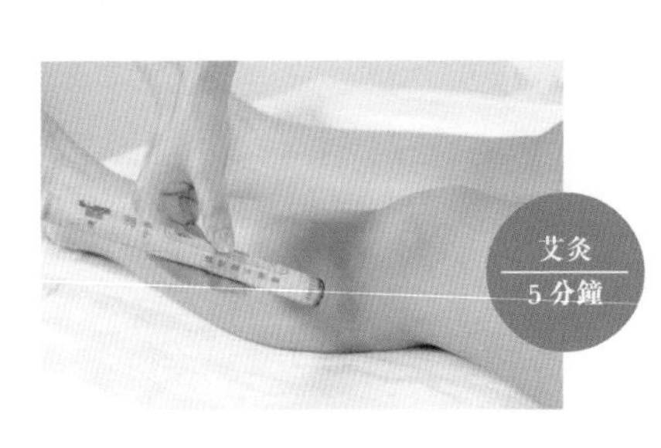

艾灸
5 分鐘

足三里 通經活絡、防病保健

定位▸ 在小腿前外側，當犢鼻下 3 寸，距脛骨前緣一橫指（中指）。

艾灸▸ 用艾條迴旋灸法灸治足三里穴，以施灸部位出現紅暈為度。對側以同樣的方法操作。

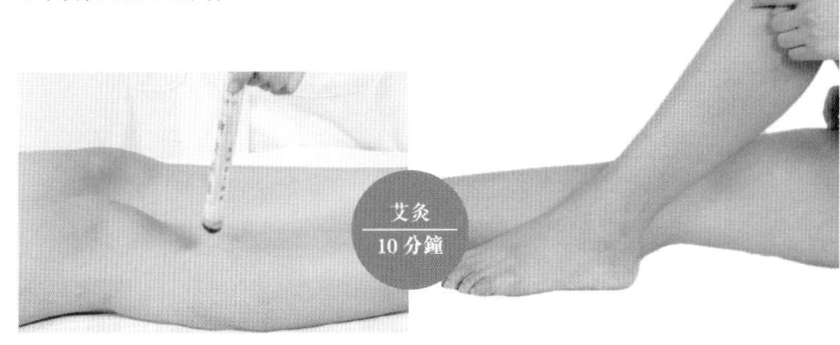

三陰交 健脾利濕、調節肝腎

定位▸ 在小腿內側，當足內踝尖上 3 寸，脛骨內側緣後方。

艾灸▸ 用艾條溫和灸法灸治三陰交穴，以穴位皮膚潮紅為度。對側以同樣的方法操作。

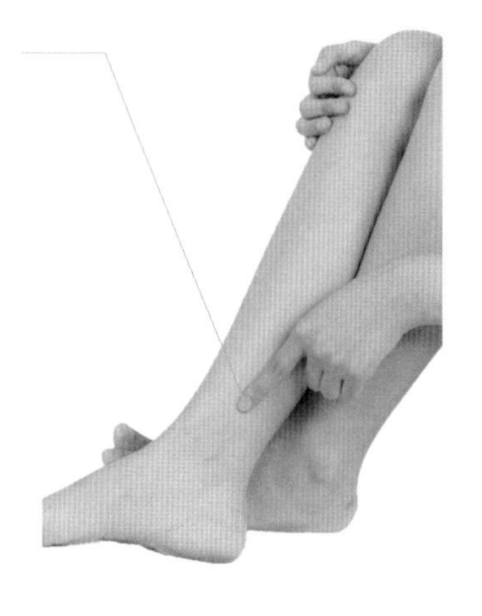

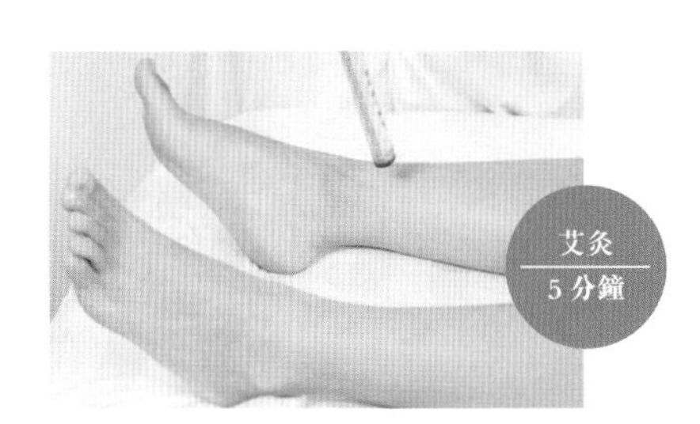

豐隆 祛濕化痰

定位▸ 在小腿前外側，當外踝尖上8寸，條口外，距脛骨前緣二橫指（中指）。

艾灸▸ 用艾條溫和灸法灸治豐隆穴，以皮膚有溫熱感為宜。對側以同樣的方法操作。

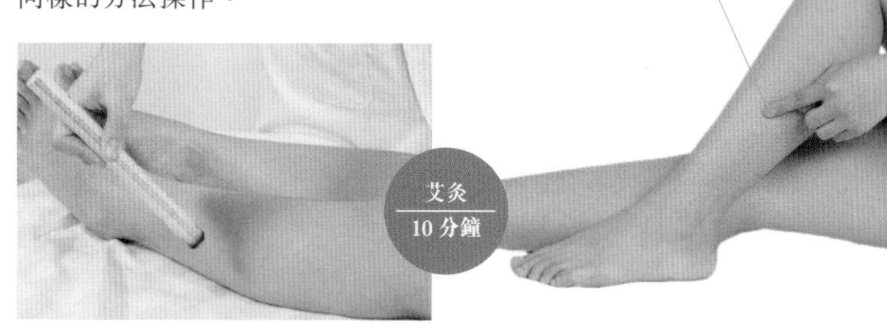

湧泉 滋陰益腎、平肝熄風

定位▸ 在足前部凹陷處，足掌心前1/3與後2/3交點凹陷處。

艾灸▸ 用艾條溫和灸法灸治湧泉穴，以受灸者能忍受的最大熱度為佳。對側以同樣的方法操作。

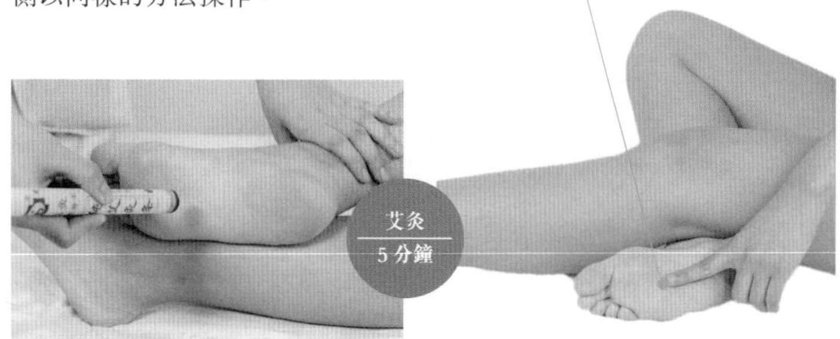

第3章

艾灸養生，未病先防

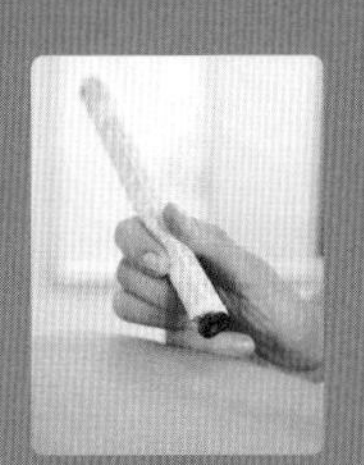

「不治已病治未病」是早在《黃帝內經》中就提出來的防病養生謀略。著名醫家朱震亨在《格致餘論》中說：「與其求療於有病之後，不若攝養於無疾之先……未病而先治，所以明攝生之理。」本章將圖文分解，詳細介紹9種養生保健的艾灸療法。

健脾養胃

現代社會生活節奏加快，壓力大，人們飲食不規律，常常暴飲暴食，導致各種胃部疾病的發作，而這些因素也會造成「脾虛」，出現胃部脹痛、食慾差、便溏、疲倦乏力等症狀。很多人只是注意到了胃部的表現，其實脾胃都要「三分治七分養」。研究表明：刺激人體穴位可以行氣活血、疏經通絡，達到健脾養胃的效果。

特效穴位　1. 中脘　2. 足三里　3. 脾俞
另外再加上灸治天樞（見 087 頁）效果會更佳。

中脘　健脾和胃、補益氣血

定位▸ 在上腹部，前正中線上，當臍中上 4 寸。

艾灸▸ 點燃艾灸盒灸治中脘穴，施灸時以局部皮膚紅潤並有灼熱感為度，注意施灸溫度的調節。

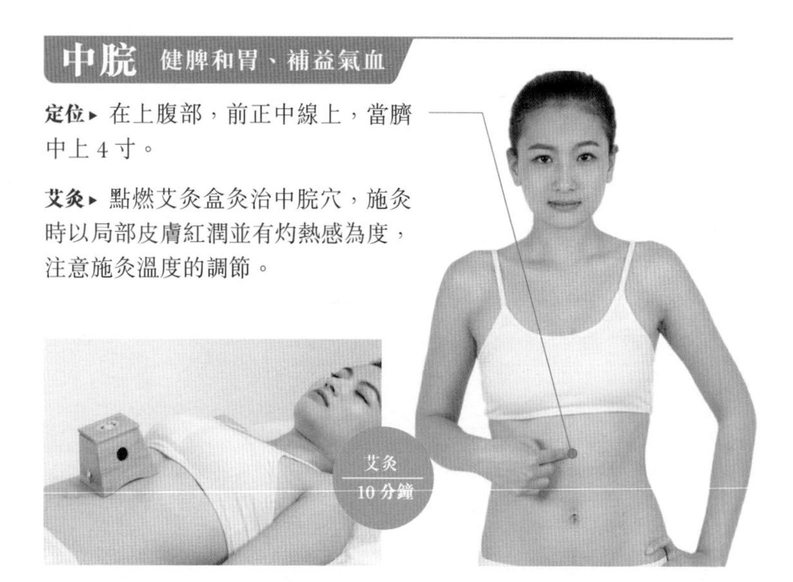

足三里 調理脾胃、補中益氣

定位▸ 在小腿前外側，當犢鼻下 3 寸，距脛骨前緣一橫指（中指）。

艾灸▸ 用艾條雀啄灸法灸治足三里穴，施灸時以局部感覺溫熱舒適而不灼燙為宜。對側以同樣的方法操作。

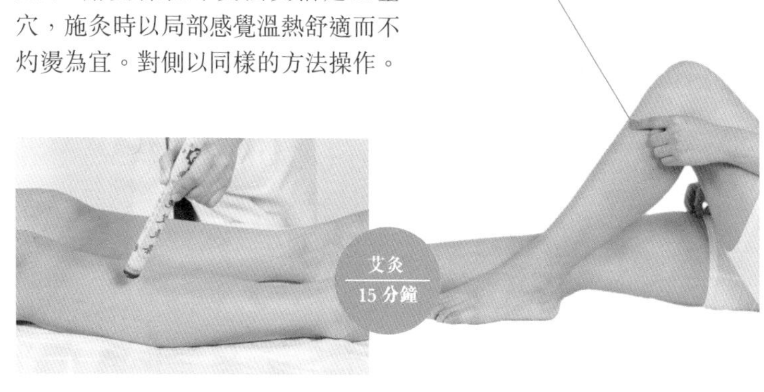

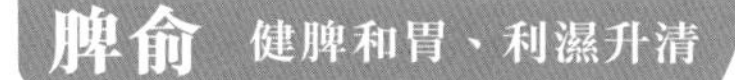

脾俞 健脾和胃、利濕升清

定位▸ 在背部，當第十一胸椎棘突下，旁開 1.5 寸。

艾灸▸ 點燃艾灸盒放於脾俞穴上灸治，施灸時以受灸者能忍受的最大熱度為佳，注意不可灼傷皮膚。

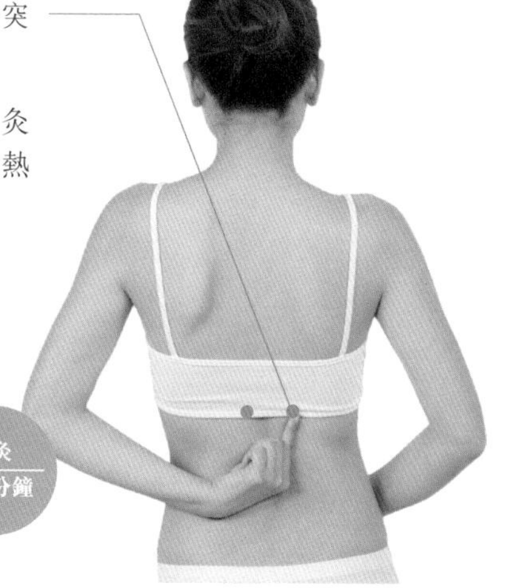

養心安神

心煩意亂，睡眠淺表，稍有動靜就會驚醒是焦慮性失眠症的常見症狀，也是亞健康的表現。焦慮、睡眠質量差以及精神恍惚等都與人的心態有着密切的聯繫，對工作和生活都會產生很嚴重的影響。研究表明：刺激人體某些穴位可以疏解心煩氣悶，達到安神的效果，有助於睡眠，也可以輔助保障自己的身體健康。

特效穴位 1. 膻中　2. 心俞　3. 神門

另外再加上灸治內關（見 027 頁）效果會更佳。

膻中 行氣活血、舒暢心胸

定位▸ 在胸部，當前正中線上，平第四肋間，兩乳頭連線的中點。

艾灸▸ 用艾條懸灸法灸治膻中穴，施灸時以局部皮膚紅潤並有灼熱感為度，注意不可灼傷皮膚。

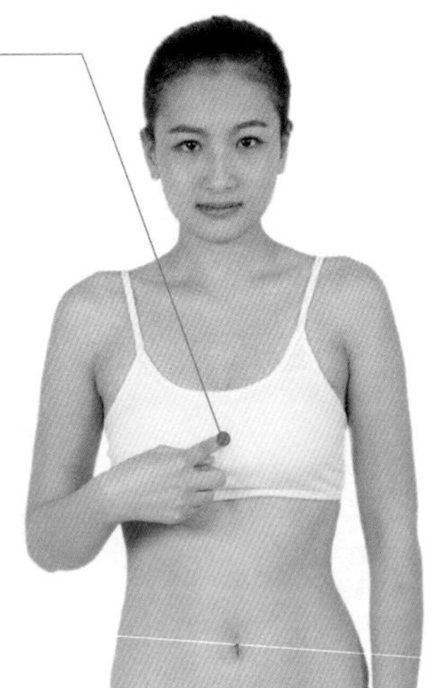

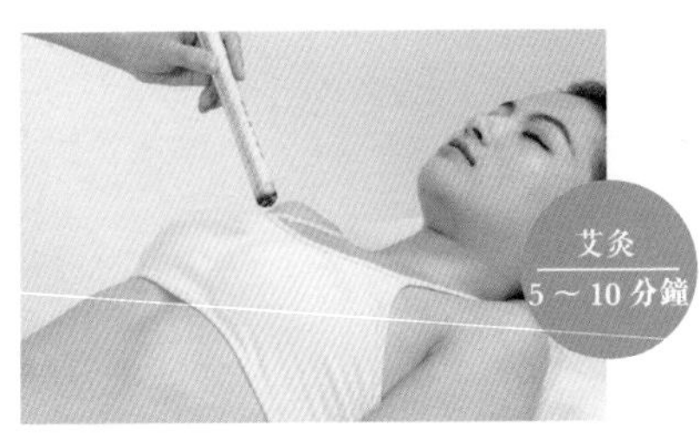

心俞 補心安神、通經行氣

定位▸ 在背部，當第五胸椎棘突下，旁開1.5寸。

艾灸▸ 點燃艾灸盒放於心俞穴上灸治，施灸時以感到舒適無灼痛感為度，注意不可灼傷皮膚。

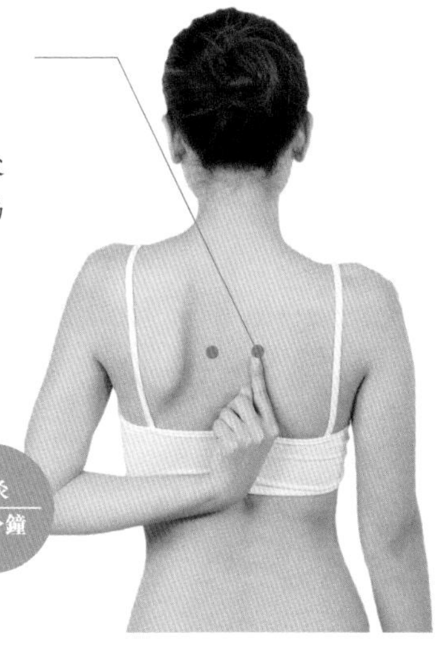

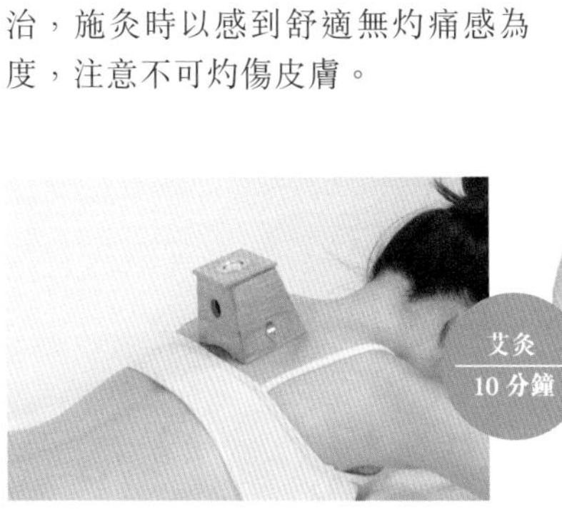

神門 安神通絡

定位▸ 在腕部，腕掌側橫紋尺側端，尺側腕屈肌腱的橈側凹陷處。

艾灸▸ 用艾條迴旋灸法灸治神門穴，施灸時以出現明顯的循經感傳現象為佳。對側以同樣的方法操作。

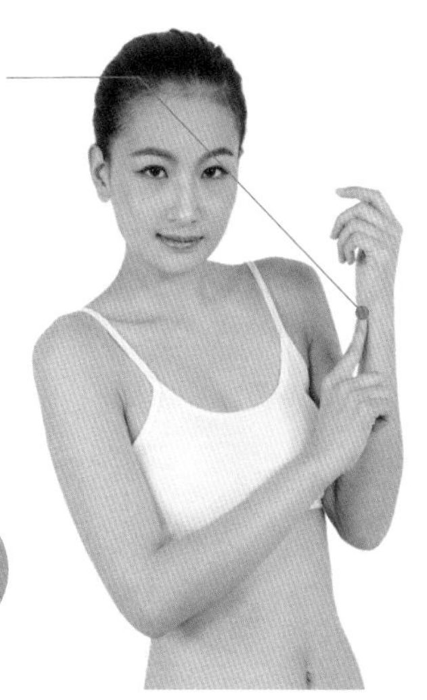

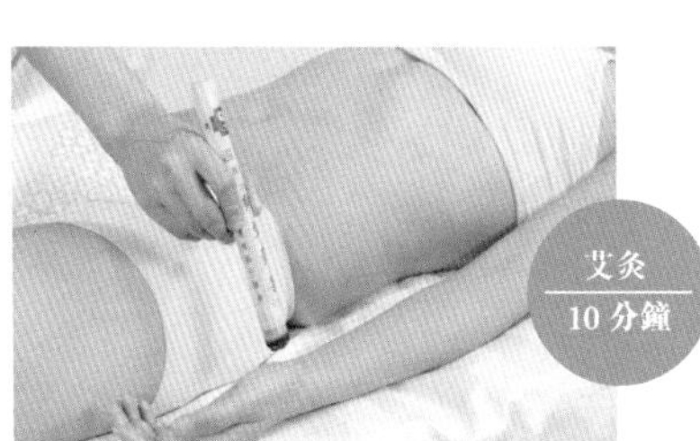

疏肝解鬱

現代年輕人常用鬱悶、糾結來形容心情壓抑、憂鬱和各種不良的精神狀態。抑鬱多因七情所傷，導致肝氣鬱結。肝是人體的將軍之官，它調節血液，指揮新陳代謝，承擔着解毒和廢物排洩的任務，同時保證人體血氣通暢。研究表明：刺激人體穴位可以疏肝解鬱、養肝明目，還可以緩解肝區疼痛，起到更好的養肝、護肝效果。

特效穴位 1. 內關　2. 太沖　3. 肝俞
另外再加上灸治三陰交（見 063 頁）效果會更佳。

內關 寧心安神、理氣和胃

定位▸ 在前臂掌側，當曲澤與大陵的連線上，腕橫紋上 2 寸，掌長肌腱與橈側腕屈肌腱之間。

艾灸▸ 用艾條迴旋灸法灸治內關穴，施灸時以出現明顯的循經感傳現象為佳。對側以同樣的方法操作。

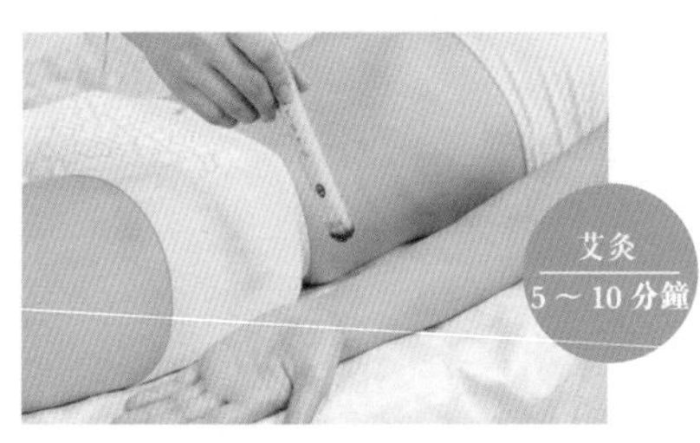

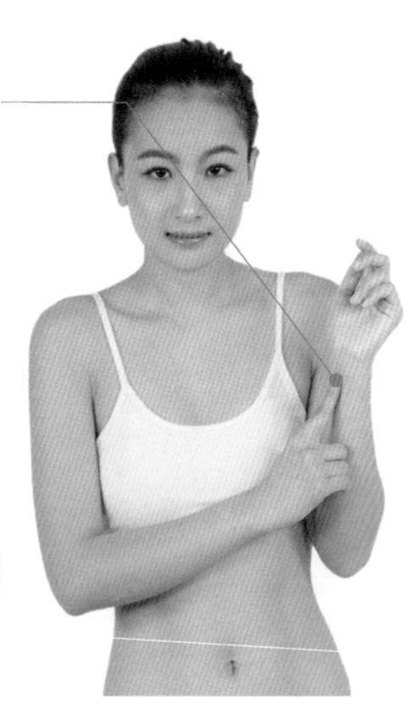

太沖　平肝理血、清利下焦

定位▸ 在足背側，當第一跖骨間隙的後方凹陷處。

艾灸▸ 用艾條溫和灸法灸治太沖穴，施灸時以施灸部位出現紅暈為度。對側以同樣的方法操作。

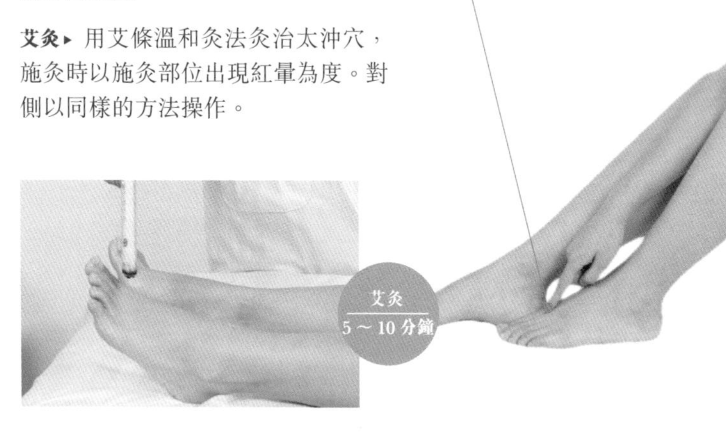

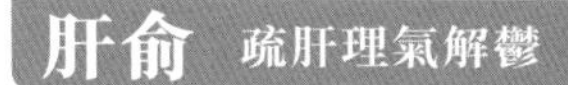

肝俞　疏肝理氣解鬱

定位▸ 在背部，當第九胸椎棘突下，旁開1.5寸。

艾灸▸ 將點燃的艾灸盒放於肝俞穴上灸治，以皮膚有溫熱感但無疼痛感為宜，至局部皮膚透熱為度。

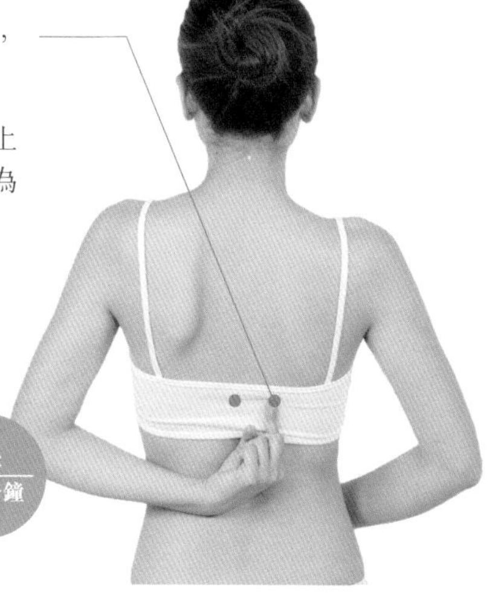

宣肺理氣

肺病是目前臨床上比較常見的疾病之一，是在外感或內傷等因素影響下，造成肺臟功能失調和病理變化的病證，經常會有咳嗽、流涕、氣喘等。平時可以到空氣新鮮的地方鍛煉，做深呼吸。研究表明：刺激人體穴位可以滋陰潤肺、開瘀通竅、調理肺氣，在預防肺部疾病方面有很好的效果。

特效穴位 1. 膻中 2. 肺俞 3. 太淵

另外再加上灸治大椎（見 019 頁）、足三里（見 017 頁）效果會更佳。

膻中 行氣活血、寬胸理氣

定位▸ 在胸部，當前正中線上，平第四肋間，兩乳頭連線的中點。

艾灸▸ 用艾條懸灸法灸治膻中穴，施灸時以局部皮膚紅潤有灼熱感為度，注意施灸溫度的調節。

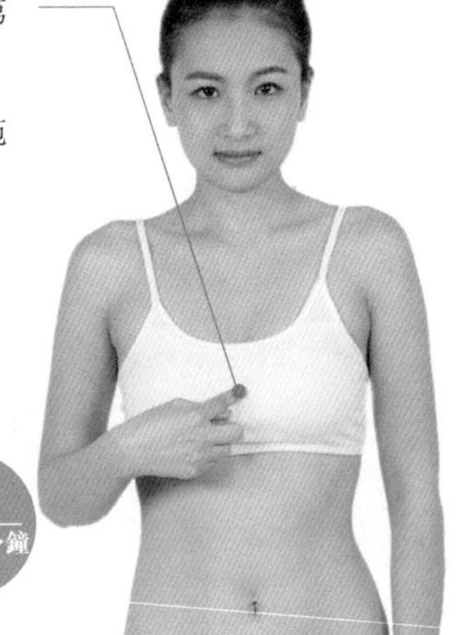

艾灸
5～10分鐘

肺俞 調補肺氣

定位▸ 在背部，當第三胸椎棘突下，旁開 1.5 寸。

艾灸▸ 將燃着的艾灸盒放於肺俞穴上灸治，施灸時以感到舒適無灼痛感、皮膚潮紅為度，注意不可灼傷皮膚。

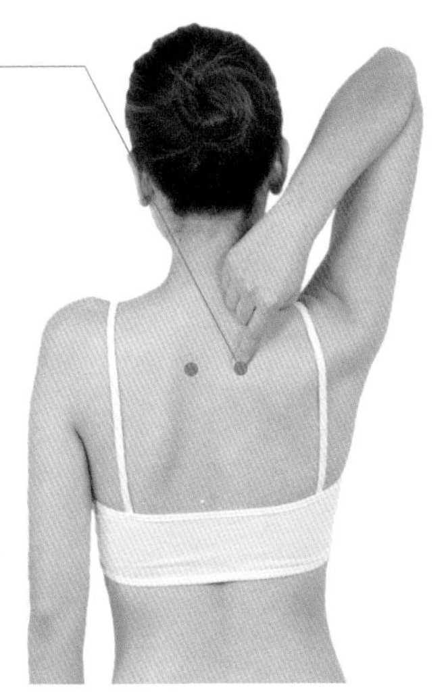

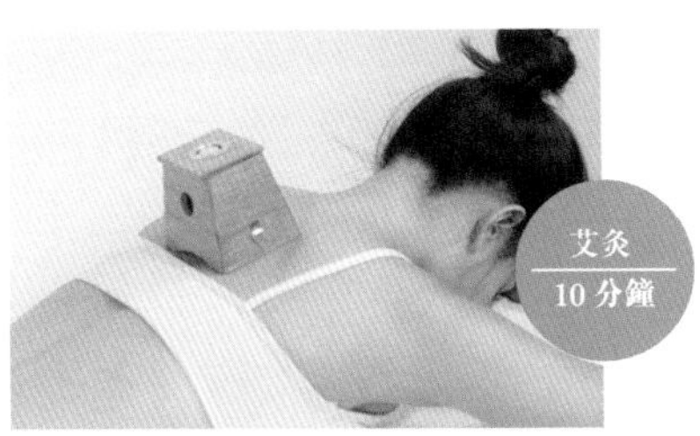

太淵 止咳化痰、宣肺解表

定位▸ 在腕掌側橫紋橈側，橈動脈搏動處。

艾灸▸ 用艾條懸灸法灸治太淵穴，施灸時以出現明顯的循經感傳現象為佳。對側以同樣的方法操作。

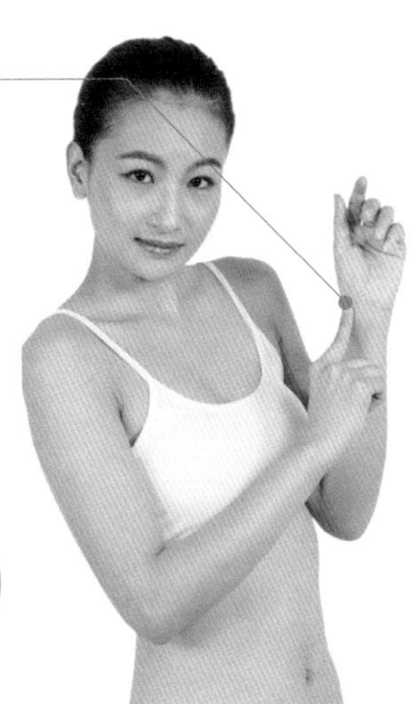

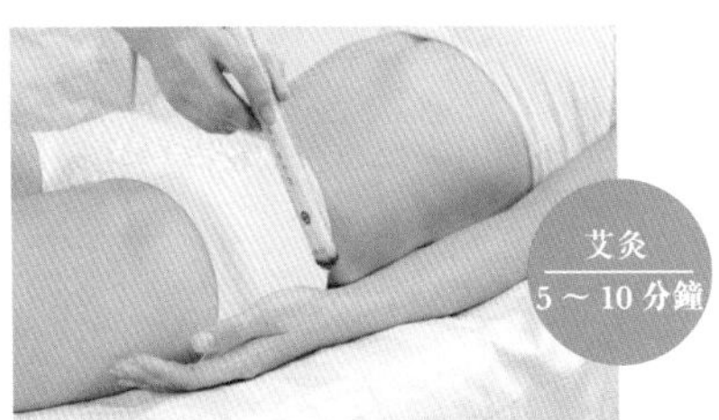

補腎強腰

從古至今，似乎補腎是男性的專利，殊不知，夜尿頻多、失眠多夢、腰腿痠軟、脫髮白髮、卵巢早衰等症狀在現代女性當中也是較為多見的。女性要行經、生產、哺乳，這些都很消耗精氣神。研究表明：刺激人體穴位可以疏通經絡，調理人體內部的精氣神，補充腎氣，腎氣足則百病除。

特效穴位 **1. 曲骨　2. 三陰交　3. 太溪**
另外再加上灸治中極（見 114 頁）、腎俞（見 051 頁）效果會更佳。

曲骨 補腎調經、調理下焦

定位▸ 在下腹部，當前正中線上，恥骨聯合上緣的中點處。

艾灸▸ 點燃艾灸盒放於曲骨穴上灸治，施灸時以局部皮膚紅潤有灼熱感為度。

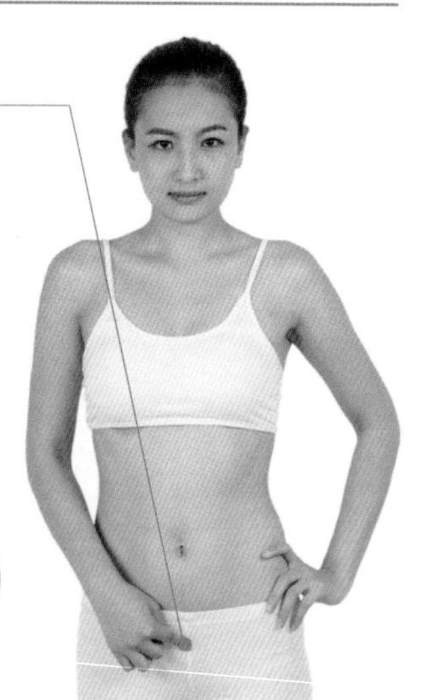

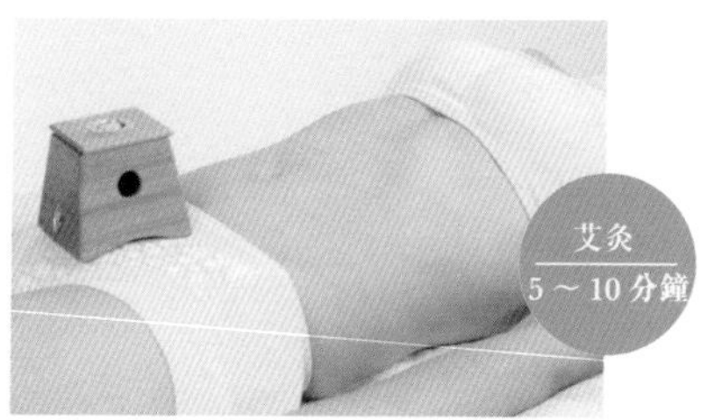

三陰交 健脾利濕、兼調肝腎

定位▸ 在小腿內側，當足內踝尖上3寸，脛骨內側緣後方。

艾灸▸ 用艾條溫和灸法灸治三陰交穴，施灸時以出現明顯的循經感傳現象為佳。對側以同樣的方法操作。

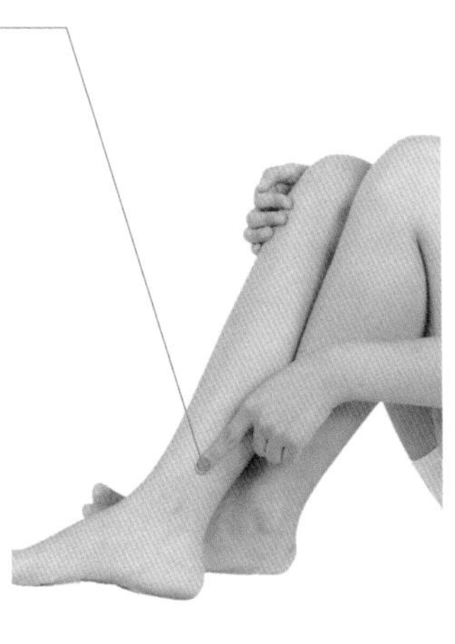

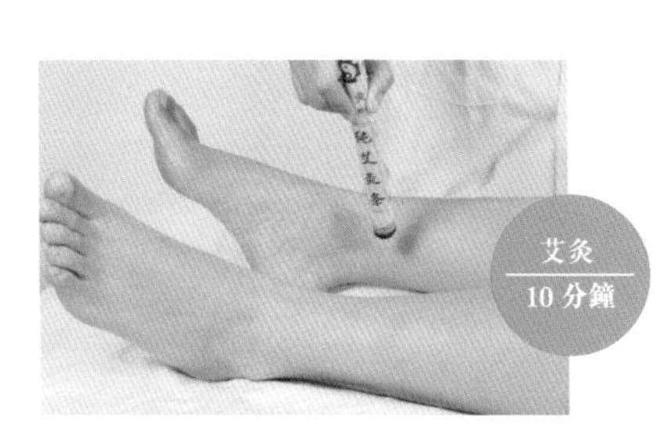

太溪 壯陽強腰、滋陰益腎

定位▸ 在足內側，內踝後方，當內踝尖與跟腱之間的凹陷處。

艾灸▸ 用艾條懸灸法灸治太溪穴，施灸時以施灸部位出現紅暈為度。對側以同樣的方法操作。

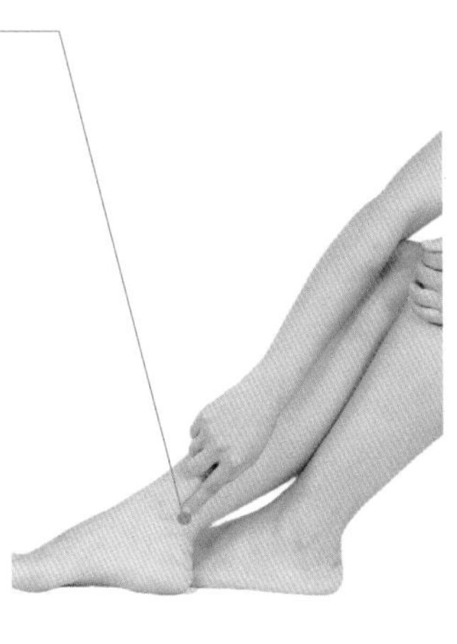

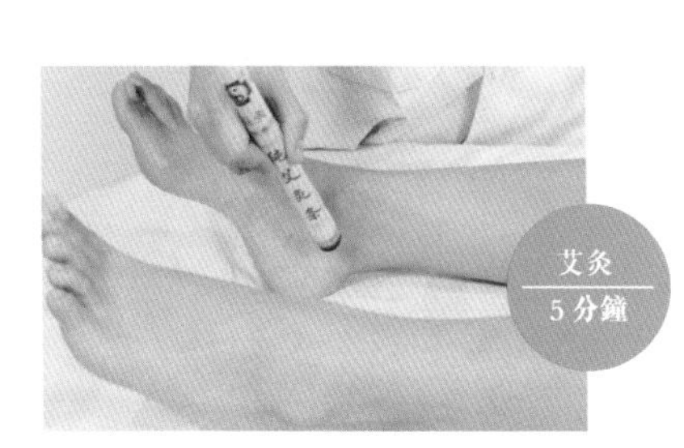

益氣養血

氣血對人體最重要的作用就是滋養。氣血充足，則人面色紅潤，肌膚飽滿豐盈，毛髮潤滑有光澤，精神飽滿，感覺靈敏。若氣血不足皮膚容易粗糙、發暗、發黃、長斑等。研究表明：刺激人體某些穴位可以疏導經絡，利於機體內氣血的運行，可以互相輔助臟腑的功能，達到益氣養血的效果。

特效穴位 1. 膻中　2. 氣海　3. 三陰交

另外再加上灸治關元（見025頁）、足三里（見017頁）效果會更佳。

膻中 行氣活血、舒暢心胸

定位▸ 在胸部，當前正中線上，平第四肋間，兩乳頭連線的中點。

艾灸▸ 用艾條懸灸法灸治膻中穴，施灸時以局部皮膚紅潤有灼熱感、不燙傷皮膚為度。

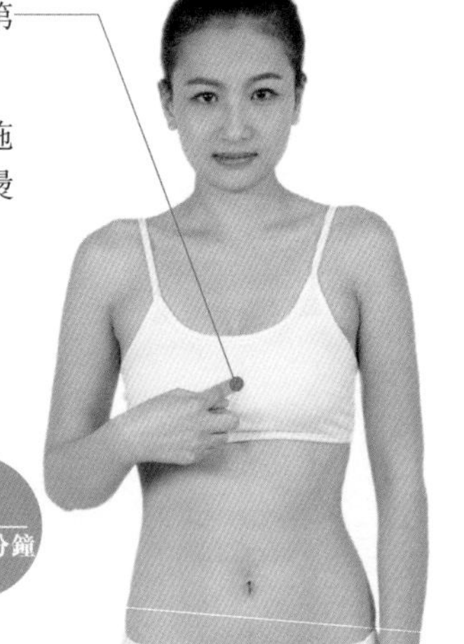

氣海 溫腎健脾、補益氣血

定位▸ 在下腹部，前正中線上，當臍中下 1.5 寸。

艾灸▸ 點燃艾灸盒放於氣海穴上灸治，施灸時以局部皮膚紅潤且有灼熱感為度。

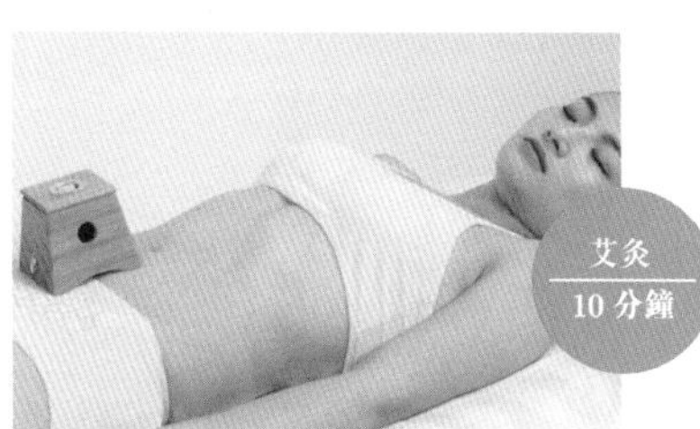

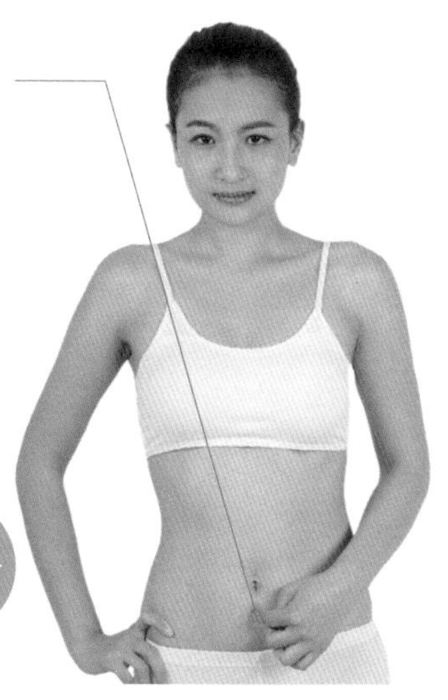

三陰交 健脾利濕、兼調肝腎

定位▸ 在小腿內側，當足內踝尖上 3 寸，脛骨內側緣後方。

艾灸▸ 用艾條溫和灸法灸治三陰交穴，施灸時以出現明顯的循經感傳現象為佳。對側以同樣的方法操作。

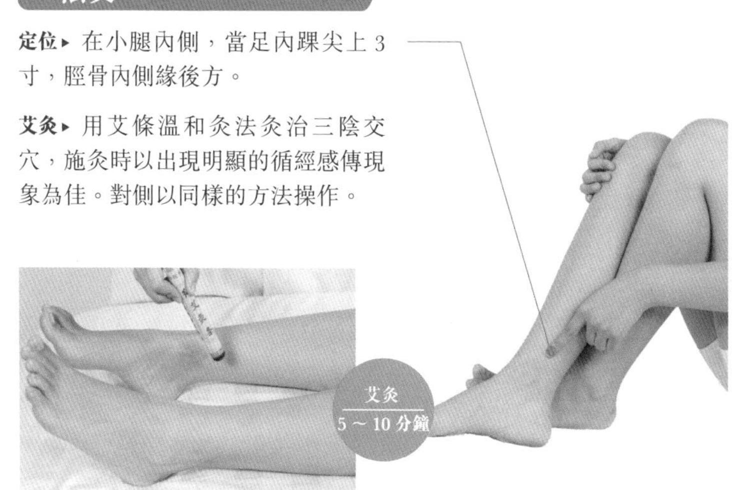

排毒通便

近年來，患便秘的中青年人數量呈明顯上升趨勢，工作壓力大，心理過度緊張，加上缺乏身體鍛煉，活動量小，都是導致便秘的主要原因。便秘會使毒素在體內堆積，影響身體健康。研究表明：刺激人體某些穴位可以調理腸胃、行氣活血、舒經活絡，對防治便秘和習慣性便秘者改善症狀都有良好的效果。

特效穴位 1. 天樞　2. 支溝　3. 上巨虛
另外再加上灸治足三里（見 017 頁）、中脘（見 129 頁）效果會更佳。

天樞 調理腸胃、行氣通便

定位▸ 在腹中部，距臍中 2 寸。

艾灸▸ 將點燃的艾灸盒放於天樞穴上灸治，以皮膚有溫熱感但無疼痛感為宜，至局部皮膚潮紅透熱為度。

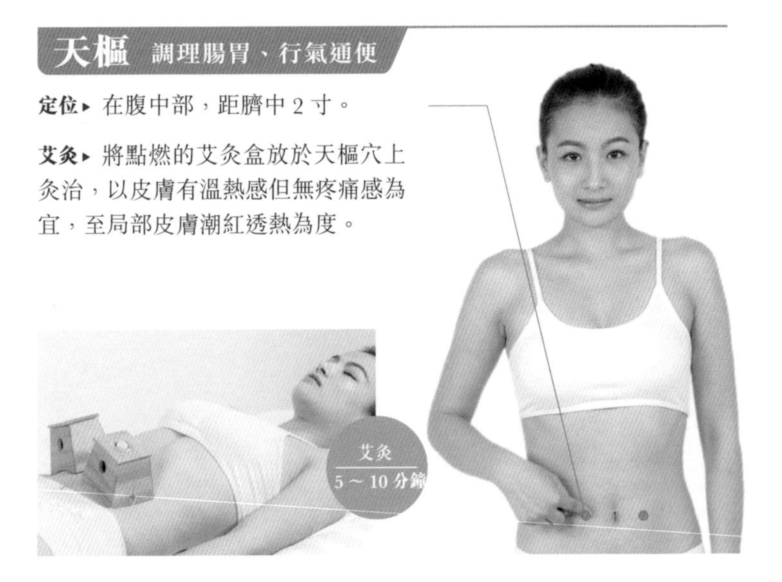

支溝 清利三焦、通腑降逆

定位▸ 在前臂背側，當陽池與肘尖的連線上，腕背橫紋上 3 寸，尺骨與橈骨之間。

艾灸▸ 用艾條溫和灸法灸治支溝穴，施灸時以局部皮膚紅潤有灼熱感為度。對側以同樣的方法操作。

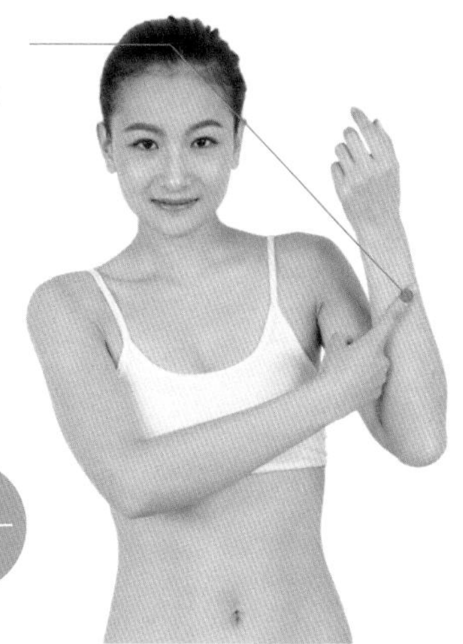

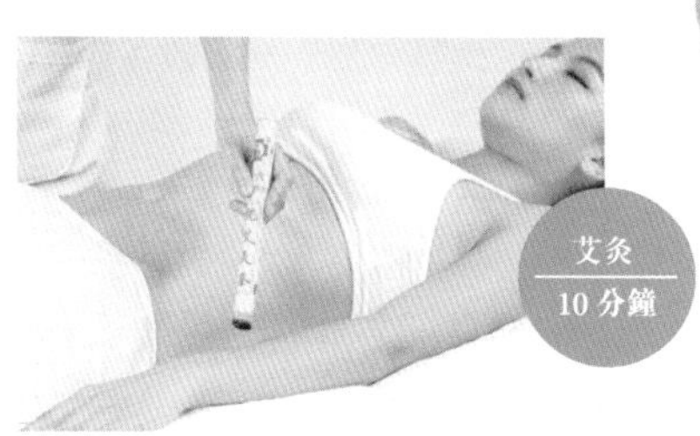

上巨虛 調和腸胃、通經活絡

定位▸ 在小腿前外側，當犢鼻下 6 寸，距脛骨前緣一橫指（中指）。

艾灸▸ 用艾條溫和灸法灸治上巨虛穴，施灸時以局部皮膚紅潤且有灼熱感為度。對側以同樣的方法操作。

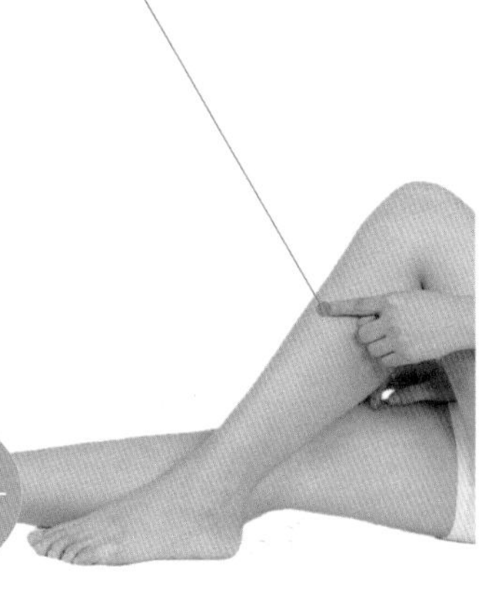

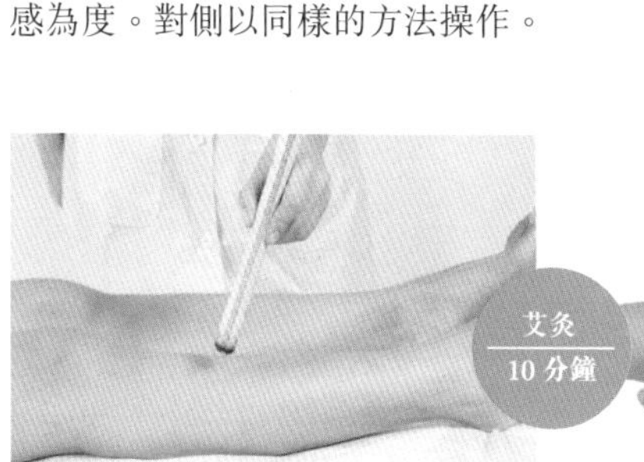

消除疲勞

　　現代社會生活節奏快，造成身體較易疲勞。一般可將疲勞分為以下幾種：體力疲勞、腦力疲勞、病理疲勞、精神疲勞。人經常疲勞主要是因為身體營養不均衡、免疫力低下所致。研究表明：刺激人體某些穴位可以通調氣血，煥發身體活力，促進機體的修復功能，以達到消除疲勞的作用。

特效穴位　**1. 百會　2. 足三里　3. 內關**
另外再加上灸治肺俞（見 023 頁）、腎俞（見 051 頁）效果會更佳。

百會 清利頭目、健腦安神

定位▸ 在頭部，當前髮際正中直上 5 寸，或兩耳尖連線的中點處。

艾灸▸ 用艾條迴旋灸法灸治百會穴，以局部透熱為度，艾灸時可用手按住頭髮，以防艾火燒到頭髮。

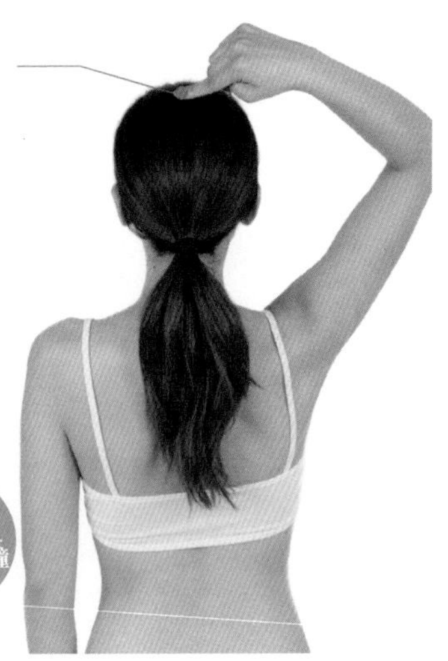

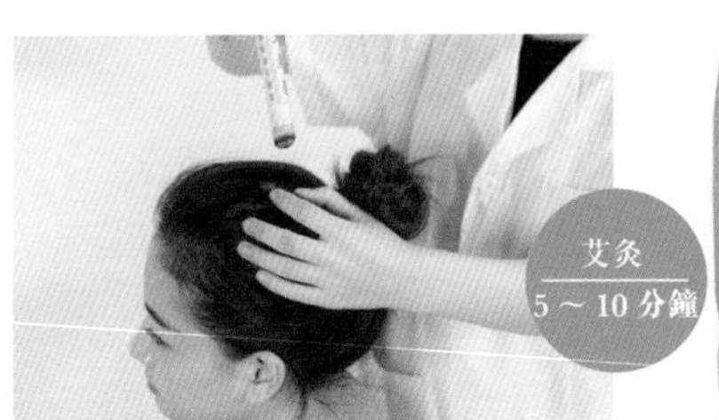

艾灸
5～10 分鐘

足三里 補中益氣、增強免疫

定位▸ 在小腿前外側，當犢鼻下 3 寸，距脛骨前緣一橫指（中指）。

艾灸▸ 用艾條懸灸法灸治足三里穴，施灸時以局部皮膚紅潤有灼熱感為度。對側以同樣的方法操作。

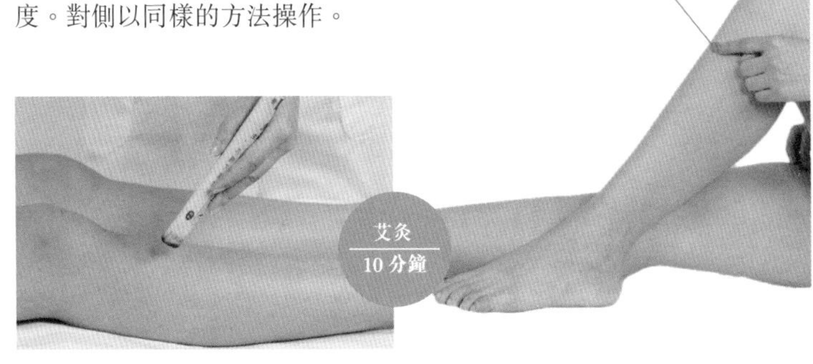

內關 養心安神、寧神定志

定位▸ 在前臂掌側，當曲澤與大陵的連線上，腕橫紋上 2 寸，掌長肌腱與橈側腕屈肌腱之間。

艾灸▸ 用艾條迴旋灸法灸治內關穴，施灸時以出現明顯的循經感傳現象為佳。對側以同樣的方法操作。

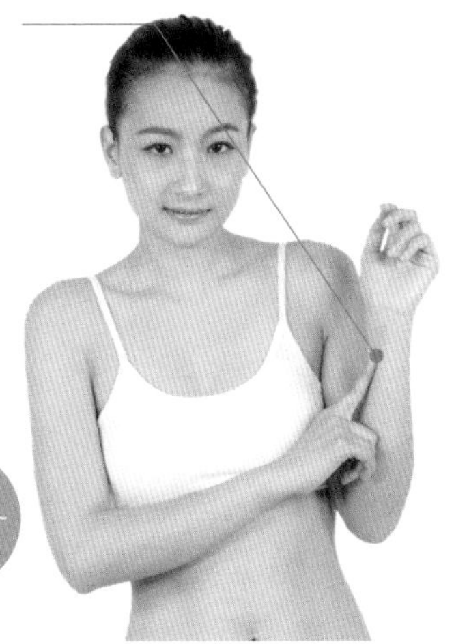

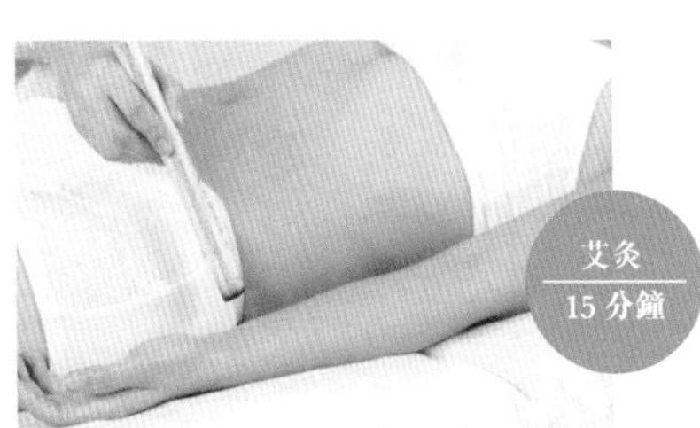

強身健體

人一旦過了 60 歲就感覺身體不中用了，人的免疫功能開始衰退，這時機體就會出現或多或少的問題。人吃五穀雜糧，沒有不生病的，而疾病和損傷的確是影響健康和長壽的重要因素。研究表明：刺激人體某些穴位可以調和臟腑，使氣血宣通暢達，有效預防和治療各種疾病，達到強身健體的效果。

特效穴位 1. 足三里 2. 氣海 3. 腎俞 4. 關元 5. 命門

足三里 強身健體、防病保健

定位▸ 在小腿前外側，當犢鼻下 3 寸，距脛骨前緣一橫指（中指）。

艾灸▸ 用艾條懸灸法灸治足三里穴，施灸時以局部皮膚紅潤有灼熱感為度。對側以同樣的方法操作。

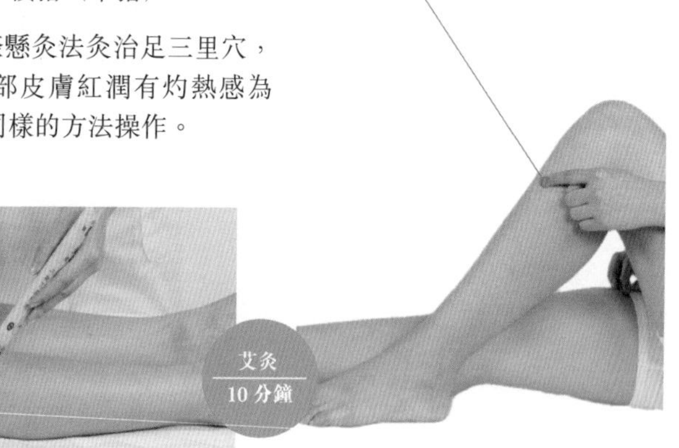

氣海 益氣補虛、益腎固精

定位▸ 在下腹部，前正中線上，當臍中下 1.5 寸。

艾灸▸ 點燃艾灸盒放於氣海穴上灸治，施灸時以局部皮膚紅潤且有灼熱感、不燙傷皮膚為度。

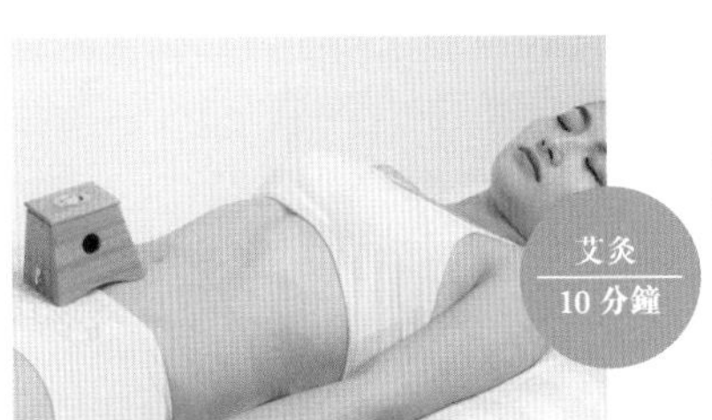

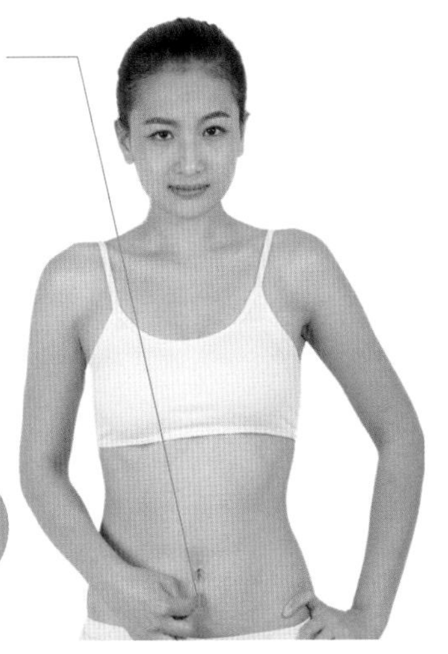

腎俞 培補腎氣、調和氣血

定位▸ 在腰部，當第二腰椎棘突下，旁開 1.5 寸。

艾灸▸ 將燃着的艾灸盒放於腎俞穴上灸治，施灸時以感到舒適無灼痛感、皮膚潮紅為度，注意不可灼傷皮膚。

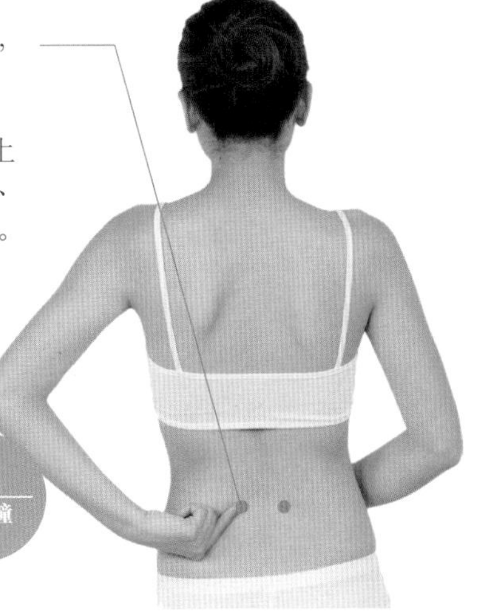

關元 培腎固本、補氣回陽

定位▸ 在下腹部，前正中線上，當臍中下 3 寸。

艾灸▸ 將點燃的艾灸盒放於關元穴上灸治，以皮膚有溫熱感但無疼痛感為宜，至局部皮膚潮紅為度。

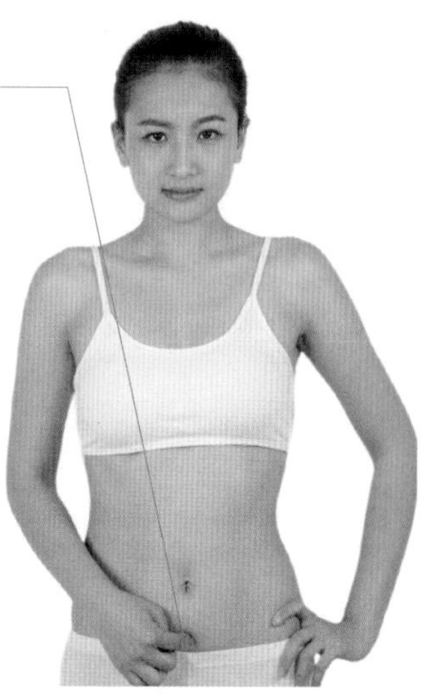

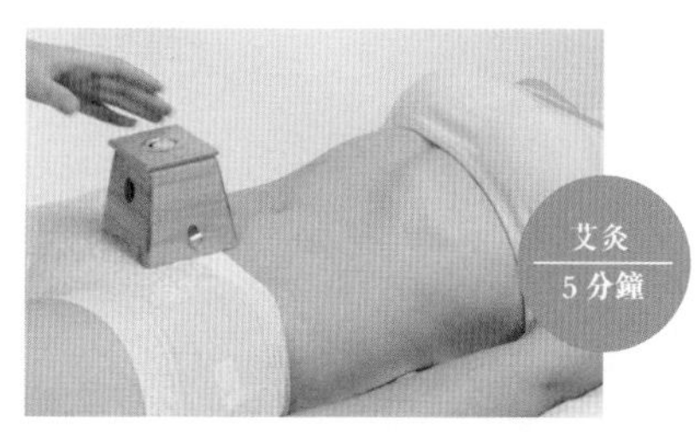

命門 補腎壯陽

定位▸ 在腰部，當後正中線上，第二腰椎棘突下凹陷中。

艾灸▸ 將點燃的艾灸盒放於命門穴上灸治，以出現明顯的循經感傳現象為佳，注意施灸溫度的調節。

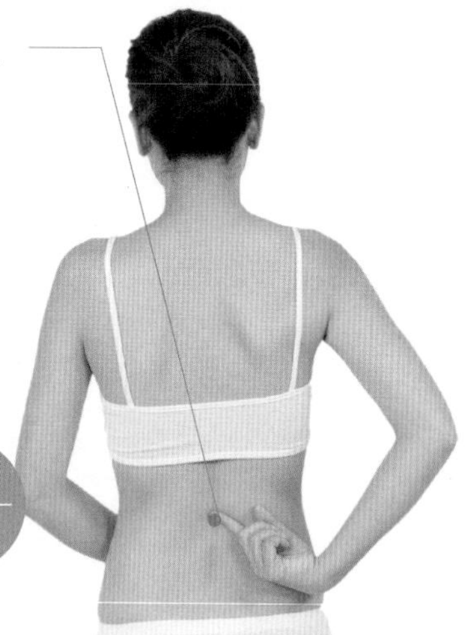

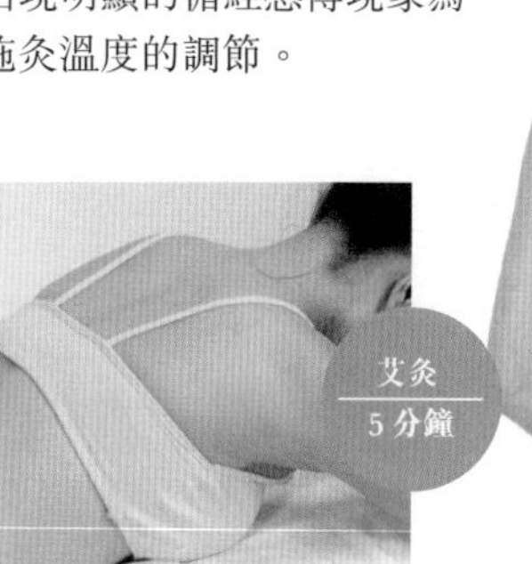